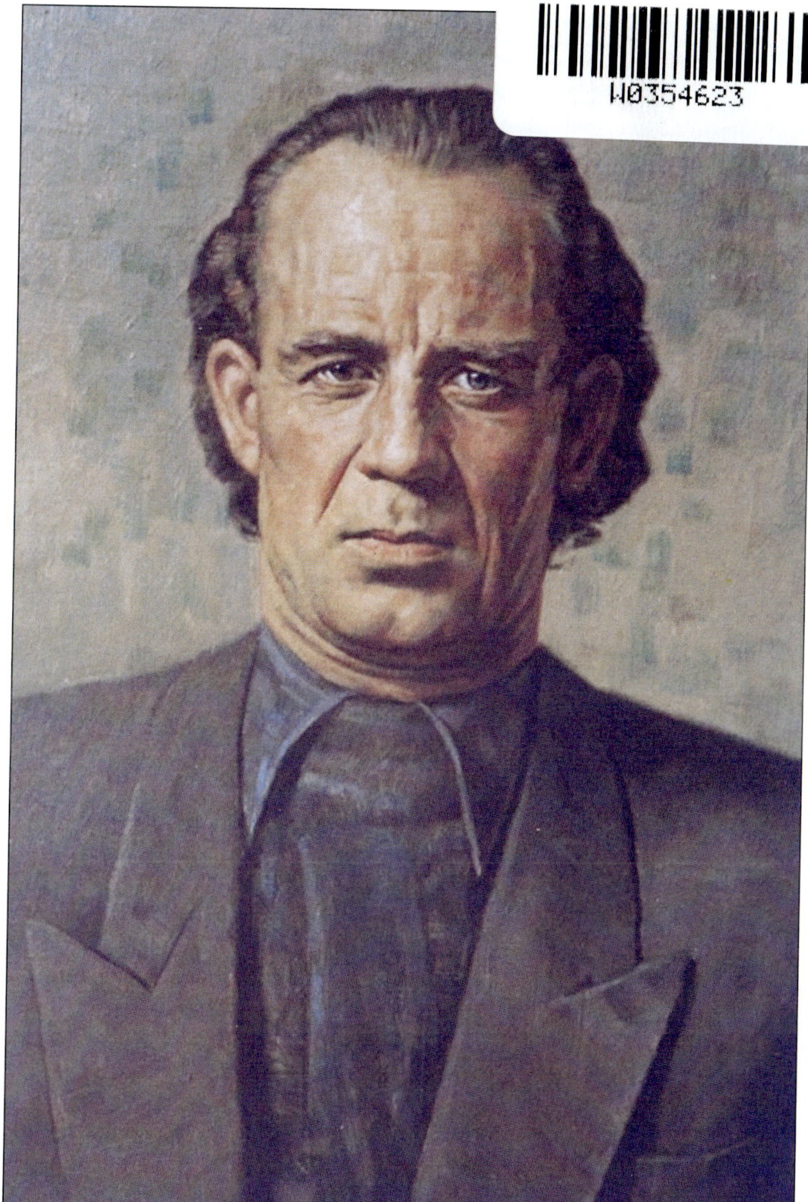

Bruno Gröning

L'action de Bruno Gröning

de son vivant et de nos jours

L'ACTION DE BRUNO GRÖNING

de son vivant et de nos jours

de

Thomas Eich

Cercle des Amis de Bruno Gröning

Ce livre est un exemplaire fourni
par le Cercle des Amis de Bruno Gröning,
selon le principe du don spontané et qui ne peut être vendu.

2ème Edition 2012

Haidauer Str. 6
93107 Thalmassing
Allemagne

Internet : www.bruno-groening.org

ISBN 978-3-86769-071-3 französisch

Titre original allemand :
Das Wirken Bruno Grönings zu seinen Lebzeiten und heute
ISBN 978-3-927685-43-7 deutsch

Sommaire

Préface 11

Introduction. 13

1ère partie: La personne de Bruno Gröning

Chapitre 1 : Sa vie 23

Enfance et jeunesse 23 – Années de préparation 24 – Le « docteur miracle » de Herford 27 – Le « phénomène Gröning » et la science 29 – Le Traberhof 31 – Des affairistes autour de Gröning 34 – Tolérances vis-à-vis de tous ces escrocs 35 – Le premier grand procès 37 – Les comprimés Gröning 38 – L'association Gröning 40 – Le grand procès 42 – Séparation de la ligue Gröning 46 – Sa parole conjure la maladie 48 – Poursuite du procès 50 – Son chemin se termine à Paris 51

Chapitre 2 : Son Enseignement. 57

Un maître dans le monde spirituel 57 – La grande conversion 58 – Le Heilstrom 61 – Le Einstellen 62 – Les Regelungen 64 – Le libre-arbitre 66 – Le bien et le mal 67 – La guidance divine 69 – Les pensées sont des forces 70 – L'être humain est esprit 72 – Dieu est le plus grand médecin 74 – Les objets imprégnés 75 – Les guérisons continuent 77 – Maximes de Bruno Gröning 77

Chapitre 3 : Charlatan ou faiseur de miracles ?. 81

Un témoin contemporain en la personne d'un évêque 81 – Au sujet des enquêtes effectuées à Heidelberg 83 – Non reconnaissance de l'essentiel du travail du petit Gröning 86 – Les expertises d'Heidelberg 88 – Bruno Gröning et la terminologie médicale 89 – Guérison par voie spirituelle de Gröning 90 – L'action de la force divine par Gröning 91 – Contre la pensée matérialiste 93 – Gröning agit sur l'être humain dans son intégralité 95 – Gröning et la médecine 96 – Gröning vu sous l'angle des sciences spirituelles 98

Chapitre 4 : Rapports de témoins de l'époque 103

Témoignage du père 103 – Des capacités particulières déjà à Danzig 104 – Bruno Gröning et son voisinage 105 – Rapport d'un neveu 108 – Il ne possédait pas d'argent 109 – Celui qui guérit, est dans la voie juste 110 – Impressions au Traberhof 112 – Les guérisons se succèdent 113 – Tu es guérie ! 115 – Dévoiler l'escroquerie 116 – Un homme authentique 120 – Guéri par la boule 123 – Levez-vous ! 123 – Guéri du cancer 124 – Je continuerai à aider 126 – Tout est prêt 126

2ème partie: Le Cercle des Amis de Bruno Gröning

Chapitre 5 : Le sens et le but des communautés. 131

Création des communautés 131 – Une heure de communauté 133 – Importance d'une heure de communauté 136 – Une œuvre d'amour du prochain 138 – Utilité des heures de communauté 139

Chapitre 6 : Organisation du Cercle des Amis 141

Guides de communauté, cercles de travail et cercles restreints 142 – Les groupes de témoignage de réussite 142 – Le groupe médico-scientifique spécialisé (MWF) 143 – Les archives de Bruno Gröning 155 – Le chemin de la connaissance dans la lumière de la Rédemption 155 –Travail de relations publiques 157 – Le travail de traduction 160 – Les éditions Grete Häusler 161

Chapitre 7 : Le Cercle des Amis de Bruno Gröning est-il une secte ? 163

Aucun lien avec une religion 163 – La souffrance est dévoilée 165 – La guérison est une grâce 167 – Pas une secte ! 168

Chapitre 8 : Témoignages de réussite 169

Documentation médicale 169 – La guérison devient quelque chose de sacré 170 – Guérison d'asthme 171 – Disparition des paralysies 173 – L'arthrose veineuse 176 – Disparition d'un handicap 177 – Cela valait la peine d'attendre 182 – Pour Dieu, rien n'est impossible 183 – Guérisons successives 185 – Témoignages de réussite dans la presse 187

– Les douleurs cessent 190 – C'est à leurs actes que vous les reconnaitrez 191

3ème partie: Bruno Gröning donne-t-il des possibilités de solution aux problemès actuels de notre temps ?

Chapitre 9 : L'ordre s'installe partout 195

Le sentiment d'être protégée a remplacé la peur 195 – Manque d'énergie 199 – Il a trouvé la foi 200 – Vivre la foi avec Bruno Gröning 202 – « Philosophie de la vie » dans la musique rock 203 – Harmonie dans le mariage 207 – L'harmonie au lieu de la séparation 209 – Trouver un logement 210 – Aide pour les examens 212 – La protection divine 215 – Maîtriser sa vie 218

Chapitre 10 : Mettez la Terre à votre service ! 219

Guérisons d'animaux 219 – Abandonné par le vétérinaire, guéri par le Einstellen 220 – Guérison de paralysie du teckel 221 – Guérisons de plantes 223 – La force divine remplace la chimie 224 – Dieu veut nous aider 225 – Des arbres malades recouvrent la santé 226 – Autres guérisons d'arbres 227 – L'homme est responsable de la nature 229 – La terre est notre mère 231 – La nature est Dieu 234

Chapitre 11 : La source de tout mal 235

Contre le matérialisme 235 – La misère de notre temps 236 – L'esprit du temps 237 – Le pouvoir de l'argent 239 – Dieu seul peut aider 241 – Pas soumis à l'argent 241 – L'amour triomphe sur l'égoïsme 243

Chapître 12 : Les faux prophètes. 245

a) Médecine et pharmacie :
bienfaitrices ou fléaux de l'humanité ? 246

Le médecin : personne qui aide ou profiteur ? 246 – Conséquences 248 – Les pratiques de la pharmacie 249 – Contaminer le corps humain 253 – Les expérimentations sur les animaux font fonction d'alibi 255 – Catastrophes au lieu de succès 257 – Ce n'est pas l'apanage des médecins 258

b) La génétique :
l'être humain veut devenir lui-même un créateur 260

La thérapie génique 260 – La vie sous brevet 262 – Pour le bien-être de l'humanité ? 263 – La vérité manipulée 264 – L'artificiel : manipulation de la vie 266 – Des vérités partielles comme bases de l'action scientifique 269 – L'homme est la créature, pas le Créateur 270

c) L'atome : pierre angulaire de la vie. 273

Le loup dans la bergerie 273 – « Au terme de la création ? 275 – Agir contre le plan de Dieu 277

d) La solution : une conversion radicale. 279

Renoncer à ses habitudes 279 – La force inhérente à la conversion : l'amour 280 – Perspectives 282

Remarque pour terminer : Pourquoi Bruno Gröning ?. 284

Explication :

Heilstrom (Prononciation approx: hhaïlchtrôm') : C'est ainsi que Bruno Gröning désignait l'énergie spirituelle qui conduit à la guérison. Pour cela il utilisait aussi le terme d'ondes guérisseuses et d'énergie divine.

Einstellen (Prononciation approx: aïnchtèleun') : Les personnes se mettent en réception de l'énergie divine et la captent en eux.

Regelungen (Prononciation approx: réguelougneun') : La circulation de l'énergie provoque un processus de purification dans le corps qui peut aussi être douloureux. La maladie est expulsée par un procédé de purification. C'est ce que Bruno Gröning appelait « Regelungen ».

Préface

En 1949 les événements autour de Bruno Gröning ont attiré l'attention du monde entier. Des guérisons miraculeuses se produisirent et des milliers de malades se rendirent sur les lieux où il apparaissait. Celui qu'on appelait « le guérisseur miracle » mourut en 1959, mais un cercle d'amis garde son enseignement vivant et aujourd'hui encore des guérisons se produisent.

J'ai fait la connaissance du Cercle des Amis de Bruno Gröning en 1985, m'y suis intéressé et l'ai rejoint. Depuis lors, j'y ai fait quelques expériences extraordinaires. C'est ainsi que j'ai vécu la guérison spontanée d'un trouble oculaire.

Pendant plus de dix ans j'ai dû porter des lunettes de +3,5 dioptries et ceci constamment. En août 1985 j'ai pu tout à coup m'en passer d'un jour à l'autre sans avoir de troubles quelconques. Ma vue était la même que celle que j'avais avec mes lunettes.

L'évènement est d'autant plus surprenant qu'auparavant je n'en avais parlé à personne du Cercle des Amis. J'avais simplement prié en pensée Bruno Gröning de m'aider. Personne n'en savait rien.

Un contrôle des yeux en décembre 1985 montra effectivement que ma vue était parfaite et que le port de lunettes était devenu inutile.

Cette expérience et d'autres semblables m'ont convaincu du pouvoir du courant guérisseur de Bruno Gröning et j'ai décidé d'aider dans son œuvre. J'ai eu l'occasion d'examiner les structures et la manière de faire du Cercle des Amis et je comprends de mieux en mieux son enseignement. Je fais partie du Cercle des Amis depuis huit ans ; j'ai vu de très nombreuses personnes guérir et retrouver la joie de vivre. Comme guide de communauté, j'ai souvent eu l'occasion de constater que des personnes en quête d'aide ont recouvré la santé uniquement parce qu'elles prenaient à cœur l'enseignement de Bruno Gröning.

Ces expériences ont suscité en moi le désir de rédiger un écrit relatant l'activité de Bruno Gröning et le travail du Cercle des Amis. C'est ainsi que ce livre a pris forme. Il se doit d'être une description fidèle des évènements autour d'un homme qu'Anita Höhne dans son livre « Les guérisseurs spirituels d'aujourd'hui » considère être « le premier et le plus célèbre guérisseur de la République Fédérale ». L'activité du « docteur miracle » d'Herford sera mise en évidence depuis sa première apparition publique à la fin des années quarante jusqu'à sa mort en 1959 et au-delà.

A cet effet une division en trois parties m'a parue utile. La première partie traite de la personne de Bruno Gröning, sa vie, son enseignement et l'impression qu'il faisait sur les gens de l'époque. La deuxième partie présente le Cercle des Amis dans sa forme actuelle et la troisième partie montre que l'enseignement et l'activité de Bruno Gröning vont beaucoup plus loin que l'aspect de la guérison. Même des problèmes qui touchent le monde entier comme le dépérissement des forêts, la destruction de l'environnement, l'abus des drogues etc. pourraient être résolus grâce à son aide.

J'aimerais remercier Madame Grete Häusler qui m'a permis d'accéder aux archives de Bruno Gröning et je remercie également ceux qui travaillent à la maison d'édition Grete Häusler qui m'ont aidé à réaliser ce livre.

Je souhaiterais que chaque lecteur soit à même d'accueillir tout ce qui s'est passé autour de Bruno Gröning sans idées préconçues et de se laisser convaincre par la vérité de ses paroles. C'est non sans raison qu'il répétait constamment :

« Aie confiance et crois,
la force divine aide et guérit ! »

Introduction

Lorsque Bruno Gröning, se présenta la première fois au public, en 1949, quatre ans après la fin de la deuxième guerre mondiale, les événements qui eurent lieu autour de lui provoquèrent étonnement et stupéfaction. Personne n'était en mesure d'expliquer les guérisons survenues. Dans le « Münchener Merkur » du 24 juin 1949, on lisait :

> « Herford, avec Bruno Gröning, est devenu le lieu de pèlerinage de milliers de personnes venues de toutes les régions d'Allemagne. Ses ‹ guérisons miraculeuses › se propagent de bouche à oreille. Des commissions de contrôle scientifique, le gouvernement du Nordrhein-Westphalen, la police, la presse, tout le monde s'intéresse à cet homme. Les uns voient en lui un bienfaiteur, un prophète ou un envoyé de Dieu. Les autres le traitent de charlatan. (…)
>
> De fait, les succès spectaculaires du ‹ docteur miracle › d'Herford ne peuvent être niés. Des paralysés brisent leurs béquilles, des aveugles recouvrent la vue, des personnes ayant une affection aux poumons, à l'estomac, des asthmatiques, sont guéris. »

Le monde s'est trouvé devant une énigme. Comment ceci était-il possible ? Comment Bruno Gröning pouvait-il accomplir des guérisons auxquelles même les contrôles médicaux ne pouvaient rien rétorquer ? Lui-même expliquait :

> « Ce n'est pas moi qui guéris mais c'est la force divine à travers moi ».

Ailleurs, il dit ceci :

> « Si vous croyez que vous allez recouvrer la santé, alors vous avez déjà été aidés. Croyez seulement ! »

Que peut faire l'homme pensant, intelligent du vingtième siècle d'une force divine ? Comment la foi, qui rationnellement n'est pas perceptible, peut-elle provoquer des guérisons comme celles qui se produisaient chaque jour autour de Gröning ?

Pour pouvoir répondre à ces questions, il faut remonter un peu dans le temps et reconnaître la vraie cause des maladies. Bien des gens croient aujourd'hui qu'une maladie est quelque chose qui arrive par hasard, qui survient subitement et nous tombe dessus comme venant de nulle part. Bruno Gröning par contre dit ceci :

« Plus l'homme s'éloignait de Dieu, consciemment ou inconsciemment, moins il y avait de vie dans son corps, de sorte qu'il y avait à peine assez de vie pour que les organes réagissent et fonctionnent comme ils le devraient. Il ne pouvait plus être, sa vie durant, plein d'énergie. Par ce fait, il s'est coupé de la source d'énergie. Il a finalement perdu le contact avec la grande source divine d'énergie. Il n'a plus été en mesure de capter en lui la force divine. Et c'est ainsi que son corps est devenu une épave. »

Le poète autrichien Hans Sterneder décrit ceci de manière semblable dans son roman initiatique « L'apôtre miracle » :

« Et maintenant j'aimerais pour finir te parler du sens profond des maladies car c'est à cause des maladies et pour leur guérison que les gens cueillent les plantes et les herbes.

Tu vois des gens contaminés par une multitude de maladies et un nombre infini de personnes en souffrance se traînent sur cette terre en gémissant sous le poids de leurs handicaps. Ceci aurait dû depuis longtemps inciter les hommes à se poser la question de savoir quelle est la cause des maladies. Car si Dieu, comme il est écrit, a créé l'homme à son image – et ceci est vrai -, alors Dieu, Qui est parfait, doit avoir conçu et créé les hommes parfaits c'est-à-dire en bonne santé. Et comme l'homme provient de Dieu, et que son esprit fait partie de Son esprit et partie de son Être, alors il doit être lui-même en bonne santé car avec Dieu, il n'y a pas de maladie.

Et si quelqu'un répondait : c'est comme ça, l'homme est simplement prédisposé à la maladie, alors je lui réponds calmement : Non, personne n'est simplement prédisposé à la maladie ! Mais c'est l'homme lui-même qui appelle la maladie, l'attire, l'attrape, et qui en est accablé !

Car toute maladie est quelque chose qui n'est ni naturel, ni spirituel, ni divin mais démoniaque !

S'il en est ainsi il faut se demander de quelle manière elle survient et comment on peut l'éviter ou la supprimer.

Si tu observes de plus près la vie humaine et la vie dans la nature tu comprendras très vite que, dans l'univers tout entier, il n'y a pas de hasard, mais que tout repose sur la sagesse divine et la loi divine.

Par conséquent la santé et la maladie, elles aussi, doivent reposer sur cette loi ! Et il n'est pas difficile d'en tirer la conclusion suivante : aussi longtemps que l'homme est dans la lumière des lois divines il sera en bonne santé et au moment où il s'éloigne de cette spirale de grâces qui émane des lois divines et qu'il agit contre elles, il tombera malade.

Harmonie avec Dieu : santé

Rupture avec Dieu : maladie »

Jakob Lorber écrit ceci :

« Si les hommes ne s'éloignaient jamais de Dieu ils ne sombreraient plus jamais dans la pauvreté et la tristesse (...) De tout temps, les maladies physiques n'ont été que la conséquence de la désobéissance aux commandements que Dieu a clairement donnés aux hommes.

Celui qui dès sa jeunesse commence à les respecter, vivra jusqu'à un âge très avancé sans avoir besoin d'un médecin. (....)

Mais quand les hommes ont commencé à se pervertir, ils ont vite été atteints de graves souffrances physiques qui leur ont fait prendre conscience des résultats provoqués par l'ignorance ou le non-respect des lois divines.

Car s'il existe un homme qui sait par exemple construire une machine exceptionnelle pour un usage quelconque, il saura certainement aussi comment il faut l'utiliser pour qu'elle ne s'abîme pas et qu'elle ne soit rendue inutilisable par la suite. Et si le constructeur de la machine montre et explique à celui qui l'a achetée de quelle manière il doit s'en servir pour que cette machine fonctionne bien et longtemps, alors l'acheteur doit scrupuleusement observer les règles que le constructeur lui a indiquées. Mais si l'acheteur, après quelque temps, que se soit par négligence ou par entêtement, ne se conforme pas à la manière dont la machine doit être utilisée, alors il ne doit s'en prendre qu'à lui-même si la machine est abîmée et qu'on ne peut partiellement ou complètement plus l'utiliser.

Mais c'est Dieu qui est le grand ‹ Maître d'œuvre › du corps humain, qu'il a créé pour que l'homme puisse l'utiliser de manière appropriée comme ‹ la machine › la plus élaborée. Si l'âme utilise cette ‹ machine › vivante en suivant les conseils que Dieu lui a donnés en respectant ses commandements, alors le corps restera lui aussi toujours dans le meilleur état de santé. Si par contre l'âme, devenue indolente, ne prête pas attention à ces commandements de celui qui restera éternellement le grand ‹ Maître d'œuvre ›, alors elle ne devra s'en prendre qu'à elle-même si son corps devient prédisposé à toutes sortes de soucis. »

Dans le livre de l'Américain Ralph Waldo Trine « En harmonie avec l'infini » on peut lire ceci :

« La santé, - une santé parfaite, riche et débordante -, voici la situation de vie normale et naturelle. Tout le reste est anormal. Mais les situations anormales proviennent en règle générale d'une erreur quelconque. Dieu n'a jamais créé la souffrance et la maladie : c'est l'homme qui en est à l'origine. Elles proviennent du fait qu'il viole les lois selon lesquelles il devrait vivre. Mais nous sommes tellement habitués à cette image qu'avec le temps nous avons tendance à la considérer sinon comme normale au moins comme quelque chose de tout à fait naturel »

Hans Sterneder laisse l'apôtre miracle expliquer comment, en transgressant les lois divines, on en arrive finalement à la maladie :

« Dieu répand continuellement Sa force de vie dans tout l'univers. Chaque créature est nourrie par ce rayon comme le nourrisson est nourri par le lait maternel et doit par conséquent jouir d'une santé éblouissante.

Ainsi celui qui vit en Dieu, aura la plénitude et par conséquent la santé. Car il est en plein accord avec Dieu, en totale harmonie ! (...)

Pourtant au moment même où un être humain transgresse cette harmonie avec Dieu, où il se détourne consciemment ou inconsciemment des lois divines éternelles, il s'ensuit tout naturellement une perturbation dans la relation entre l'homme et Dieu. Un court-circuit plus ou moins important survient. Cet homme qui viole les lois divines est passé, pour ainsi dire, de l'unité et de l'harmonie avec Dieu à son contraire, la disharmonie. Ou bien il devient spirituellement malade, car dans toute discorde avec Dieu, c'est l'esprit qui devient malade !

Et maintenant écoutez bien ! Ce bouleversement spirituel, ce désaccord avec Dieu a inévitablement pour conséquence que le courant divin, pur et sans tache ne peut plus circuler librement et pleinement dans la créature qui s'est adonnée au mal.

En raison de cette restriction d'énergie, la lumière de l'étincelle divine s'affaiblit. En conséquence, l'étincelle divine trop peu irriguée n'est plus en mesure de nourrir complètement l'âme avec la force divine. (...)

Comme Dieu a fait en sorte que Sa force de vie soit captée par l'étincelle divine et transmise à l'âme (....), de la même manière l'âme doit alimenter constamment le corps physique pour le maintenir en bonne santé.

Et maintenant écoutez ceci à propos de l'un des plus grands miracles dans la ‹ maison de vie › de l'homme ! Dieu a façonné le corps humain et l'a mis en lien avec Lui de telle façon que chacun de ses organes corresponde à une propriété divine !

Ainsi, si l'homme agit contre l'une de ces propriétés ou vertus divines, alors l'âme commence à tomber malade ou, en langage du monde temporel : elle n'est plus en mesure de recevoir pleinement la force divine dans l'organe qui représente la qualité contre laquelle l'homme a péché. Et à la suite de ce manque, l'organe devient malade comme une plante à la cave qui ne reçoit plus pleinement la lumière du soleil.

Ainsi le chemin de la maladie se passe toujours en trois temps : d'abord la faute de l'esprit c'est à dire la maladie de l'esprit, ensuite maladie de l'âme (…) et c'est seulement en tout dernièr lieu que vient la maladie du corps physique.

Ainsi vous voyez que toute maladie physique et mentale est pour l'homme, qui n'a pas tenu compte du désaccord spirituel ni du désaccord de leur âme, le signal critique, le dernier qui montre que l'homme est en disharmonie avec Dieu.

Toute maladie physique et mentale est le signal d'avertissement pour se convertir, pour rétablir l'harmonie avec Dieu avant qu'il ne soit trop tard et pour réfléchir à la manière dont l'homme a transgressé les lois divines ».

Bruno Gröning expliquait tout ceci avec des mots très simples :

« Dieu a créé l'homme beau, bon et en bonne santé. Il veut donc qu'il soit ainsi. A l'origine, les hommes étaient totalement liés à Dieu. Il n'y avait qu'amour, harmonie et santé ; tout était un. Mais quand le premier homme commença à écouter, la voix du mal, celle qui parlait de l'extérieur de cette unité, et la suivit, alors ce lien se déchira et depuis lors Dieu se trouve ici et l'homme là. Entre Dieu et l'homme s'est formé un grand fossé. Il n'y a plus de lien. L'homme livré à lui-même, aussi croyant qu'il puisse être, pouvant prier tant qu'il le souhaite, sera tenté par le mal sur son chemin de vie et sera entraîné dans les profondeurs. Sur le chemin de votre vie, vous êtes arrivé là, en bas. Vous vivez le malheur, vous souffrez, vous avez des maux incurables. Je vous le dis : N'allez pas encore plus au fond. Je vous appelle à la grande conversion ! Relevez-vous, je vous construirai un pont au dessus du gouffre ! Quittez le chemin de la souffrance pour aller sur le chemin divin ! Sur ce chemin il n'y a pas de malheur, pas de douleur, pas d'incurable – là tout est bien – Ce chemin reconduit à Dieu ! »

La maladie du corps est, d'après Sterneder, le dernier signal d'avertissement qui se dresse avant la désintégration de la relation à Dieu. Mais, comme l'écrit Trine, les gens se sont entre-temps tellement habitués à la maladie qu'ils la considèrent comme quelque chose de naturel et ignorent le signal d'avertissement. Aujourd'hui, on voit de mieux en mieux où cela conduit : l'homme ne tient pas compte des avertissements de Dieu et va inévitablement à la catastrophe. La destruction de la terre, et par ce fait de toute l'humanité, paraît n'être plus qu'une question de temps.

Pourtant Dieu veut éviter que l'homme ne fasse encore ce dernier pas et ne détruise tout. Ces signes - maladies, catastrophes naturelles, etc. – les hommes ne les ont pas reconnus, c'est pourquoi Dieu a dû faire ce qu'Il a déjà fait : envoyer sur la terre des esprits qui font connaître Sa volonté et exhortent les hommes à se convertir.

Bruno Gröning a reçu la mission d'aider les personnes en souffrance, les malades et les infirmes en les délivrant de leur misère et d'appeler toute l'humanité à la grande conversion.

Cet homme simple de Danzig connaissait les lois fondamentales de la vie. Il connaissait les relations et interactions de l'esprit et la matière, il savait ce qui provoque les maladies et comment on peut y remédier. Et avant tout, il possédait en lui ce qui aujourd'hui est devenu de plus en plus rare : l'amour de Dieu.

Il a non seulement éclairé les hommes sur l'origine des maladies mais il les a aussi aidés, bien que cela ait impliqué pour lui bien des privations, attaques, et moqueries. Le salut de ses semblables, qu'il voulait délivrer de leur misère, était pour lui plus important que son bonheur personnel.

« Donnez-moi votre maladie ! Donnez-moi vos soucis ! Vous n'en viendrez pas à bout. Je les porterai pour vous. Mon dos est large. »

Et il ne faisait pas seulement que le dire, il agissait, comme le prouvent les innombrables témoignages de réussite. Mais ce qui est le plus surprenant, c'est qu'il le fait aujourd'hui encore, des décennies après sa mort, et que les guérisons ne cessent pas.

Cet écrit veut attester l'action de Bruno Gröning. Il raconte la vie, l'enseignement et l'œuvre de cet homme et explique comment il a fait bouger les choses. Mais il va plus loin encore et montre non seulement comment, grâce à lui, des maladies disparaissent mais encore comment des hommes retrouvent le bonheur et apprennent à gérer leur vie. C'est le but véritable de Bruno Gröning.

« Les hommes me nomment ‹ maître ›, mais qui est un maître ? Celui qui, par exemple, maîtrise totalement son métier, celui-là est un maître. Il existe des maîtres serrurier, couturier, menuisier, etc. Je souhaite que vous deveniez ‹ maîtres de la vie › ! »

Chacun d'entre nous devrait réussir dans le « combat de la vie » au quotidien et ne pas capter le mal en lui. Il devrait venir à bout de toutes les situations de la vie et mettre le bien en pratique. Bruno Gröning appelait les hommes à prendre au sérieux le commandement d'amour du prochain et à reconnaître tous les hommes comme étant des enfants de Dieu. Ils sont faits pour vivre ensemble et ne devraient pas se battre les uns contre les autres, ni se faire la guerre. Si les hommes prenaient cela à cœur, s'ils aimaient vraiment leur prochain et l'aidaient, alors tout serait différent sur la terre. Bien des grands problèmes mondiaux de l'époque actuelle se résoudraient d'eux-mêmes. Les hommes devraient juste avoir confiance en leur prochain, le respecter et l'aimer et demander à Dieu Sa bénédiction, c'est alors que surviendrait une transformation que nous avons peine à nous imaginer aujourd'hui. Et c'est là que Bruno Gröning veut nous conduire. La guérison est le premier pas, mais le chemin continue et n'a qu'un but : l'union parfaite avec Dieu.

1ère PARTIE

LA PERSONNE DE BRUNO GRÖNING

C'est à peine si un autre nom avait autant troublé les esprits dans les années cinquante que celui de Bruno Gröning. Et à peine si un événement avait provoqué autant de réactions contradictoires que ceux autour de Bruno Gröning. Des uns il était aimé et vénéré, des autres haï et combattu. Pour les uns il était le dernier espoir après un parcours sans succès à travers les diverses instances médicales. Pour les autres, le plus grand danger qui menaçait de faire crouler l'image érigée avec soin au cours de siècles d'études scientifiques.

Quel homme était-il ce Bruno Gröning pour que les émotions se fussent enflammées de la sorte ? Les uns tombaient à genoux, les autres saisissaient l'épée. C'est à peine si pour un autre homme de son époque les exclamations « Hosanna » et « Crucifiez-le » étaient aussi proches l'une de l'autre parmi les réactions de son entourage.

Bruno Gröning : un phénomène qui vaut la peine qu'on l'analyse.

Chapitre 1 : Sa vie

Quand, en mai 1949, les journaux parlèrent du « docteur miracle d'Herford » Bruno Gröning avait derrière lui une vie bénie par les fruits de riches expériences mais aussi largement pavée d'embûches et de privations.

Enfance et jeunesse

Bruno Gröning naquit le 30 mai 1906 à Danzig-Oliva comme quatrième des sept enfants du couple Auguste et Marguerite Gröning. Ses parents constatèrent très tôt qu'il avait quelque chose d'exceptionnel. Souvent, quand le père rentrait en pestant et en faisant du tapage, on entendait subitement de fortes voix sortir de la chambre du nourrisson. Quand les parents effrayés s'y rendaient, tout était à nouveau calme et le petit était couché paisiblement dans son berceau. Cependant le père renonçait au tapage et marchait silencieusement à travers la maison. Ces événements et d'autres semblables déconcertaient les parents, frères et sœurs. Pour le père c'était même presque angoissant. Plus Bruno Gröning grandissait, plus il devenait étranger à son milieu. Egon Arthur Schmidt raconte dans son livre « Les guérisons miraculeuses de Bruno Gröning » :

> « Dans sa famille on surnommait Bruno Gröning ‹ le cinglé ›. Il le mentionnait souvent et quand il le reprochait en plaisantant à ses frères et soeurs, ceux-ci baissaient honteusement la tête. Son frère aîné George relevait en particulier que Bruno n'aurait jamais dénoncé ses frères et soeurs quand ceux-ci avaient fait une bêtise, même pas quand le complot le concernait lui-même et qu'il en souffrait ».

Repoussé par la dureté de cœur de son entourage, le petit Bruno se réfugiait dans la nature. Il se sentait plus attiré par les animaux, les arbres et les arbustes que par les hommes. Souvent il disparaissait pendant des heures dans le bois voisin.

« Là je percevais Dieu dans chaque arbuste, dans chaque arbre, dans chaque animal, oui même dans les pierres. Je pouvais rester partout durant des heures et méditer – je n'avais d'ailleurs plus la notion du temps – et toujours j'avais le sentiment que toute ma vie intérieure s'étendait jusqu'à l'infini. »

Il ne participait jamais aux violentes bagarres des jeunes de son âge. C'est ainsi qu'il était souvent l'objet de moqueries méchantes, qu'il était puni et battu parce qu'il était différent des autres.

Avec le temps on commença à percevoir en lui l'aspect de sa nature qui lui avait valu plus tard le nom de « Docteur Miracle » : en sa présence les animaux et les hommes recouvraient la santé. Particulièrement pendant la première guerre mondiale il se rendait souvent dans les hôpitaux militaires où il était toujours le bienvenu. Les blessés se sentaient bien en sa présence et beaucoup guérissaient. Les malades faisaient demander à sa mère, si elle voulait bien venir avec le petit Bruno. Dans la famille et l'entourage, on accepta volontiers le pouvoir de guérison du jeune Bruno.

Bruno Gröning écrivit dans sa biographie :

« Quand j'étais encore un tout jeune enfant, des malades furent délivrés de leurs maux en ma présence et aussi bien les enfants que les adultes énervés lors de disputes s'apaisaient après quelques mots de ma part. J'ai aussi pu constater comme enfant que des animaux, habituellement considérés comme craintifs ou qu'on disait méchants, se montraient doux et dociles envers moi. Ma relation avec ma famille était de ce fait singulière et tendue. Très vite, j'aspirai à une totale indépendance pour pouvoir quitter ce milieu familial où je me sentais incompris. »

Années de préparation

A la fin de l'école primaire, Bruno Gröning fréquenta une école de commerce. Mais il dut interrompre sa formation après deux ans et demi à la demande pressante de son père. Le contremaître en maçonnerie voulut que son fils apprît également un métier du bâtiment. Il apprit donc celui de charpentier mais ne parvint pas non plus à terminer son cursus. Les troubles économiques de l'après-guerre l'entravèrent. A trois mois de la fin de son apprentissage, la société où il était, dut fermer par manque de commandes. Par la suite il vécut des activités les plus diverses. Pendant presque deux ans, il dirigea une menuiserie/ébénisterie, puis fut ouvrier de fabrique, travailleur occasionnel, porteur de télégrammes et monteur électricien. Egon Arthur Schmidt écrit sur cette période :

> « Divers collègues de travail me citèrent la particularité que toute tâche qu'il entreprenait lui réussissait, qu'il réparât des montres, des appareils de radio ou qu'il agît comme serrurier. Il était particulièrement doué pour les choses techniques. Il n'avait jamais hésité non plus à faire les travaux les plus lourds et les plus épuisants physiquement. Comme docker il avait tiré la corde comme n'importe lequel de ses compagnons. Il n'en faisait pas un mystère car ceci faisait partie du chemin qui le conduisait par les profondeurs pour arriver en fin de compte sur les hauteurs. Un vieux proverbe chinois dit : ‹ Celui qui n'est jamais passé par un marécage ne deviendra jamais un saint ›. Il y a suffisamment de témoignages de ses anciens compagnons dont l'un me parvint récemment et dans lequel la personne, qui avait travaillé un an avec Bruno Gröning, dit simplement et sans réserves qu'elle en garde un bon souvenir et qu'il était le meilleur et le plus honnête camarade qu'elle ait connu ».

A vingt et un ans il se maria, mais sa femme ne le comprit pas. Elle voulut le confiner dans l'étroitesse d'une vie de famille bourgeoise et considéra les guérisons comme une « lubie ». Les deux fils Harald et Günter nés en 1931 et 1939 moururent tous deux à l'âge de neuf ans. Bien que d'innombrables personnes déjà eussent trouvé la guérison grâce à Bruno Gröning, Gertrude Gröning ne crut pas à la force curative de son mari. Ce ne fut pas à lui qu'elle confia les enfants mais aux médecins. Mais la médecine traditionnelle ne put aider. Les deux garçons moururent à l'hôpital, Harald en 1939 à Danzig, Günter en 1949 à Dillenburg. Pour Bruno Gröning ce furent de lourdes épreuves. Même des années plus tard, les larmes lui venaient quand il parlait de ses fils.

Ainsi la période entre les deux guerres fut pour lui une préparation à son activité future. Il dut faire maintes expériences amères pour pouvoir comprendre les gens dans n'importe quelle situation et ressentir leur détresse.

Pendant la deuxième guerre mondiale il fut enrôlé en 1943 dans la Wehrmacht. Il y eut des frictions. Comme il refusa de tirer sur des hommes, on le menaça du tribunal de guerre. Finalement il se retrouva tout de même au front. Il fut blessé, fait prisonnier par les Russes et rapatrié en 1945 en Allemagne de l'Ouest.

Le comportement de Bruno Gröning pendant la guerre était dicté par son désir d'aider. Même au front il profita de chaque occasion pour s'investir pour ses camarades ou la population civile.

Dans un village russe il rendit l'accès aux réserves alimentaires de l'armée possible pour les gens menacés de famine. En captivité, il lutta pour obtenir de meilleurs habits, cantonnements et nourriture pour ses camarades. Il en aida beaucoup à guérir d'oedèmes dus à la malnutrition. Pendant les horreurs de la guerre, il n'a tué personne mais aidé un très grand nombre.

Il fut libéré en décembre 1945, se construisit une nouvelle existence à Dillenburg dans la Hesse et y fit venir sa famille. Cependant, après le décès de son second fils et devant la volonté de sa femme de lui interdire toute activité secourable, il s'en sépara. Il se sentait obligé de faire profiter tous les hommes des forces guérisseuses dont il disposait. Il disait :

> « Je n'appartiens pas à quelqu'un en particulier, j'appartiens à l'humanité. »

Début 1949 son chemin le conduisit dans la région de la Ruhr. Par les récits de quelques personnes guéries, de plus en plus de gens furent rendus attentifs à la personne de Bruno Gröning. Il se rendait d'une maison à l'autre, toujours là où on avait besoin de lui, où des malades demandaient son aide. Il agit de cette façon dans un périmètre restreint jusqu'au moment où, en mars 1949, il reçut l'invitation d'un ingénieur de Herford à rendre visite à son fils.

Le « docteur miracle » de Herford

Dieter Hülsmann, âgé de neuf ans, était déjà alité depuis quelque temps. Il souffrait de dystrophie musculaire progressive et personne parmi les médecins et professeurs consultés n'avait pu l'aider. Après que Bruno Gröning se fut occupé de lui, l'enfant put à nouveau marcher. L'ingénieur Hülsmann, vivement impressionné par la guérison de son fils, pria son hôte de rester. Il voulut inviter d'autres malades afin que l'homme miracle les aidât.

Bruno Gröning accepta la proposition et le nombre de personnes en quête de guérison augmenta de jour en jour. Toujours plus de gens eurent connaissance des événements surprenants autour de Gröning. En peu de temps son nom fut dans toutes les bouches. Les journaux parlèrent du « docteur miracle » et dans la zone britannique il fit la nouvelle du jour. Des milliers affluèrent sur la place Wilhelm et des masses humaines envahirent la maison.

Manfred Lütgenhorst du « Münchner Merkur » écrivit entre autres le 24 juin 1949 :

> « Quand j'arrivai à 10h30 du matin à Herford, jusqu'à 1.000 personnes se trouvaient devant la petite maison à deux étages de la place Wilhelm. C'était une image indescriptible de détresse. Paralysés en chaise roulante ou portés par leurs proches, aveugles, sourds-muets, mères avec enfants idiots et paralysés, petites vieilles et jeunes hommes se bousculaient et gémissaient, innombrables. Presque cent voitures, camions et bus stationnaient sur la place Wilhelm et tous venaient de très loin.
>
> Croyez-vous que vous serez guéris ? demandai-je aux malades. Ils approuvèrent de la tête. L'un me répondit : ‹ Vous auriez dû être là hier ; Monsieur Gröning était à Viersen en Rhénanie et ici dans la cour cinq paralysés se sont levés et sont repartis sains

chez eux. Guérison à distance - la cour les a guéris. › Les autres malades le confirmèrent.

Je continuai à circuler parmi la foule et sténographiai les récits miraculeux. A eux seuls ils suffirent à remplir un livre. Alors que je m'allumai une cigarette, un jeune homme à mes côtés me dit : ‹ s'il vous plaît, vendez-m'en une ! › Il portait un uniforme et semblait être un rapatrié de Russie. Je lui donnai la cigarette. Il l'alluma et dit, exubérant : ‹ Vous voyez, je peux à nouveau tout faire moi-même. › En même temps il bougea son bras droit ainsi que les doigts et sa jambe droite. Je lui demandai : ‹ Vous avez aussi été guéri par Gröning ? › - ‹ Oui, en Russie j'ai été paralysé du côté droit. Monsieur Gröning m'a regardé et maintenant je suis totalement guéri ; je peux à peine y croire ! › Heureux, il agita ses membres.

Je me dirigeai vers un groupe rassemblé autour d'une femme aux cheveux blancs d'environ quarante ans. Je l'entendis dire : ‹ Bien sûr, j'ai aussi été guérie par Monsieur Gröning. J'avais de gros ulcères à l'estomac, maigrissais toujours plus et ne pouvais plus dormir à cause des douleurs. Nous étions douze personnes chez Gröning (…) Il m'a regardée et j'ai eu le sentiment que les ulcères tombaient comme une pierre sur le sol. Depuis je n'ai plus de douleurs, je regrossis peu à peu et les radiographies que j'ai fait faire ont incontestablement montré la disparition des ulcères. Je me suis mise à la disposition de la commission d'enquête médicale. Je peux vous dire qu'ils étaient bien étonnés ! › La femme poursuivit : ‹ Mais ce n'est rien ; la semaine dernière, un aveugle se tenait ici dans la cour. Il a attendu plusieurs jours et nuits. Comme je viens souvent ici je l'ai remarqué. Il me faisait pitié et je l'ai invité à manger. ‹ Non ›, me répondit-il, ‹ je ne dois pas manquer l'instant où Monsieur Gröning sortira. › Alors je lui ai apporté des petits pains et lui ai dit que je ferais le nécessaire pour qu'il soit conduit à la gare. ‹ Je n'ai besoin de personne, car je pourrai aller seul à la gare. › Et je l'ai vu de mes propres yeux. Monsieur Gröning est venu et le jeune homme s'est écrié : ‹ Je peux voir ! › Effectivement, le voile devant ses yeux s'était dissipé. Il m'a décrit le sac que j'avais dans la main. Il a dit : ‹ Là-bas circule une voiture et j'en vois le numéro› et il s'est rendu tout seul à la gare. Tous ceux qui l'entouraient, pleuraient de joie.›»

Il se passa peu de temps et les autorités - avant tout celles de la santé - s'occupèrent du cas. Une commission d'enquête fut constituée et Bruno Gröning fut interdit d'exercer.

Quelques médecins influents furent ses ennemis jurés. Ils mirent tout en œuvre pour museler son action et exigèrent qu'il se soumît à un contrôle scientifique de ses capacités de guérir. Les déclarations suivantes faites par les médecins y concourant soulignent clairement leur disposition d'esprit émergeant derrière cette interdiction : « Gröning peut prouver ce qu'il veut, on ne lui donnera tout de même pas l'autorisation de guérir ». « C'est une infraction à l'honorabilité professionnelle des médecins que de s'engager avec Gröning ».

Fin juin, il dut quitter définitivement Herford. Tous les efforts pour obtenir une autorisation de guérir avaient échoué.

Le « phénomène Gröning » et la science

Environ à la même époque les experts en matière médicale du journal « Revue » commencèrent à contrôler les guérisons faites par Gröning. Le psychologue et médecin de Marburg, le professeur Dr. H. G. Fischer, se rendit à Herford avec une équipe d'envoyés spéciaux. Il eut des entretiens avec des personnes guéries et dut constater avec étonnement que la « méthode » de Gröning était effectivement couronnée de succès. Sur ce, la « Revue » s'engagea à éclaircir scientifiquement le « phénomène Gröning ». La « méthode de guérison » du « docteur miracle » devait être étudiée à la clinique universitaire de Heidelberg.

Bruno Gröning donna suite aux propositions de Fischer parce qu'il lui promit un rapport d'expertise positif dans le cas d'un déroulement favorable. Gröning espérait avoir trouvé ainsi une voie pour exercer librement.

Le 27 juillet les examens commencèrent. Les personnes sur lesquelles il dut prouver ses capacités furent choisies parmi les 80.000 demandes d'aide écrites qui lui avaient été adressées. Y furent ajoutés quelques malades de la clinique Ludolf-Krehl de Heidelberg. Toutes furent consciencieusement examinées au préalable et des diagnostics précis furent établis. Ensuite elles se rendirent auprès de Gröning qui laissa agir sur elles « sa méthode ». Toujours en présence de médecins. Ils furent témoins de quelques guérisons spontanées. Les examens de contrôle postérieurs faits à la clinique confirmèrent les guérisons. Même des maladies incurables comme celle de Bechterew furent guéries.

Dans un rapport d'expertise préliminaire paru dans la « Revue », le professeur Fischer expliqua expressément que Bruno Gröning n'était pas un charlatan mais un médecin de l'âme doté d'un don naturel. Ainsi il essaya d'expliquer le « phénomène Gröning » tel qu'il le comprit sans toutefois lui rendre justice.

Le rapport définitif devait paraître après l'analyse de tous les résultats. On assura à Bruno Gröning que la voie serait définitivement libre pour son activité future. Entre-temps les professeurs Fischer et von Weizsäcker (qui fut à la tête de toute l'entreprise) firent à Bruno Gröning la proposition suivante : ils voulurent créer des maisons de santé dans lesquelles il pourrait agir aux cotés de médecins. Ils s'en réservèrent toutefois la direction et le choix des malades. Bruno Gröning à ce sujet :

> « Les conditions financières posées par le professeur F. étaient conçues de telle façon qu'elles étaient inacceptables pour moi. Bien sûr qu'il y eut bien des entretiens à ce sujet, également avec des messieurs qui voulurent financer cette œuvre. Je n'ai pas pu me montrer d'accord avec ces propositions et les ai refusées pour les raisons suivantes :
>
> Je ne possédais pas un sou et ne pouvais de ce fait prendre des engagements financiers que je n'aurais pas pu tenir ; je n'avais jamais pensé faire une affaire de ce projet.

De ce fait tout ceci était une exigence impossible pour moi. En outre, je ne voulais que faire ce que ma vocation me permettait : aider les personnes en quête d'aide et me mettre à la disposition des médecins et psychothérapeutes, mais jamais en faire une affaire. »

Les professeurs se désintéressèrent de Bruno Gröning suite à son attitude de refus. Le rapport d'expertise promis ne fut jamais établi. Au lieu de lui donner la possibilité d'exercer librement on lui mit toujours plus de bâtons dans les roues. Au cours des examens sa « manière de guérir » fut ponctuée d'expressions comme « traitement » , « patient » , etc. et qualifiée d'activité médicale. De ce fait un conflit avec la loi relative aux Heilpraktiker* fut inévitable.

Le Traberhof

A la fin des examens de Heidelberg, Bruno Gröning se déplaça, en août 1949, vers le Sud de l'Allemagne. Il voulut fuir le tumulte fait autour de sa personne et se retira dans un domaine privé près de Rosenheim. On réussit tout d'abord à garder son adresse secrète. Toutefois après que les premiers journaux eurent révélé son arrivée en Bavière, un mouvement de masse débuta. Jusqu'à 30.000 personnes affluèrent chaque jour au Traberhof de Rosenheim. La presse, la radio et les actualités hebdomadaires en relatèrent. On tourna même un film ayant pour titre « Gröning », documentant tout ce qui se passait autour de sa personne.

Le « Zeitungsblitz » (journal éclair) rapporta dans une édition spéciale de la deuxième semaine de septembre :

« Entre-temps plus de 10.000 personnes s'étaient rassemblées, attendant depuis des heures sous une chaleur torride le moment où Bruno Gröning parut sur le balcon, parlait à la foule et faisait rayonner sa force curative. Les gens étaient serrés les uns contre les autres pour profiter au maximum de ses ‹ ondes curatives ›. Et

* *Heilpraktiker :* Praticien de la santé, thérapeute reconnu par l'état.

déjà les effets se firent sentir chez les malades en chaises et fauteuils roulants ou chez les individus se trouvant à la périphérie.

A nouveau des malvoyants recommencèrent à voir, à nouveau des handicapés moteurs se levèrent, à nouveau des paralysés bougèrent leurs membres raidis. Des centaines parlèrent de douleurs accrues aux endroits malades, tiraillements, picotements ou fourmillements, d'un sentiment de ‹ légèreté › indescriptible ou de maux de tête disparaissant soudainement. »

Ces scènes bibliques ne se produisirent pas seulement au Traberhof. Partout où Gröning apparaissait, il était aussitôt entouré d'une multitude de malades. Anita Höhne décrit les réactions autour de Gröning dans son livre « Guérisseurs aujourd'hui » :

« A peine Gröning annonçait-il sa venue que des pèlerinages commençaient. C'étaient des scènes typiques que celles décrites par le journaliste Rudolf Spitz lors d'une visite de Gröning en septembre 1949 à Munich :

‹ A 19 h des milliers se trouvaient là debout dans la ‹ Sonnenstrasse › (rue du Soleil). A 22 h 30 elles étaient encore là. En cinq ans de guerre j'ai vécu beaucoup de choses mais je n'ai jamais été aussi bouleversé que pendant les quatre heures durant lesquelles j'étais assis en face de Gröning, assistant à un horrible défilé de misères et de souffrances. Des épileptiques, des aveugles et des paralysés appuyés sur leurs béquilles se poussèrent vers lui. Des mères tendirent vers Gröning leurs enfants paralysés. Des gens s'évanouissaient, on entendait des cris, des supplications, des souhaits, des prières, des soupirs. ›

Des malades sur des civières, des paralysés, une foule immense fut aussi observée par un autre journaliste munichois, Dr. Kurt Trampler, au Traberhof à Rosenheim où Gröning vivait alors. Trampler vint en tant que reporter du journal ‹ Münchner Allgemeinen › – un journaliste froid qui ne rapportait que ce qu'il avait vu et entendu lui-même :

‹Nous entendons maintenant depuis le balcon une voix qui n'est pas celle de Gröning et nous nous précipitons à la fenêtre. Le préfet de police de Munich, Pitzer, s'adresse à la foule. Il relate qu'une sciatique qui le faisait souffrir depuis des années s'est atténuée en présence de Gröning. Pitzer n'est vraiment pas le type d'homme à avoir un penchant pour des sensiblereis, mais il peut témoigner sur ce qu'il a observé sur lui-même. Maintenant il prend officiellement parti pour Gröning et le député CSU, Hagen, suit son exemple avec une déclaration semblable.›»

Les autorités bavaroises furent également favorables à Bruno Gröning. Le «Münchner Merkur» (Mercure munichois) rapporta le 7 septembre 1949 sous le titre «Bienveillance envers Gröning»:

«Dr. Ehard, Premier Ministre, a déclaré lundi lors d'une conférence de presse que l'effet produit par un phénomène comme Bruno Gröning ne devrait pas être interrompue à cause de paragraphes de lois. D'après lui, l'autorisation à exercer pour Gröning en Bavière ne rencontrera pas de difficultés majeures.

Le Ministère bavarois de l'Intérieur fait savoir en fin d'édition: la vérification provisoire de l'activité guérisseuse de Bruno Gröning a montré qu'elle peut être considérée comme un simple acte d'amour et dans ce cadre ne nécessite pas l'autorisation relative à la loi d'exercer en tant que thérapeute».

Au Traberhof, on a fait beaucoup de tintamarre autour de Gröning. Il y eut beaucoup de profiteurs qui ont voulu tirer profit de ses capacités. Ils ont vraiment nui à son nom et à sa réputation et c'est à cause d'eux que les autorités ont pris leurs distances par rapport à Gröning.

Quand la situation devint insoutenable, Gröning se retira dans les montagnes bavaroises. Il voulut donner suite à quelques propositions qui lui avaient été faites pour fonder les maisons de santé. Son but fut de créer des établissements où les personnes cherchant de l'aide obtiendraient la guérison dans des conditions bien précises. Des médecins devaient faire des contrôles avant et après comme cela avait été fait à Heidelberg et documenter les guérisons survenues.

Une de ces offres lui fut faite par un homme d'affaires de Wangerooge : Otto Meckelburg. En reconnaissance car sa femme avait été guérie, il voulut aider Bruno Gröning et il lui présenta des plans concrets pour l'installation de centres de guérison. Bruno Gröning marqua son accord et Meckelburg devint son ‹ manager ›. Fin décembre, les deux hommes se rendirent à Wangerooge. Là Gröning prit la parole aux manifestations organisées par Meckelburg et d'innombrables guérisons eurent lieu. Il faisait totalement confiance à l'ancien commandant de camp de concentration. Dans une déclaration datée du 8 janvier 1950, il remettait l'avenir de son œuvre totalement entre les mains de Meckelburg :

> « Monsieur Gröning donne son accord pour le projet de Monsieur Meckelburg et s'engage à mettre sa personne à l'entière disposition de cette cause, à soutenir Monsieur Meckelburg lors de la fondation de l'association et lors de chaque activité ultérieure de l'association et à faire tout son possible pour participer pleinement à la cause précitée.
>
> Cet engagement vis-à-vis de l'objectif précité, Monsieur Gröning tant par rapport à Monsieur Meckelburg personnellement que par rapport à l'association.
>
> Monsieur Gröning s'engage de plus à n'accorder ce soutien à aucune autre personne ni à aucun autre groupe de personnes. Il n'exercera son activité que dans le cadre de l'association et en accord avec Monsieur Meckelburg ».

Dès janvier, Meckelburg fondait l'« association pour la recherche des méthodes de guérison du petit Gröning ». Il se nomma président et s'octroya un salaire de 1.000,- DM par mois. Bruno Gröning n'était pas rétribué. Il s'avéra que Meckelburg n'a pas tenu ses promesses. Il voyait en Gröning une source de revenus et le désignait comme son « meilleur cheval de l'écurie ». Il ne se préoccupait pas des malades. Gröning se trouvait lié par ce contrat et le « Guérisseur miraculeux » devait faire ce que Meckelburg exigeait de lui.

Ce n'est qu'en juin 1950 que Gröning réussit à se séparer de Meckelburg, ce qui lui valut la vengeance de ce dernier : « Je détruirai ce Gröning, je le réduirai en miettes. »

Ensuite Gröning travailla quelques mois en collaboration avec le thérapeute munichois Eugen Enderlin. Celui-ci avait obtenu une guérison au Traberhof, et proposa à Bruno Gröning de faire des conférences dans son cabinet. Mais Enderlin, lui aussi s'avéra être un homme d'affaires. Il ne voulait pas aider et ne pensait qu'à s'enrichir grâce au « phénomène Gröning ». Vers la fin de l'année, ils se séparèrent, et une nouvelle collaboration en 1952/53 échoua pour les mêmes raisons.

Par la suite Gröning fit des conférences dans une maison de repos, le « Weikersheim » à Gräfelfing. Le journaliste Kurt Trampler l'accueillit chez lui et organisait les réunions. Il connaissait Gröning depuis l'automne 1949. A l'époque, il était venu au Traberhof comme correspondant d'un journal de Munich et avait obtenu la guérison inespérée, celle de sa jambe. Par gratitude, il écrivit le livre « La grande conversion » et intervint en faveur de Gröning auprès des autorités.

Comme chez Enderlin il y eut beaucoup de monde à ces conférences à Gräfelfing. D'incroyables guérisons eurent lieu. Mais la relation avec Trampler prit fin, elle aussi. Un beau jour, celui-ci estima avoir appris assez de Gröning, se sépara de lui et se déclara guérisseur indépendant.

Tolérances vis-à-vis de tous ces escrocs

Il y avait régulièrement des personnes qui, sous prétexte de vouloir l'aider, s'approchaient de Bruno Gröning. Et pourtant, beaucoup ne cherchaient qu'à faire des affaires avec ses capacités. Il semblait attirer de façon irrésistible ce genre de personnes. Quand elles n'arrivaient pas à leurs fins ou quand il se séparait d'elles, elles essayaient par tous les moyens de l'obliger à payer par de longs procès.

Ainsi par exemple, Madame Hülsmann. Après s'être rendu compte qu'elle ne pouvait soutirer de l'argent à Gröning, elle l'attaqua aux Prud'hommes. Elle comptabilisa tout le temps qu'elle lui avait consacré bénévolement et exigea ultérieurement son salaire. Bruno Gröning dut lui verser une mensualité jusqu'à la fin de ses jours. Et ceci n'était pas un cas isolé. Bon nombre de ses anciens collaborateurs montrèrent ainsi leur vrai visage.

Mais pourquoi Bruno Gröning permit-il à ceux qui voulaient soi-disant l'aider de faire partie de son entourage ? Pourquoi ne s'est-il pas débarrassé de ces « esprits mercantiles » ?

Lors d'une conférence à Munich, le 31 août 1950, il s'expliqua sur ce sujet.

> « Ce que certaines personnes ont essayé jusqu'à ce jour, c`est de gagner de l'argent grâce au savoir et au pouvoir de ce petit homme. Elles ont cru avoir trouvé une mine d'or. Elles ont eu aussi l'occasion de gagner de l'argent. Mais grâce à Dieu elles n'en ont pas profité. Il fallait que ces gens-là existent eux aussi et la raison en est qu'il faut montrer qui est la personne, que celle-ci peut être sans scrupules et ne se pose pas la question de savoir si on aide le malade ou non. Il y a des gens qui sont sans scrupules, qui peuvent ne prêter aucune attention au malade. Ces gens ne se sont jamais posé de question, ils ont tout mis en oeuvre pour se rapprocher de moi. Je sais qu'ici et là la question revient sur le tapis : oui, si cet homme a un tel savoir, pourquoi ne savait-il pas tout cela, peut-être qu'il ne sait rien ? Si je sais quelque chose et dans quelle mesure, vous le découvrirez progressivement. Mais il doit en être ainsi. Ce matériau manquait à la construction, afin de dégager la voie pour vous tous. »

Grete Häusler décrivit dans son ouvrage : « Voici la vérité au sujet de Bruno Gröning », les circonstances suivantes :

> « Une fois en prenant congé de Monsieur Gröning, je lui souhaitais tout le bien possible et je lui ai dit : ‹ Monsieur Gröning, je vous souhaite de pouvoir travailler en paix et de ne plus être attaqué par des collaborateurs malhonnêtes. › Il me rétorqua à

mon grand étonnement : ‹ Mais c'est totalement faux, il doit en être ainsi ! › A l'époque, je ne pouvais pas comprendre, mais il m'expliqua pourquoi il devait agir ainsi et supporter tout ceci. Il me révéla un grand secret.

‹ Je sais ce que l'homme porte en lui. Mais si je disais aux gens : ‹ c'est un menteur, c'est un escroc, un voleur, › alors personne ne me croirait. Que dois-je faire ? Je dois attirer ces gens à moi, leur enseigner le bien, les pousser à la conversion et puis leur donner l'occasion de mentir, de tromper et de voler. Mais s'ils le font malgré tout, chacun saura comment ils sont. Ainsi, je les laisse s'approcher de moi et comme je ne suis pas lâche je me bats. › »

Le premier grand procès

1951/52 Bruno Gröning se retrouvait pour la première fois au tribunal pour pratique illégale de l'art de guérir. Si, en 1949, le ministère de l'Intérieur de Bavière voyait en son activité du bénévolat, il la considérait maintenant comme un acte thérapeutique au sens médical. L'accusation se base sur la loi régissant l'art de guérir de 1939 qui supprimait la possibilité de guérir quelqu'un librement qui existait jusqu'alors, celle-ci étant réservée aux médecins nazis. Bruno Gröning fut acquitté en première et en deuxième instance. Le président du Tribunal de Munich déclarait dans son verdict en mars 1952 :

« Le Tribunal trouverait inopportun de condamner l'accusé sur la base d'une expertise unilatérale. Car affirmer que l'activité de Bruno Gröning tombe sous la loi régissant l'art de guérir est plus que douteux, puisqu'elle s'applique à un domaine encore trop peu exploré aujourd'hui. »

En appel, l'innocence de Bruno fut bien confirmée, mais son activité fut clairement désignée comme acte thérapeutique dans le sens de la loi sur l'art de guérir :

« L'accusé a entrepris ainsi, sans autorisation et sans être appelé en tant que médecin, une activité visant à constater, guérir ou alléger des maladies, des souffrances ou des lésions physiques chez des personnes, ce qui est à considérer comme art de guérir dans le sens de la loi. (…)

Néanmoins, ceci n'aboutit pas à une condamnation de l'accusé, car celui-ci faisait preuve de bonne foi tout en se trouvant dans l'erreur. Cette situation exclut toute culpabilité en ce qui concerne les caractéristiques objectives de l'exercice de la médecine, et en cela il n'a pas agi de façon préméditée. »

L'erreur que Bruno Gröning pouvait avoir commise sans être coupable, fut reconnue par jugement du tribunal. Mais ce jugement, malgré l'acquittement, équivalait à une interdiction judiciaire de guérir. Dès lors, Bruno Gröning devait savoir que son action était interdite car comprise comme exercice de l'art de guérir dans le sens de la loi. Les vrais tenants et aboutissants de son action, selon lesquels sa façon de procéder n'a rien à voir avec l'acte thérapeutique, dans le sens médical du terme, ne furent pas reconnus.

Les comprimés Gröning

A nouveau, Bruno Gröning devait chercher des chemins lui permettant une liberté d'action. Il voulait agir légalement selon les voies prescrites et éviter tout conflit avec la loi sur l'art de guérir. Il était même disposé à passer l'examen final de thérapeute, mais sa requête fut refusée, les motifs donnés étant plus que douteux.

Une belle possibilité de toucher quand même les gens lui fut présentée par Rudolf Bachmann : créer un laboratoire « biologique-dynamique ». Bachmann voulait y préparer, selon une vieille recette traditionnelle à base de plantes, deux principes actifs biologiques « G 52 » et « L 52 » que Bruno Gröning devrait imprégner de sa force curative.

Bruno Gröning accepta cette offre et on démarra effectivement la fabrication de ces préparations. Le 9 juin 1953, il a commenté cet épisode de la manière suivante :

« Pour la production de ces médicaments, je dispose d'un laboratoire avec tous les moyens techniques modernes ainsi que d'une équipe de collaborateurs scientifiques. Selon mes données, une série de médicaments furent produits par lesquels des résultats jamais obtenus auparavant furent atteints. En plus des nombreux médecins, la clinique universitaire de Munich a, elle aussi, testé et expertisé ces médicaments, émettant une opinion très positive à leur sujet. Ceci a permis au Ministère de l'Intérieur de l'Etat de Bavière d'accorder une licence pour la production de ces produits. L'industrie pharmaceutique a manifesté un grand intérêt pour ces préparations : des entreprises étrangères veulent reprendre l'affaire, des firmes renommées de la République fédérale se proposent d'acheter certaines formules. »

Plus tard, il a écrit au sujet de ces préparations de laboratoire :

« En 1953, Monsieur Bachmann nous a assuré vouloir soutenir intensivement l'entreprise. Lui-même, Monsieur Bachmann, avait produit les (...) remèdes, et voulait, comme il disait, m'assurer une base financière, pour avoir ainsi l'occasion de pouvoir financer mon œuvre (pour des endroits de cure destinés à ceux qui cherchaient de l'aide). Pour savoir comment les préparations de Bachmann ont été jugées par le monde médical, j'ai pris contact avec le docteur Höcht de Munich, qui m'a assuré que le produit était irréprochable. Sur ce, j'ai donné mon nom au laboratoire, de sorte qu'il a reçu la dénomination de ‹ Laboratoire Bruno Gröning ›.

Monsieur Bachmann voulait distribuer ces préparations en privé pour la simple raison qu'il ne voulait ni commerce en gros ni commerce de détail (pharmacies). Je n'ai jamais approuvé cette proposition et j'exigeai que ces préparations soient seulement délivrées aux pharmacies. Monsieur Bachmann n'a jamais cédé à mes exigences. C'était un homme d'affaires zélé. »

Bachmann se révéla être un homme d'affaires qui, lui aussi, ne cherchait qu'à s'enrichir. Il ne disposait pas d'un laboratoire bien équipé et tout ce projet s'avéra n'être que très peu positif. Au contraire : quand peu de temps après, Bachmann décéda, il laissa des dettes importantes que Gröning dut éponger à sa place. A ce propos, voici ce que Bruno Gröning redit lui-même :

> « En fin de compte, je voudrais insister encore ici sur les faits suivants :
>
> - d'une part, je ne pensais pas faire des affaires avec ceci,
>
> - d'autre part le résultat (distribution des préparations) a été quasi nul, car Monsieur Bachmann m'a si bien trompé par sa mauvaise façon d'agir que j'ai déjà dû payer des milliers de D-Marks et que je dois encore en payer. Monsieur Bachmann a eu besoin de beaucoup d'argent pour l'installation du laboratoire. Cet argent a été rassemblé sous forme de prêts par mes amis que je dois rembourser maintenant. Monsieur Bachmann est décédé l'an dernier et ne peut donc pas assumer ses obligations. Comme il n'a rien laissé, c'est finalement sur moi que cela retombe. »

L'association Gröning

Pour pouvoir toucher un maximum de personnes malgré l'interdiction de guérir, Bruno Gröning a créé les communautés au début des années cinquante. Il a fait des conférences et consacra toute son activité à transmettre son enseignement a ceux qui cherchaient de l'aide.

Le 22.11.1953 à Murnau/Seehausen, il a fondé l'« association Gröning ». Cette association devait obtenir une reconnaissance officielle par l'inscription au registre des associations, ce qui mettait l'action de Bruno Gröning sous protection légale. Des conflits ultérieurs avec la loi sur l'art de guérir devaient être ainsi définitivement évités.

Au conseil d'administration de l'association Gröning siégeaient entre autres :le Comte Zeppelin, le comte Matuscka, la baronne Anny Ebner d'Eschenbach, l'architecte Hermann Riedinger et le directeur Constantin Weisser, au début aussi comme cofondateur Rudolf Bachmann, dont l'association se sépara très vite. Bruno Gröning en était le président à vie.

Le journaliste de Heidelberg, Egon Arthur Schmidt, était secrétaire de l'association. A Herford déjà, il était aux côtés du « Docteur miracle » et avait créé l'« association des amis de Bruno Gröning ». Celle-ci ne fonctionnait pas selon l'optique de Bruno Gröning et fut très vite dissolue. Gröning se sépara de Monsieur Schmidt, car celui-ci avait détourné l'argent des dons.

En 1952, Schmidt s'adressa de nouveau à Bruno Gröning, déclarant avoir reconnu ses torts. Il demanda la permission d'aider à édifier l'œuvre et Bruno Gröning le prit à nouveau comme collaborateur. Ainsi Schmidt eut l'occasion de montrer s'il avait à coeur l'intérêt du malade ou celui de son propre portefeuille.

En 1955, Bruno Gröning se séparait définitivement de Schmidt, celui-ci n'ayant pas changé sa façon de penser. Il essayait toujours de tirer le maximum des capacités de Gröning. Comme Madame Hülsmann auparavant, il entama plusieurs procès contre Gröning. Il voulait récupérer après coup l'argent de son travail bénévole.

La direction de l'association fut prise en charge par Constantin Weisser et Hermann Riedinger. D'un côté, cela semblait très prometteur car ils étaient hommes du monde et leurs connaissances intellectuelles pouvaient être profitables à l'œuvre. Mais là se posait le risque d'aller à l'encontre de la volonté du simple travailleur dont le niveau intellectuel ne correspondait pas au leur.

Avec le temps, l'évolution alla effectivement en ce sens et les deux hommes eurent de plus en plus de difficultés à accepter ce que proposait Bruno Gröning. Ils semblaient oublier totalement que l'association portait non seulement le nom de Bruno Gröning mais qu'elle existait à cause de lui. De plus en plus l'association n'existait que pour les satisfaire leurs buts personnels. L'objectif premier, venir en aide aux personnes souffrantes, avait été totalement perdu de vue. Il semblait qu'ils ne voulaient pas admettre que c'était par Bruno Gröning que les guérisons se produisaient et non par l'association.

C'est ainsi que, peu à peu, l'association a pris une tournure totalement contraire à ce qu'elle aurait du être au départ. Pour l'homme dont elle portait le nom, l'association devint une prison qui, au lieu de lui procurer une liberté d'action, le muselait de plus en plus.

Le grand procès

Le 4 mars 1955 le ministère public fit à nouveau une demande en accusation contre Bruno Gröning. Une fois de plus on lui reprocha l'infraction contre la loi sur les Heilpraktiker. Sur un autre point on l'accusa dans un cas d'homicide involontaire dans un cas précis.

Après avoir reçu l'acte d'accusation, il s'adressa à ses amis :

« Mes chers amis !

En 1949, j'aurais promis la guérison à une jeune fille de 17 ans atteinte de tuberculose, je l'aurais empêchée de voir un médecin et de se rendre dans un sanatorium. Je serais responsable de la mort de cette jeune personne. Celui qui a entendu ou lu ces déclarations en toute objectivité a dû saisir quel en était le but : provoquer la confusion chez mes amis et empêcher tous ceux qui recherchaient de l'aide de participer à nos efforts et d'étudier plus à fond le processus juridique. On cherche par tous les moyens à freiner aussi bien mes activités que les vôtres et celles de la ligue Gröning.

Il est bien évident que les choses n'ont rien à voir avec celles qui sont présentées ! Je n'ai pas besoin d'expliquer quoique ce soit à mes amis à ce sujet. Ils savent que je ne fais pas de ‹ promesses de guérison › et ne déconseille jamais de consulter un médecin.

J'ai été acquitté en 1952. N'est-il pas surprenant que le ‹ cas Kuhfuss ›, qui était survenu dès la fin 1949/1950, n'ait pas déjà été mis sur le tapis pendant le procès de 1951/1952, bien qu'à cette époque on ait déjà eu tous les documents ?

N'est-il pas frappant que l'enquête pour la réouverture d'un procès contre moi ait eu lieu exactement au moment où le public apprend à Murnau le 22.11.1953 que la ligue Gröning a vu le jour ? D'ailleurs depuis janvier 1954 plusieurs guides de communauté, des amis de même ainsi que des membres de la ligue ont été surveillés et interrogés lors d'interventions de la police. »

Les préparations du procès se sont étendues bien au-delà de deux années. La défense de Bruno Gröning a été fortement entravée. Presque tous les témoins de la décharge ont été refusés, par contre les témoins de l'accusation ont été acceptés. Parmi eux se trouvaient aussi deux anciens collaborateurs de Gröning : Eugen Enderlin et Otto Mecklenburg. Mecklenburg en particulier qui était coaccusé lors du premier procès, s'opposa à Gröning en termes tranchants. Il mit tout en œuvre pour lui nuire.

En ce qui concerne le point d'accusation de l'homicide involontaire, il a joué un rôle décisif. Il s'agissait d'un cas qui avait eu lieu lorsqu'il était ‹ manager › de Bruno Gröning.

En novembre 1949 le fonctionnaire de caisse d'épargne, Emil Kuhfuss et sa fille Ruth âgée de 17 ans souffrant d'une tuberculose pulmonaire des deux côtés, étaient venus à une conférence de Bruno Gröning.

Gröning constata tout de suite qu'on ne pouvait plus l'aider et s'exprima en ce sens envers un médecin présent. Pourtant Mecklenburg le harcela vivement et réclama qu'il se charge de ce cas. C'est ainsi qu'une rencontre personnelle eut lieu entre Bruno Gröning et Ruth Kuhfuss après la conférence. Gröning encouragea la malade et exigea du père qu'il fasse faire un examen médical au bout de neuf jours. Il voulait faire en sorte que la jeune fille, qui ne voulait plus rien entendre des médecins, soit à nouveau sous contrôle médical. Le père promis de s'en charger.

La correspondance échangée durant la période qui suivit, fut réglée par Mecklenburg et ne parvint pas jusqu'à Bruno Gröning.

C'est seulement en mai 1950 qu'il entendit à nouveau parler de Ruth Kuhfuss. Dans l'intervalle son père avait envoyé des requêtes pressantes à Gröning le suppliant de leur rendre visite. Mecklenburg n'a pas transmis les lettres mais a organisé une rencontre de son propre chef –sans que Gröning le sache – avec Monsieur Kuhfuss. Ce n'est que peu avant la date fixée que Mecklenburg en informa Gröning et le força à l'accompagner.

Plus tard Mecklenburg prétendit que Bruno Gröning avait promis de guérir la jeune fille. En réalité c'était lui-même qui avait promis au père qu'il pousserait Gröning à guérir sa fille. Mecklenburg voyait en cet employé de caisse d'épargne une bonne source d'argent dont il voulait profiter mais pour cela il lui fallait Gröning. Peu après cette visite Gröning se sépara de Mecklenburg.

Le grand reproche qu'on fit à Gröning c'était d'avoir interdit à Ruth Kuhfuss de se faire soigner par un médecin. Mais c'était tout à fait le contraire, dès la première rencontre il avait lui-même envoyé la fillette chez un médecin, ce que même des témoins de l'accusation confirmèrent. Dans une émission de radiodiffusion en automne 1949, également, il appelait les gens à « se soumettre à un examen médical de contrôle jusqu'à la fin ».

Ruth Kuhfuss, qui avait déjà subi sans succès plusieurs thérapies douloureuses refusa des traitements supplémentaires. Le 30 décembre 1950 elle mourut des suites de la maladie.

Du point de vue médical, le Docteur Otto Freihofer s'efforça d'éclairer le cas Kuhfuss dans un commentaire d'expertise :

> « Par une observation objective chaque profane doit arriver à la conclusion, comme l'a également formulé l'administration de la santé de Säckingen, qu'une guérison serait totalement impossible selon des critères humains, vu ‹ l'état de santé très grave › qui risquait du point de vue médical de porter atteinte à la vie et en cas de retard conduirait à une situation désespérée, du point de vue humain sans aucune chance de succès. De même qu'un médecin honnête, réfléchi et sine ira et studio qui n'est pas trop prétentieux et qui est en possession des médicaments les plus récents, ne croit pouvoir renoncer aux forces de la nature, il doit donner raison à l'expertise du professeur Lydtin de Munich,

disant ‹ qu'on ne pouvait prétendre qu'avant le 5.11.49 il existait un degré prononcé de probabilité de guérison. ›

Mais à mon sens il est plus que surprenant que la patiente ait vécu jusqu'au 30 décembre 1950 de sorte que l'influence de Gröning ait tout de même pu provoquer une prolongation de sa vie.

En résumé j'aimerais clore mon commentaire d'expertise que les affirmations suivantes n'ont aucune valeur de preuve, à savoir :

1) que des chances de guérisons auraient subsisté,

2) que la vie de la patiente Kuhfuss aurait encore pu être prolongée davantage si Gröning ne l'avait jamais rencontrée. »

Le paradoxe de l'accusation contre Bruno Gröning concernant homicide involontaire a été démontré par Josef Hohmann, ancien directeur de lycée, dans un écrit de 1956 :

« C'est dans les coulisses que la vérité apparaît le plus clairement si on transforme le cas en son contraire.

Essayons cette sentence pour le cas Kuhfuss. Disons donc que la fillette atteinte de tuberculose serait allée dès le début de sa maladie chez Gröning et qu'il l'aurait traitée un an et demi sans succès. Nous désignons cette phase par un A.

Là-dessus, la fillette qui est condamnée va chez des professeurs et médecins et meurt durant leur traitement. Ce serait la phase B.

Le procès débute. Des médecins viennent comme experts. Ils doivent déterminer qui est innocent. Personnellement, je fais le pari à 100%que tous les médecins et professeurs, toutes les facultés médicales, oui tous les médecins du monde entier se retranchent derrière la phase B en expliquant : L'innocence est frappante car comment pourrions-nous endosser la responsabilité pour ce qui a été gâché pendant une période de traitement d'un an et demi. Ce serait absolument ridicule et absurde !

Et c'est justement là, derrière la phase B, que Gröning est accusé. Ainsi, il a toute la médecine moderne, peut-être un million de savants, derrière lui, qui démontrent à l'unanimité son innocence (!).»

Fin juillet 1957 une audience a eu lieu à la cour d'assise du tribunal Schöffen dans le Land de Munich. Sur le point de l'homicide involontaire, Bruno Gröning a été acquitté. A cause d'une infraction contre la loi relative aux Heilpraktiker, une amende de 2.000 DM lui a été infligée.

Bien que le jugement à première vue semble positif, c'était pour lui inacceptable. Ceci correspondait à une interdiction définitive d'exercer. Par la faute de son avocat qui a estimé la sentence de manière nettement plus positivement que Gröning, ce n'est pas lui qui a fait appel mais le ministère public. La deuxième audience a eu lieu à nouveau à Munich à la mi-janvier 1958.

Séparation de la ligue Gröning

Entre-temps, en octobre 1957, une discussion eut lieu entre Bruno Gröning et la direction de la ligue. En raison d'un bureaucratisme borné, cette ligue avait fortement nui à Bruno Gröning.

La cause de cette dispute fut le jugement rendu selon lequel Bruno Gröning aurait dû payer en peu de temps 2.000 DM d'amende. Comme il ne prenait pas d'argent pour son activité et de ce fait ne possédait pas les moyens financiers nécessaires, la direction de la ligue avait décidé, dès le début du procès, de subvenir aux dépenses. Mais si l'amende devait en faire partie aussi, voilà qui était très controversé au sein du Comité directeur. On voulait du reste examiner par des longues procédures bureaucratiques si la ligue était obligée de payer les 2.000 DM exigés. C'est seulement ensuite qu'on voulait chercher à obtenir cet argent. Ainsi il était prévisible que l'argent nécessaire ne parviendrait à Bruno Gröning – si vraiment c'était le cas – que beaucoup trop tard. C'est ainsi que la ligue aurait assisté sans rien faire à la peine d'emprisonnement de Bruno Gröning, qui était bien sûr, dans l'impossibilité de payer l'amende. De ce fait, il en résulta un conflit ouvert et finalement une rupture.

Bruno Gröning a relevé, dans les 62 pages de son « Bilan sur les activités de la ligue », tous les points sur lesquels elle lui avait nui. Voici ce qu'il déclara en résumé :

> « Si je fais aujourd'hui des comparaisons entre mon entourage antérieur (les spéculateurs Meckelburg, Enderlin, Schmidt et Hülsmann) et mon entourage actuel (membres du Comité directeur de la ligue) j'en viens au même résultat final : aujourd'hui il s'est finalement produit la même chose qu'à cette époque-là. Aujourd'hui, même parmi ceux qui voulaient être mes plus grands, mes meilleurs amis, mes amis les plus intimes, rien n'a changé par rapport à autrefois. Autrefois, j'ai été trompé par des artisans sales. Aujourd'hui ce sont des amis qui m'ont fait faux bond en assistant passivement à ma condamnation, en me refusant de l'aide, sachant que je ne pouvais pas me rendre à mes communautés sans voiture, et en faisant rien contre la campagne de presse diffamatoire, en ne faisant que semer la confusion, en étant tout simplement absent quand j'aurais eu besoin de personnes qui me soutiennent par leur savoir et leur position dans la société, ce qu'ils auraient dû et pu faire. C'est ainsi que ma mission sur cette terre n'a pu vraiment se réaliser.
>
> Aucun de ces amis ne s'est engagé personnellement pour me libérer, aucun n'a eu le courage de prendre vraiment position pour moi. Il ne s'est rien passé. Les uns après les autres, de manière bureaucratique et mesquine, on a pris décision sur décision. Personne ne s'est vraiment engagé pour moi, personne n'a vraiment tout mis en œuvre afin que je puisse être délivré de toutes ces luttes aux procès, contre la presse, contre la saleté et la calomnie et pour trouver une aide pour la voiture qui ne marchait plus, etc., etc. Personne n'a pris mon parti pour me permettre de faire ce pour quoi je suis ici sur cette terre :
>
> Transmettre aux hommes la force vitale et conduire les hommes à la foi.

Que j'aie pour cela besoin de calme sans être toujours à nouveau dérangé par des influences extérieures de ce monde, que j'aie besoin d'un véritable rempart de protection pour que ce qui m'a été donné, puisse être mis en œuvre sans entrave, personne n'y a pensé, personne de mes amis, de ceux qui veulent être mes amis. Et c'est ce qui est honteux et décevant pour moi :

- Les spéculateurs ont voulu tirer leur profit, ils sont avérés être des hommes corrompus,

- Les amis de la ligue Gröning sont trop mous, indifférents, trop paresseux, je ne veux pas dire méchants.

Et le résultat est le même :

Je n'ai pas été libéré. Bien des amis du Comité directeur de la ligue n'ont pas tenu leurs promesses. On n'a fait que me bâillonner par toutes ces mesures. »

Weisser a démissionné et la ligue Gröning qui n'avait jamais réussi à obtenir son inscription au registre des associations a été dissoute de temps après. Elle a été remplacée par « l' Association favorisant les fondements d'une vie psychique et spirituelle naturelle. ». Elle a été fondée en 1958 et leurs présidents étaient Erich Pelz pour l'Allemagne et Alexandre Loy pour l'Autriche. Mais cette dernière association du vivant de Bruno Gröning n'allait pas, elle non plus, donner ce qu'il en espérait. Dans les statuts, son nom n'était même pas mentionné.

Sa parole conjure la maladie

Pendant ces débats et luttes, Bruno Gröning continua d'agir. C'est ainsi que le Dr. Horst Mann écrivait, entre autres, en 1957 dans une série d'articles dans la revue « Neues Blatt » sous le titre « Sa parole conjure la maladie » :

« Le lendemain je me rendis de Hameln à Springe, la petite ville au bord de la Deister. Là aussi une communauté avait été fondée. La guérison d'une série de personnes en avait été le point de départ. Et là aussi j'ai vécu comme auparavant, dans diverses localités de Schlesswig-Holstein, à Augsburg, Hameln, Vienne, Plochingen et dans d'autres villes : des gens se levèrent et me parlèrent de leurs maladies. Ils me citèrent leurs médecins qui les avaient traités. Ils racontèrent leur guérison qu'ils devaient à Gröning. Et tous, ils étaient prêts à lever la main et à prêter serment.

‹ Quand j'étais bébé, j'avais eu les deux hanches déboîtées › racontait la quingagénaire Julie Prohnert de Hanover. ‹ Plus tard je ne pouvais marcher qu'avec des béquilles. Le médecin ne pouvait que soulager mes douleurs. Quand j'ai écouté une conférence de Monsieur Gröning j'ai senti une forte réaction. Mon dos qui était déjà complètement vouté s'est redressé. J'ai pu à nouveau marcher. Je n'ai pas eu de rechutes… ›

‹ J'avais du rhumatisme articulaire et j'étais constamment torturée par des éruptions et des abcès. Monsieur Gröning m'en a libéré › disait Wilhelm Gabbert de Hameln. ›

‹ Ce n'est qu'avec de la morphine que je pouvais supporter ce mal à la vésicule biliaire ! racontait Kurt Severit d'Evestorf. Je remercie Bruno Gröning de m'avoir libéré de ces maux. ›

‹ J'avais un taux de diabète très élevé › témoignait Robert Thies de Springe, ‹ mais ce qui était encore plus alarmant c'était une faiblesse du muscle cardiaque. Ces deux affections ne me font plus souffrir aujourd'hui. J'en remercie Monsieur Gröning. ›

On pourrait poursuivre cette liste. C'était des gens de tous les âges qui me racontaient leurs expériences ; hommes, femmes et enfants. Bien des maladies ont été citées depuis les maux de tête en passant pas des inflammations des nerfs, des sciatiques, des troubles des reins et de la vésicule biliaire jusqu'aux troubles cardiaques et aux paralysies.

Mais c'est une autre chose encore qui m'a profondément touché. Beaucoup racontèrent ici très ouvertement devant tous les auditeurs que, grâce à Gröning, ils avaient vécu une transformation intérieure. La course à la réussite et une attitude égoïste avaient fait place à un calme intérieur et à une attitude de solidarité.

Lors de tous ces entretiens avec des gens qui se sentaient guéris par Bruno Gröning une question s'imposait de plus en plus à moi. ‹ La guérison était-elle possible chez chaque individu – ou question plus subtile encore – pour chaque maladie ? Où étaient les limites de la force qui émanait de Bruno Gröning ? N'y avait-il pas là de risques ? › (...)

Lors de ma dernière visite je lui ai posé cette question. ‹ Je ne peux ni ne veux forcer personne › me répondit-il. Si quelqu'un se renferme et n'est intérieurement pas disposé à développer cette force qui permettrait de retrouver l'ordre, alors il me manque à moi aussi la possibilité d'intervenir. Dans ce cas, je conseille seulement à cette personne de faire sauter le verrou du mal qui entrave sa guérison'.

J'avais encore une question : ‹ Chaque maladie est plus ou moins grave › lui dis-je. ‹ Supposons qu'un malade grave, condamné par plusieurs médecins, vous fait demander par un médecin qui lutte encore pour son malade. Est-ce que vous pourrez aider ? ›

‹ Oui › dit Gröning. ‹ Il le dit sans hésitation. Si le malade y croit et que le médecin a confiance en ce qu'il fait, le succès ne manquera pas de se réaliser. La confiance mutuelle va mobiliser chez le malade des forces insoupçonnées. C'est souvent là ou le malade désespéré a attrapé la dernière bouée de sauvetage que la guérison s'est opérée, on ne peut plus vite. › »

Poursuite du procès

Lors de la procédure d'appel, en janvier 1958, Bruno Gröning a été désavantagé par le fait que ce n'était pas lui mais le ministère public qui avait fait appel. Mais ce n'est pas seulement cette négligence de son avocat de l'époque qui lui a fait du tort, c'est aussi la mise à disposition hésitante des documents au nouvel avocat-conseil de Gröning qui a gêné la préparation des débats.

Un autre inconvénient a été l'assurance avec laquelle les témoins de la partie adverse se sont présentés en comparaison avec la première audience. Ils semblaient s'être mis d'accord sur le point « interdiction du médecin ».

Ainsi le verdict fut cette fois :

Huit mois de prison pour homicide involontaire et 5.000 DM d'amende pour avoir transgressé la loi des thérapeutes. Le jugement fut suspendu pour vérification. Ce fut un jugement avec sursis.

La baronne Anny Ebner von Eschenbach qui avait assisté aussi bien à la première qu'à la deuxième audience qualifia le jugement comme étant une honte pour l'Allemagne.

Bruno Gröning expliqua qu'il était puni pour le bien qu'il faisait. Il déplora que pendant tout le procès personne ne se soit intéressé à la manière dont une guérison survenait, même pas ses propres avocats. Si on avait approfondi cette question on aurait constaté que sa manière d'agir n'avait rien à voir avec un traitement médical. Le procès aurait dû être suspendu. En fait, personne au tribunal n'avait envie d'élucider cette question. On avait une idée préconçue de Gröning et on n'était pas disposé à en dévier.

Mais le procès n'était pas terminé pour autant. Cette fois c'est Bruno Gröning qui fit une demande de révision. La date de l'audience fut fixée au 22 janvier 1959 devant le tribunal de Munich. Pourtant entretemps quelque chose de tragique survint dans la vie de Bruno Gröning.

Son chemin se termine à Paris

A la fin de l'automne 1958, il se rendit à Paris avec sa deuxième femme, Josette, qu'il avait épousée en mai 1955 ; il se fit examiner par le docteur Pierre Grobon, cancérologue qu'il connaissait bien. Le résultat de plusieurs examens radiographiques montra un cancer de l'estomac à un stade avancé. Le docteur Grobon voulait opérer tout de suite, mais Bruno Gröning refusa.

Il revint en Allemagne et prépara les fêtes de Noël des communautés. Le 4 décembre, il enregistra sur bande magnétique les paroles qui devaient être écoutées au cours des fêtes de Noël de toutes les communautés. Puis, il revint à Paris avec sa femme. Entretemps, le docteur Grobon avait informé l'éminent spécialiste en chirurgie cancéreuse, le docteur Bellanger. C'est dans la clinique de celui-ci, rue Henner, non loin de Montmartre, que l'opération eut lieu le 8 décembre. Le résultat était effrayant pour les médecins : c'était encore bien pire que ce que les radiographies avaient laissé supposer – ce n'était plus opérable. La plaie fut refermée aussitôt.

Josette Gröning écrivit à ce sujet :

> « Ils ne pouvaient cependant pas comprendre que l'apparence extérieure de Bruno trahisse si peu ses terribles souffrances intérieures, qu'il puisse encore respirer normalement, que son métabolisme fonctionnait encore parfaitement au cours des dernières semaines, que son analyse de sang soit excellente. Normalement, à ce stade avancé, des vomissements répétés se produisent à la moindre prise de nourriture, et le patient, très éprouvé, doit peu à peu mourir de faim. Or, chez Bruno, on observait rien de tout cela ».

A la grande surprise de ses médecins, il se rétablit très vite et retourna en Allemagne où il assista à la fête de Noël.

A la mi-janvier 1959, il rencontra, durant trois jours, les dirigeants de la nouvelle organisation et détermina la façon dont l'œuvre devait être réalisée. Les deux hommes ne se doutaient point que c'était leur dernière rencontre avec Bruno Gröning.

Le 21 janvier 1959, il prit l'avion pour retourner à Paris. Une opération était devenue indispensable en raison d'une occlusion de la courbure du gros intestin. Le 22 janvier 1959, à 9 heures du matin

– à l'heure exacte où une procédure de révision du procès débutait à Munich – Bruno Gröning fut opéré une nouvelle fois. Il devait supporter ce que lui-même avait réussi à épargner à d'innombrables personnes ; il ne pouvait ni ne devait s'aider lui-même.

Ce matin-là, alors qu'il se trouvait sous anesthésie, un violent orage s'abattit subitement sur Paris. Sa femme relata :

> « Il s'est produit aussi un phénomène naturel très étrange : le 22 janvier 1959, alors que mon mari se trouvait encore sous anesthésie, un orage avec des éclairs et des coups de tonnerre éclata brusquement sur Paris, assombrissant l'atmosphère sereine et claire de cette journée. Il faisait tellement sombre que l'on a été obligé d'allumer la lumière en pleine journée. L'infirmière exprima son étonnement au sujet d'un orage aussi violent.
>
> Les jours qui suivirent l'opération, la température, la tension et le pouls de Bruno étaient tout à fait normaux. Il se leva même encore deux fois et s'asseya dans un fauteuil ».

Le 25, il tomba dans le coma et le lendemain, le 26 janvier 1959, à 13h46, à la clinique Henner, Bruno Gröning mourut d'un cancer, comme l'écrivit le médecin sur l'acte de décès.

Etait-ce réellement un cancer ? Le docteur Bellanger avait dit après la seconde opération :

> « La destruction dans le corps de Bruno est terrible, c'est une brûlure intérieure totale. Qu ?il ait pu vivre aussi longtemps et sans endurer des souffrances atroces, cela est un mystère pour moi ».

Bruno Gröning avait déjà dit plusieurs années auparavant :

> « Lorsqu'on m'interdira d'exercer mon activité, je brûlerai intérieurement ».

Une lettre du docteur Grobon, adressée le 26 février 1959 à la veuve, témoigne de la façon dont Bruno Gröning porta la croix de son amer destin.

« Ces efforts prodigués par les médecins à Bruno Gröning) n'étaient que naturels et je dois avouer qu'ils ont trouvé un soutien énorme dans le courage, la volonté et la personnalité remarquable de Bruno Gröning. (...). »

Le docteur Bellanger exprima encore son admiration envers Bruno Gröning, dans une lettre écrite en décembre 1974 :

« Bruno Gröning était un homme de cœur, un homme de grande valeur, qui savait s'imposer ; et sa dignité vis-à-vis de la souffrance et de la mort provoque l'admiration aujourd'hui encore. »

La dépouille de Bruno Gröning fut incinérée dans un crématorium à Paris et l'urne enterrée au cimetière de Dillenburg.

Le procès, en raison de la mort de l'accusé, fut déclaré clos et un verdict définitif ne fut jamais prononcé.

Le « docteur-miracle de Herford » qui avait apporté le salut à des milliers et des milliers de personnes, mourut seul et abandonné dans une petite rue à Paris. Pourquoi a-t-il fallu qu'il en soit ainsi ? Pourquoi a-t-il dû supporter de si grandes souffrances ? Pourquoi n'a-t-il pas pu s'aider lui-même ?

A ce propos, Grete Häusler écrit dans le livre intitulé « Vivre la guérison, c'est la Vérité » :

« Bruno Gröning a fait beaucoup de bien pendant le peu de temps où il a vécu. Le don qu'il avait pour aider et pour guérir lui a été donné à la naissance. Partout, peu importe où il allait, il se passait des choses merveilleuses, inexplicables par la raison. Il fut connu du grand public en 1949. Après les grandes guérisons qui eurent lieu à Herford, alors qu'on parlait de lui dans le pays et à l'étranger, une interdiction de guérir lui fut infligée au bout de trois mois. On le poursuivit, on le traqua, on lui fit un grand procès et on voulait le punir et le condamner. Pourquoi ? A qui a-t-il fait du mal ? A personne, au contraire il a fait tant de bien à des milliers de personnes, aide qu'ils n'auraient pu obtenir ailleurs. On voulait le punir, lui l'innocent ! Innocent, on lui refusait ce que Dieu lui avait demandé de faire – aider les hommes !

C'est avec beaucoup d'amertume qu'il lui a fallu subir cette méchanceté, à Paris, dans la clinique cancérologique de la rue Henner, dans de grandes souffrances qu'il brûla intérieurement par ce même courant guérisseur qu'on lui refusait de transmettre. Il se trouvait ainsi accusé comme un criminel, au milieu de tous les mensonges et de toutes les calomnies.

Seul et en silence – aucun ami ne s'en doutait - il porta jusqu'au bout toute la souffrance de l'humanité. Et c'était un fardeau à porter, mais ce ne fut pas en vain ! Cela devait se passer ainsi, autrement il n'aurait pas été possible d'aider les hommes. »

Et dans son livre « Je vis afin que l'humanité puisse continuer à vivre », elle écrit :

« Dans l'emploi du mot ‹ sacrifice ›, nous devrions, nous les hommes, être très vigilants. Ici toutefois, lorsque Bruno Gröning mourut à Paris, ce mot décrit la vérité dans toute sa rigueur ».

C'est seulement ainsi que purent s'accomplir ses paroles, comme en attestent de nos jours les innombrables témoignages de réussite :

« Quand je ne serai plus sur cette terre en tant qu'homme, c'est-à-dire quand j'y aurai laissé mon corps, alors l'humanité sera à un point tel que chacun pourra vivre aide et guérison par lui-même. »

Chapitre 2 : Son Enseignement

Bruno Gröning n'a jamais formulé par écrit son enseignement. Il ne voulait pas créer une philosophie en idéologie nouvelle. Ses efforts n'avaient qu'un but : aider les personnes souffrantes. Il leur donna un enseignement qui n'était pas basé sur des réflexions intellectuelles ou même scientifiques, mais qui résultait de la sensation intuitive de la légalité spirituelle : Celui qui approfondit cet enseignement y trouvera une complexité imprévue et reconnaîtra qu'il s'étend bien au-delà de l'aspect de la guérison. Il appelait les hommes à croire au bien et à le mettre en pratique. Le commandement d'amour du prochain constitue le noyau de son enseignement.

Un maître dans le monde spirituel

Bruno Gröning avait une capacité presque inconnue dans notre culture. Son apparition faisait naître un sentiment aux connotations mystérieuses et mystiques : il était un maître dans le monde spirituel. Il ne voyait non seulement la forme externe mais aussi son contenu spirituel. Son oeil pénétrait la déception de l'illusion matérielle et était capable de voir la véritable essence de tout être.

> «Je ne vois pas seulement la personne. Je vois aussi ce qui se trouve sous-entendu : le passé, le présent le futur et tout ce qui se trouve à l'intérieur et autour de la personne.»

La connaissance coulait des sphères supérieures au travers de lui, ce qui ne peut jamais être atteint avec l'esprit matérialiste. Une guérison de rhumatisme, une régénération des articulations ou la revitalisation de nerfs morts restera toujours un miracle pour les experts médicaux car l'intellect ne serait jamais capable de comprendre les lois spirituelles. Les gens peuvent découvrir les plus hautes relations de leur vie seulement par la voie de l'intuition. Le chemin n'est ni compliqué ni artificiel mais plutôt simple et naturel.

Bruno Gröning savait tout cela. Les secrets des lois spirituelles lui étaient ouverts. Il voyait, non seulement les relations internes de la création et leurs conséquences, mais aussi leurs sources. Ainsi, il connaissait également le sens de la maladie. Il savait que chaque maladie avait sa cause dans l'esprit, et donc, qu'elle devait être guérie spirituellement. C'est pour cela qu'il appelait les gens à se tourner vers Dieu et de se débarrasser de leurs traits de caractères qui n'étaient pas en accord avec les principes divins.

La grande conversion

Bruno Gröning appelait inlassablement les hommes à la « grande conversion ». Il les invitait à mettre en pratique la foi dans le bien et à abandonner les mauvaises habitudes.

Par exemple, il disait :

> « L'être humain gâche son temps à bavarder au sujet de ses voisins, parents et amis, comment les uns et les autres vivent. Chers amis – je vous le dis – demandez-vous comment vous vivez. Préoccupez-vous d'abord de votre propre vie. En premier lieu occupez-vous à revenir en l'état d'être conduit par le Divin. Laissez vos voisins en paix. Il n'est pas bon de parler au sujet de votre camarade et de le juger. Bref, amis : débarrassez-vous des commérages. »

Il exhortait en premier les hommes à ne pas penser à la maladie. Il faisait ressortir que la maladie vient du malin et qu'elle est le mal. S'en préoccuper signifie qu'on fraye avec le malin. Cela gêne le processus de guérison et peut même le rendre impossible.

> « Celui qui s'occupe de la maladie la retient et il barre la route à la force divine. »

L'homme doit se séparer de la maladie et ne pas la considérer, comme sa propriété, mais voir en elle un mal.

> « La maladie n'appartient pas à l'homme. »

Bruno Gröning proposait aux hommes de leur prendre leurs maladies.

« Donnez-moi vos maladies et vos soucis ! Vous ne vous en sortez pas seul. Je les porterai pour vous. Mais donnez-moi les volontairement car je ne suis pas un voleur ! »

« Si vous vous détachez de la maladie, de façon à ce que je puisse la prendre sur moi, cela est bien, mais si vous la retenez, alors je ne peux rien faire non plus. Le septième commandement l'interdit : 'Tu ne voleras pas !' Si j'enlevais la maladie à un homme contre sa volonté, je commettrais un péché ! Je n'ai pas le droit de voler ! Celui qui aime sa maladie la retient. A celui qui peut l'oublier, je l'enlève. Mais il faut qu'il la lâche, par seulement en pensées, mais aussi par ses actes. Il faut que vous m'écoutiez ! Si vous abandonnez votre maladie, je vous enlève tous vos maux ! »

L'importance que Bruno Gröning attachait à la conversion intérieure de chacun en particulier est mise en relief par l'extrait suivant du livre de Kurt Trampler « La grande conversion » :

« Au cours de conversations privées, j'ai aussi entendu Gröning dire très souvent qu'il porte la responsabilité devant Dieu de réaliser ‹ la guérison par la pure force divine › des personnes souffrantes qui ont au moins la bonne intention de vivre conformément aux lois divines et d'exclure de la guérison celles qui ne sont pas disposées à renoncer au mal.

‹ Je pourrais ›, disait-il, ‹ également effectuer une guérison de masse en disant : tous les malades d'une ville ou d'un pays sont guéris ! Mais, ce faisant, n'y aurait-il pas plus de perte que de gain ? Parmi les malades, les mauvaises personnes seraient-elles alors disposées à se convertir ? N'abuseraient-elles pas à nouveau de la santé retrouvée ? Non ! L'homme doit d'abord réaliser une conversion intérieure, il doit d'abord être disposé à extirper le mal en lui et à trouver le chemin vers Dieu. C'est alors seulement qu'il est digne d'obtenir la guérison. › »

Les paroles de Bruno Gröning qui vont suivre rendent clairement ce propos et explique l'origine des maladies :

> « Comment se fait-il que l'homme soit devenu malade ? L'homme à l'origine n'était pas malade. Les hommes sont devenus mauvais, toujours pires de génération en génération. La méchanceté s'est répandue de telle façon qu'il ne sera bientôt plus possible de vivre. Des querelles et des disputes, même dans les familles, plus de guerre que de paix parmi les peuples ! Les soucis ont apporté aux hommes les souffrances de l'âme et se sont enracinés si profondément que l'humanité ne pouvait que tomber malade. Les hommes se détruisent psychiquement les uns les autres. Ils reçoivent une mauvaise éducation, ils se sont éloignés du naturel, beaucoup ont perdu la foi en Dieu. Celui qui s'écarte de la voie divine s'écarte aussi de la santé. »

Si l'homme veut retrouver la santé par Bruno Gröning, il doit être prêt à renoncer à la « méchanceté ». Il doit tourner le dos au mal, à la maladie, il doit s'en séparer, ne plus penser « mon asthme, mon rhumatisme, etc. ». Ce n'est pas toujours facile, et cela demande une transformation intérieure. L'homme doit changer fondamentalement sa façon de penser. Il ne doit pas, comme il en a l'habitude, avoir foi en la maladie mais en la santé. Il doit croire que même les maladies incurables peuvent guérir.

Mais que demande là Bruno Gröning de la part des personnes en recherche d'aide ! Un esprit logique ne s'insurge-t-il pas à l'idée d'accepter pareille invitation ? Comment les articulations déformées par les rhumatismes pourraient-elles redevenir saines, et des membres paralysés retrouver leur mobilité ? Comment serait-il possible de donner ces maladies à Bruno Gröning sans que celui-ci n'effectue la moindre intervention et même sans qu'on ne lui ait décrit l'affection ? N'est-ce pas là une offense pour tout homme un tant soit peu sensé ?

C'est là en réalité une grande transformation que Bruno Gröning attend des hommes ; elle signifie qu'il faut mettre de côté toute façon de penser orientée vers la science et la raison logique et qu'il faut accueillir en soi la foi en quelque chose de plus élevé. Son enseignement est basé sur des principes en tout point différents des habituels raisonnements intellectuels d'aujourd'hui, issus d'un esprit matérialiste. C'est pour cela qu'il disait souvent :

> « On ne peut certainement pas me comprendre avec l'intellect. »

*Le Heilstrom**

Bruno Gröning se décrivait lui-même comme un intermédiaire d'une force spirituelle qui vient directement de Dieu et produits des guérisons. Cette force divine, que Hans Sterneder qualifie de « courant d'amour et de grâce, » il l'appelait : « Heilstrom. »

Pour expliquer la nature du Heilstrom, il avait recours à une image. Il comparait Dieu à une centrale électrique, et l'homme à une ampoule électrique. Comme l'ampoule ne peut remplir sa tâche que si le courant électrique de la centrale arrive jusqu'à elle, ainsi l'homme ne peut vivre dans l'ordre divin que s'il est empli de la force de Dieu. Quant à sa tâche, Gröning la décrivait comme étant celle d'un « transformateur » de courant. Il transforme les hautes énergies divines illimitées de telle sorte que chaque homme n'en reçoive que ce qu'il est capable de capter. Sa capacité de réception de la force était illimitée. C'est ainsi qu'à Rosenheim par exemple, au Traberhof, il fut possible à des milliers de personnes de sentir en même temps la force curative, et des grandes guérisons de masse se produisirent.

Bruno Gröning expliquait qu'à l'époque originelle, il existait une liaison directe entre Dieu, c'est-à-dire la « centrale électrique » et l'homme, c'est-à-dire le « récepteur ». Les hommes vivaient sur terre comme des enfants de Dieu, en union complète avec leur Père. Mais lorsqu'ils s'éloignèrent de Dieu, ils quittèrent l'ordre divin et sombrèrent alors dans la misère. La liaison entre Dieu et l'homme se brisa. Au fil du temps un abîme de plus en plus grand se forma, et les hommes furent dans l'impossibilité de le traverser par leurs propres moyens.

---

* *Heilstrom :* voir explications p. 10

« Et parce que l'homme ne pouvait revenir sur le véritable chemin divin, le pont y conduisant ayant sauté, et qu'il errerait maintenant sans but, parqué dans un espace restreint, c'est alors que ce pont menant au véritable chemin divin, je l'ai bâti, je l'ai reconstruit, et si vous utilisez ce pont, si vous le franchissez, vous arriverez sur le chemin, sur le chemin divin, là même où vous obtenez la liaison à la grande et unique œuvre divine, où vous recevez le vrai, le véritable courant de vie divin, afin de pouvoir bien construire votre vie et d'être en bonne santé.

Et celui qui franchit ce pont et emprunte le véritable chemin divin, celui-là connaîtra un tout autre sentiment, il sera étonné de tout ce qui se trouve sur cette voie et qu'il n'avait pas pu encore reconnaître jusqu'alors. C'est à cet endroit seulement que vous obtenez vraiment la jonction avec la grande œuvre divine. »

Celui qui suit l'enseignement de Bruno Gröning et s'ouvre à la force divine sentira le Heilstrom en son corps. Un sentiment de vie complètement neuf l'envahira : les douleurs, les soucis et les besoins vont diminuer, et la santé, l'harmonie et la joie vont prendre pied en lui. Il commence à sentir que Dieu ne trône pas comme un juge impitoyable bien loin dans les cieux, mais qu'Il se trouve près des hommes et veut les aider. Le gouffre est franchi. L'homme retrouve son état originel.

*Le Einstellen**

Mais comment l'homme peut-il capter le Heilstrom, comment peut-il s'ouvrir à la force divine ? Bruno Gröning conseillait aux personnes en recherche d'aide de s'asseoir sans croiser les bras ni les jambes et de poser les mains sur les cuisses, paumes ouvertes vers le haut. En plus de cette position corporelle, il est important de se concentrer sur ce qui se passe dans le corps. Un état d'esprit ouvert et confiant est une condition fondamentale. Et c'est de cette façon que l'homme peut accueillir le Heilstrom. Bruno Gröning disait :

* *Einstellen :* voir explications p. 10

« Dieu nous donne tout le bien, mais seulement nous devons recevoir en nous tout ce qui vient de Lui, tout ce qu'il nous envoie. Alors, allez-y ! »

Il explique de la façon suivante l'importance de la position du corps :

« Ceux qui ont encore un corps libre, mobile, souvent ils aiment tellement le crisper, cela aussi, c'est la puissance, la puissance de l'habitude. Les jambes croisées, l'une ou l'autre ; bien sûr, de temps en temps l'homme peut paresser, laisser aller son corps, mais pas quand il veut recevoir le bien, le divin. Là, il faut qu'il soit libre, les mains ouvertes, il faut qu'il s'asseye ou se tienne debout avec les mains vides, les paumes tournées vers le haut ! »

Kurt Trampler écrit dans son livre « La grande conversion » :

« Il est important (...), à côté de la préparation intérieure, d'avoir également en apparence une attitude extérieure quelque peu correcte, car elle est essentielle. Il faut s'asseoir le dos dégagé et ne croiser ni les jambes ni les bras. D'après Bruno Gröning, le contact des mains entre elles court-circuite le courant de vie dans le haut du corps ; de même le fait de croiser les jambes amène le même dommage dans le bas du corps. Celui qui, sur une longue période bien entendu, commet par habitude ces erreurs peut même s'attirer des maladies fâcheuses. »

Bruno Gröning employait l'expression « Einstellen » pour dire que quelqu'un captait la force de manière consciente. L'homme « se met en réception du Heilstrom ». Où et quand cela s'effectue, n'est pas prépondérant. Ce qui est important, c'est qu'il ait le calme en lui, se coupe de toutes les pensées dérangeantes et observe attentivement ce qui se passe dans son corps. Bruno Gröning demandait constamment à ses auditeurs ce qu'ils ressentaient.

« Vous n'avez qu'à faire le Einstellen afin de recevoir la vraie émission divine, ou mieux, l'acquérir. Comment faire pour acquérir cette émission, vous le constaterez vous-mêmes. Mais je le répète, vous ne pouvez l'obtenir qu'à partir du moment où vous ferez vraiment attention à votre corps, à partir du moment où vous ferez vraiment attention à ce qui se passe en lui et moins autour de lui, seulement en lui, dans votre propre corps. »

Chaque homme peut faire l'expérience de sentir le Heilstrom dans son propre corps. L'un ressent des picotements, l'autre des frissons froids ou chauds, un troisième doit remuer les bras ou les jambes, un quatrième doit se secouer. Le Heilstrom amène ainsi les manifestations les plus variées chez différentes personnes.

Josef Hohman décrivait la manière dont les gens percevaient différemment le Heilstrom :

> « La première personne raconte : de la chaleur dans le corps. La deuxième (…) des secousses dans les mains ! La troisième : (…) des picotements dans tout le corps ! La quatrième : (…) je me sens si bien et en pleine forme ! »

*Les Regelungen**

Lors de la mise en réception du Heilstrom, certaines personnes ressentent des douleurs. Bruno Gröning appelait ce phénomène « Regelungen ». C'est un signe de la réorganisation dans le corps. Les douleurs régulatrices ne sont pas comparables à celles de la maladie. Elles sont provoquées par le Heilstrom et sont l'expression d'un nettoyage des organes malades. Kurt Trampler écrit à ce sujet :

> « La douleur régulatrice déconcerte assez souvent ceux qui cherchent de l'aide. La douleur régulatrice doit avoir lieu. Souvent certaines personnes ont peur, lorsque la douleur régulatrice s'est manifestée, qu'une rechute soit survenue. Elles prenaient peur et disaient : c'est encore pire, allons chez le médecin. Gröning a dit :

* *Regelungen :* voir explications p. 10

‹ C'est la raison pour laquelle, lorsque la douleur régulatrice survient, je vous exhorte à la supporter. Il ne se passe rien de grave ; la personne est en train de guérir. › »

Les Regelungen peuvent se manifester sous diverses formes. Les douleurs peuvent ressembler à celles de la maladie, parfois même de manière plus prononcée. Mais elles peuvent également se manifester tout autrement. C'est différent d'une fois à l'autre, car chaque personne réagit individuellement à la force divine.

La douleur régulatrice ne peut être épargnée à l'homme. C'est une partie du processus de nettoyage par lequel la saleté de la maladie s'évacuera par le chemin spirituel.

Bruno Gröning a expliqué le phénomène des Regelungen par l'exemple d'un bidon de lait souillé. Il demanda ce qu'il y aurait lieu de faire si le lait tourné et malodorant devait être remplacé par du bon lait frais. La réponse est évidente : d'abord il faut jeter le lait tourné, puis le bidon de lait doit être nettoyé. C'est symboliquement pareil chez l'homme. Si l'on compare le corps à un bidon de lait, la maladie au mauvais lait et la santé au bon lait, alors l'homme doit tout d'abord se séparer mentalement de la maladie, vider le mauvais lait. Ensuite le corps sera nettoyé de la « saleté », de la maladie : ce sont les Regelungen. C'est seulement dans un récipient nettoyé que le lait frais sera versé : la santé pénètre en l'homme.

Par une autre image, il a comparé l'homme à une coupe de fruits :

« Prenez une coupe qui est remplie de n'importe quoi, disons de fruits qui se trouvent là depuis des jours, c'est-à-dire qui se trouvaient là et dont personne ne savait que faire, et ils ont pourri. Vous ne pouvez plus manger ces fruits. Et ensuite vient quelqu'un qui veut vous donner de nouveaux fruits frais ; ce serait une grosse bêtise si l'on déposait ces nouveaux fruits sur les fruits avariés car ces bons fruits seraient vite dans le même état que les fruits avancés. Si vous voulez avoir le fruit sain, alors vous devez d'abord éliminer le mauvais, le malsain, celui qu'on ne peut plus consommer ; mais pas seulement ceci, il faut aussi nettoyer la coupe de fruits pour y déposer alors ceux qui sont frais. Comparez ceci, la coupe avec votre corps, et les fruits avec vos organes malades et le fruit sain est ce que vous espérez, mais c'est impossible si vous ne pouvez vous défaire du pourri, c'est à dire dans ce cas précis, si vous vous préoccupez de votre maladie. »

Le libre-arbitre

Si des douleurs surviennent, ce n'est pas toujours facile de croire aux Regelungen. De nombreuses personnes perdent l'assurance : « Est-ce que ce sont des Regelungen ou des symptômes de la maladie ? » Un conflit interne commence, un combat pour la foi. C'est ici que se décide si l'homme conserve la maladie, ou combien de temps va durer le processus de guérison. S'il continue à croire à la maladie, alors il la conservera aussi, mais s'il lutte pour croire à la santé, alors le processus de guérison s'installera. La décision dépend de l'homme.

C'est un point important de l'enseignement de Bruno Gröning. Il a toujours souligné que l'homme dispose d'un libre-arbitre auquel nul ne peut toucher, le plus grand cadeau que Dieu puisse faire à un être vivant. Il élève l'homme du niveau d'une créature orientée à celui d'un enfant libre qui ne suit pas les commandements par obligation mais par choix. Mais il donne aussi à chacun la possibilité de s'opposer aux commandements de Dieu.

Gröning respectait hautement le libre-arbitre de l'homme. C'est pourquoi il ne peut aider que celui qui est prêt à se laisser aider, qui est prêt à se séparer de la maladie. Il ne peut enlever à l'homme que ce qu'il lui abandonne librement. Celui qui entretient une maladie, qui y pense continuellement en en parle, attendra en vain une guérison. Ainsi Bruno Gröning disait :

> « Je peux aider un homme à trouver le chemin vers le bien, mais je ne peux ni lui enlever la possibilité de décider ni l'obliger au bien. Chacun doit trouver son chemin lui-même. »

Le bien et le mal

Si l'homme par le libre-arbitre a la possibilité de choisir, il se pose la question : quelles sont les alternatives entre lesquelles il peut choisir ? A ce sujet Bruno Gröning dit :

> « Il est indéniable, chers amis, et ne l'oubliez pas, que l'homme vit entre le bien et le mal. Il vit entre les deux, d'un côté le bien, d'un autre le mal, l'homme se trouve entre les deux et c'est lui qui décide. »

L'homme a le choix. Il peut faire le bien ou le mal. Si l'un de ses proches se trouve dans le besoin, il peut l'aider, il peut passer à côté de lui sans faire attention ou il peut même tirer profit des besoins de l'autre à ses fins propres. Il peut faire ce qu'il veut.

Dans la vie, l'homme se trouve toujours consciemment ou inconsciemment devant des bifurcations où il doit choisir le bon ou le mauvais chemin. Souvent, ce sont des évènements quotidiens qui décident du déroulement de notre destin.

Par exemple, lorsqu'on brise de colère une amitié par une parole franche, qu'on abandonne son travail par colère sur le patron ou que par fierté on refuse une occasion unique, qu'est-ce que cela signifie ? Que de fois on prend des décisions trop rapides qu'on regrette par la suite mais pour lesquelles on ne peut plus faire marche arrière ! Un court instant peut décider du cours de toute une vie future vers le bien ou vers le mal.

Mais comment cela arrive-t-il ? Qu'est-ce qui se cache derrière les notions « bien » et « mal » ? Toute la vie n'est-elle pas le produit d'un hasard aveugle, à la merci duquel se trouve l'homme ?

Le bien, comme l'expliquait Bruno Gröning, vient de Dieu, le mal de son adversaire : de Satan ! Celui-ci existe vraiment et il s'est donné pour tâche de détruire tout le bien, le Divin. Bruno Gröning disait :

> « Qui fait cela ? Qui tente l'impossible pour détruire le bien, le Divin ? D'où vient la maladie, la maladie est de tout ce qui

pousse ici sur cette terre ? Prenez ce que vous voulez, un fruit quelconque ou une créature quelconque, Satan essaie continuellement de tout détruire. Aussi est-il parvenu à ronger. »

« Le Satan qui existe sur cette terre fait tout pour détruire le bien et le Divin. »

« Nous trouvons Dieu là où il y a de l'amour, et Satan là où sont les guerres. »

Dans le monde spirituel, les deux pôles s'opposent : Dieu est la vie-même, et Satan celui qui veut l'anéantir. Ils disposent d'armées d'êtres spirituels et le combat est mené avec une violence extrême.

Les deux camps disposent d'énergies énormes : Bruno décrivait leur existence par de simples mots :

« La force divine construit, et le mal diabolique, satanique, est destructeur. »

L'homme peut capter les deux en soi et les laisser agir, aussi bien dans le corps qu'au niveau de l'âme. Bruno Gröning disait : L'une est revigorante et constructive et l'autre affaiblissante et destructrice. La force positive apporte la santé et la force négative la maladie.

Bruno Gröning disait que la maladie venait du mal et qu'elle n'était pas, comme beaucoup le prétendent, une punition de Dieu. De telles pensées, il les considère comme des mensonges, il les rejettent, Dieu ne punit pas ! La maladie est la conséquence de pensées et d'actes erronés. Une fois que la cause est éliminée, les effets aussi s'en iront, telle est la volonté de Dieu.

« La maladie n'est pas, comme les gens le croient, une punition de Dieu. On peut comparer avec la situation du fils qui quitte la maison paternelle. Dans ce cas, les parents ne peuvent plus le protéger. C'est ainsi que nous aussi, avons quitté notre Père. Nous ne devons jamais oublier que nous sommes seulement des enfants de Dieu. Seul Lui peut nous aider ! Il nous aidera quand nous aurons retrouvé le chemin qui mène à Lui. »

La guidance divine

Bruno Gröning parlait constamment de la guidance divine et de la tentation satanique. Si l'homme se laisse guider par Dieu, il bénéficiera de tout ce qui est bon et divin sur son chemin de la vie. Si, cependant, il se laisse tenter par le mal, il aura une vie de souffrances, le malheur et la misère le tourmenteront.

> « L'être humain doit en venir à la guidance divine, sans elle, pas de vie ! »

L'être humain devrait de nouveau écouter son ressenti, sa petite voie intérieure. Il doit retrouver l'écoute de Dieu, ne pas se laisser guider par les hommes, mais seulement par Dieu. Bruno Gröning appelait cela l'instinct humain. Dans un discours du 31 Août 1950, il expliqua :

> « En bref, l'être humain a perdu son réel instinct humain. Il ne peut plus être guidé, être téléguidé. Parce que les humains. Il ne peut plus être guidé, être téléguidé parce que les humains ont tout fait pour que cela arrive, Dieu a perdu la possibilité de guider et il a dit : ‹ Allez-y, débrouillez-vous ›. Je sais qu'il est de mon devoir de donner cela aux hommes pour que cela les accompagne sur leur chemin, afin qu'ils puissent réagir aussitôt et retrouver en le recevant, leur réel instinct humain (…).
>
> Que fait et que fit l'être humain ? Détruire ! Pourquoi ? Parce qu'il est tombé sous le joug du pouvoir de Satan. S'il avait gardé son véritable instinct, cela ne serait pas arrivé. Il l'a perdu et je veux le lui redonner. L'homme a sombré si profondément qu'il peut même apprendre de l'animal car il lui a gardé son instinct.
>
> Je ne me suis pas laissé induire en erreur comme le sont les gens ! Tant de livres ! Ils ne peuvent enregistrer tout cela. L'un écrit d'une façon sur un sujet, l'autre d'une autre. Qu'est-ce qui est juste ? Cela trouble. Nous les hommes, nous en avons à apprendre de l'animal, nous devons retrouver le chemin retour, non pour devenir des animaux, mais pour retrouver en nous l'instinct humain.

Prenons le rat, qui d'un côté nuit à l'homme et qui de l'autre, lui est pourtant utile. Nous sommes sur un navire. (...) Si ce petit navire risque de couler, les rats le quittent 24 heures avant son naufrage – ils s'enfuient.

Si, quelque part dans le monde un tremblement de terre a lieu, qu'il n'est pas encore là, regardez ce que font les animaux 24 heures avant également : les chiens comme les chats s'enfuient de l'endroit, quand le tremblement de terre se prépare. Ils s'enfuient avant qu'il n'éclate. Nous ne pouvons le comprendre sur le moment. Pourquoi ? Parce que nous avons perdu notre instinct.

Il n'est pas inconnu que les avions, les navires, les chars d'assaut, les voitures, etc. sont commandés à distance. Vous savez ces choses, vous connaissez aussi le jouet. Vous pouvez aussi contrôler une radio. Et comme l'homme a perdu sa télécommande, il ne peut rien obtenir du divin, de ce qui est céleste. Il n'est plus en contact. »

Les pensées sont des forces

Bruno Gröning invitait souvent ses auditeurs à contrôler leurs pensées et à ne capter que les bonnes. Dieu et Satan ne sont pas seulement des sources de force mais également des sources de pensées. Sans cesse, ils émettent des pensées : Dieu en envoie des bonnes, Satan des mauvaises. D'après Bruno Gröning, l'être humain n'est pas en mesure de produire lui-même des pensées, mais il possède simplement la capacité de les accueillir.

« Le genre de pensées que l'être humain capte est très important, car les pensées sont des forces. Si l'être humain veut le bien, Dieu l'aide ; s'il veut le mal, alors c'est Satan qui l'aide. »

L'être humain n'est pas livré passivement à tout ce qui lui vient à l'esprit. Il décide lui-même quelles pensées il accepte et lesquelles il rejettent. Pourtant, il devrait faire son choix consciencieusement et non superficiellement. Derrière chaque pensée se trouve une force : une pensée positive remonte le moral, une pensée négative épuise ; une bonne nouvelle donne des ailes, une mauvaise décourage. Les pensées sont des forces spirituelles. Elles contiennent une puissance dont l'humanité actuelle ne se doute presque plus. Une pensée d'amour peut amener un homme à donner sa vie pour un autre. Mais une pensée de haine peut le pousser à tuer un autre homme.

> « Gardez-vous de toute mauvaise pensée ! »

> « Vous devriez avoir pris conscience jusqu'à présent que lorsque vous n'acceptez qu'une seule mauvaise pensée, vous constatiez toujours que d'autres mauvaises pensées entraient en vous et qu'ensuite vous prononciez aussi de mauvaises paroles. Donc, tout ce que vous captez en vous, vous devez le redonner. »

> « Si vous acceptez une seule mauvaise pensée, vous devenez ainsi serviteur du mal, vous devenez vraiment serviteur de Satan ! Tenez-le vous pour dit ! »

Qu'est-ce que l'homme peut faire cependant contre des pensées de dépression, de doute, de peur ou d'obsession, comment peut-il s'y opposer ? Elles surgissent d'on ne sait où, lui tombent dessus et veulent porter atteinte à son cœur. Que doit-il faire ?

Satan cherche à écarter l'homme du droit chemin par des pensées négatives - peu importe de quelle manière - il cherche à le détourner du chemin divin. Il veut que l'homme ait peur, qu'il se fâche, doute du bien et déroge aux commandements de Dieu. Afin d'y arriver, il jongle avec l'homme comme avec un ballon rempli de pensées et de sentiments mauvais, auxquels, impuissant, l'homme se trouve livré. Mais cela est tromperie et pur mensonges.

Dieu a donné à l'homme la capacité de décider lui-même de sa façon de penser, de parler et d'agir. Si jamais une mauvaise pensée surgit dans son esprit, il peut la rejeter calmement mais fermement. S'il résiste, le mal est obligé de céder et ne peut exercer son pouvoir sur lui. L'homme décide lui-même, par son libre-arbitre, de son destin.

> « L'homme agit selon sa volonté. Telle volonté, telle pensée. La pensée pousse l'être humain à agir. »

Bruno Gröning a montré par un simple exemple quelles immenses importances revêtent les pensées. La première impulsion pour construire une maison est la volonté, c'est-à-dire le désir de construire une maison. Puis la pensée se concrétise de plus en plus, jusqu'à ce qu'un plan précis soit établi. Jusqu'ici, l'édifice n'existe que dans l'imagination du futur propriétaire de la maison. La construction proprement dite représente seulement la dernière étape sur un long chemin précédé de nombreuses réflexions et préparations.

Il se passe exactement la même chose avec la guérison. Tout d'abord, il faut qu'il y ait la volonté de guérir, puis il faut que le mental se sépare de la maladie et que la foi en la guérison soit acceptée. La guérison qui prendra place dans le corps ne sera que la dernière étape. Pourtant elle n'est pas l'œuvre de l'être humain mais une grâce divine. L'homme ne peut la gagner mais peut l'obtenir.

L'être humain est esprit

Bruno Gröning éclairait son auditoire sur la vraie nature de l'être humain :

> « ‹ Qui êtes-vous ? › demandait-il. Personne ne savait répondre si ce n'est dire son nom. Cependant, Bruno Gröning n'admettait pas cela. ‹ Etes-vous votre corps ? › continuait-il. Nous, les amis, répondions en bégayant un oui, étant donné que nous n'en savions pas plus. Là-dessus tombait un non catégorique, et il insistait ‹ Qui êtes-vous vraiment ? › Comme il y avait un silence de notre côté, il nous expliquait que nous ne sommes pas un corps mais un esprit de toute éternité. Le corps nous a été prêté par Dieu pour cette vie terrestre seulement, nous l'avons reçu à la naissance et nous le rendrons à la terre lorsque nous la quitterons. Notre âme établit la liaison entre l'esprit et le corps et emporte dans l'au-delà les bonnes expériences ainsi que les

mauvaises vécues ici-bas. L'âme est porteuse de l'étincelle divine qui rend possible la relation à Dieu dès le moment où l'homme s'ouvre à la fois. Cependant, lorsque l'âme s'enferme dans l'incrédulité, la relation à Dieu reste coupée. »

Donc, le corps n'est pas l'essentiel de l'être humain, mais seulement l'enveloppe terrestre de l'esprit et de l'âme. Ainsi, tout n'est pas fini avec la mort du corps comme beaucoup de gens le croient de nos jours mais la vie continue, elle n'est pas liée au corps.

L'être humain est esprit, son corps est un cadeau que Dieu lui a mis à sa disposition comme instrument pour une vie terrestre. Le destin propre de l'être humain est d'utiliser le corps pour le bien et de mettre en pratique, avec son aide, les bonnes pensées. Pourtant, l'homme a également la possibilité d'utiliser son libre-arbitre pour le mal, pour voler, tuer, détruire. C'est aux actes de l'homme qu'on peut voir avec qui il est en liaison, au service de qui il se trouve : au service de Dieu ou au service de Satan. Cela ne signifie pas que l'homme en tant que tel est bon ou mauvais mais :

« L'être humain est et reste un être divin, jamais il n'est diabolique, jamais il n'est satanique, l'homme n'est jamais mauvais, il peut être atteint par le mal seulement lorsqu'il quitte Dieu, qu'il s'abandonne lui-même, c'est alors qu'il ne peut être happé que par le mal. Le mal le saisit, il doit alors le servir. Nous ne pouvons rien attendre de bien de la part du mal ! Mais de la même manière, rien de mal de la part de Dieu ! »

« Si l'homme est trop faible, il est pris par le mal, il dégringole et ne peut pas prendre la voie qui mène vers le haut, puisqu'il manque de force ; il cède et il tombe dans les bras du mal auquel il est alors livré. S'il n'y a pas là une main salvatrice qui arrive et l'aide à le tirer de là, il est perdu pour un bon moment. Il sera alors obligé de servir le mal. »

C'est donc le devoir de chaque être humain de maintenir son corps en ordre car toute pensée négative, tout mot méchant et toute action mauvaise, ont un effet nuisible sur le corps ; c'est-à-dire si l'esprit n'est pas en lien avec Dieu mais s'adonne à la force négative, cela peut entraîner une maladie du corps.

Cependant si l'esprit s'ouvre de nouveau à l'influx de la force divine, cela aura pour conséquence la guérison du corps. C'est pourquoi l'état d'esprit est si décisif dans la « méthode de guérison » de Gröning. Jamais on ne doit promettre de guérison. Cela dépend toujours de l'homme lui-même, de la manière dont l'homme s'ouvre au bien et prend à cœur l'enseignement de Bruno Gröning. Un traitement du corps peut seulement combattre les effets mais ne peut pas éliminer la cause. Cela, seul l'homme lui-même peut le faire en effectuant la « grande conversion. »

Dieu est le plus grand médecin

Guérir vraiment, seul Dieu le peut, pas un être humain. Dieu est le plus grand médecin. Pour Lui il n'y a rien d'incurable, rien d'impossible. Bruno Gröning redisait toujours :

> « Fais confiance et crois, la force divine aide et guérit. »

La seule chose qu'il attend d'une personne cherchant de l'aide, est la disposition à lui faire confiance et à retrouver la foi en Dieu et en Sa force curative, ainsi qu'à sa propre guérison. Lorsqu'une personne remplit ces conditions préalables, Bruno Gröning peut aider. Même si la foi d'une personne est trop faible, il offre son aide :

> « Si vous n'êtes pas encore capable de croire aujourd'hui, alors je veux bien le faire pour vous jusqu'à ce que vous croyiez vraiment. Et si vous n'êtes pas encore capable aujourd'hui de demander, de prier, alors, je veux bien le faire également pour vous. »

Donc, chaque être humain peut recevoir l'aide de Dieu au travers de Bruno Gröning. Tous peuvent bénéficier de l'aide. Chacun peut expérimenter le salut. Les êtres humains doivent savoir que Dieu n'est pas un juge qui punit, mais un Père aimant. Tous les êtres humains sont Ses enfants, et Il est pour eux un ami et un sauveur.

Par Bruno Gröning chaque personne peut de nouveau vivre les miracles merveilleux de Dieu. Des paralysés marchent, des aveugles voient et des déprimés retrouvent la joie de vivre. Dieu est pour tous le plus grand médecin qui apporte le salut. Pour Lui, rien n'est impossible. Bruno Gröning disait :

> « Il y a bien des choses qui ne s'expliquent pas, mais il n'y a rien qui ne puisse arriver. »

Les objets imprégnés

Bruno Gröning avait de nombreux pouvoirs qui peuvent être décrits simplement, mais qui ne peuvent être expliqués. Par exemple, il pouvait imprégner des objets. Ce qui signifie qu'il pouvait leur transférer la force curative. Il donnait souvent des boules d'aluminium imprégnées qui devaient faciliter une meilleure réception de la force curative.

Kurt Trampler écrivait au sujet de ce phénomène :

> « Lorsque j'ai touché une boule – une petite réplique de notre monde – tous les rayonnements dont notre terre est entourée, pénètrent dans cette boule et ils conduisent l'homme et le rayonnement divin à une union qui ne s'épuise jamais.
>
> A partir du moment où une personne prend cette boule dans sa main, un renouveau complet s'opère en elle. Tous les centres de stimulation du système nerveux humain sont réactivés de sorte que la circulation sanguine est également stimulée. Toutes les maladies des organes et des membres sont combattues par les rayons curatifs, même dans les cas de maladies aussi graves que la tuberculose, l'ostéoporose, ou même des altérations des vertèbres et des os (…) Il n'y a rien qu'on ne puisse combattre avec la boule.
>
> ‹ Certes, › réplique Bruno Gröning en réponse aux objections que j'ai soulevées, ‹ il y a des gens qui sont bons et croyants mais

qui n'obtiennent aucun résultat avec la boule. Leur erreur se trouve dans leur impatience. Chez beaucoup de gens, le nerf du sentiment est tellement émoussé ou paralysé qu'en premier lieu, il doit être rappelé à la vie. Ceci peut prendre des minutes, des heures, des jours et des semaines jusqu'à ce qu'une nouvelle vie puisse se manifester. En dépit de cela, le pouvoir dans les sphères entame le processus de guérison à partir de la minute où elles sont touchées. La victime peut observer cela immédiatement. › »

L'on peut comparer les objets imprégnés avec de très hautes antennes. Ils donnent une réception du pouvoir de guérison meilleure et non déformée.

Bruno Gröning comparait l'homme à une radio. Si le récepteur n'est pas réglé sur la même longueur d'ondes que l'émetteur, il ne peut recevoir la transmission. C'est exactement la même chose entre Dieu et l'être humain. Dieu transmet continuellement la force curative, mais si l'homme a réglé sa ‹ station de réception › sur une longueur d'onde différente, il ne peut, bien sûr pas recevoir l'émission divine.

Durant les derniers siècles l'humanité a oublié comment se connecter consciemment à la réception de l'émission divine. Elle s'est tant éloignée de Dieu qu'elle ne sait plus sur quelle « fréquence » Il est émis. Cette fréquence est révélée à l'humanité par Bruno Gröning qui nous apprend à recevoir consciemment la force divine. Il se comparait à « l'opératrice téléphonique » qui connait « le numéro de téléphone » de Dieu et peut mettre les hommes en communication avec Lui.

Une caractéristique particulière des objets imprégnés doit encore être mentionnée : Ils ne perdent rien de leur force et sont aujourd'hui aussi efficaces que durant la vie de Bruno Gröning. Lorsqu'aujourd'hui, vous tenez dans votre main une boule ou tout autre objet imprégné, vous ressentirez toujours une immense énergie émanant de cet objet.

Les guérisons continuent

Un phénomène qui est encore plus incroyable est que les guérissons continuent jusqu'à nos jours. Elles ne se sont pas arrêtées avec la mort de Bruno Gröning.

Lui-même a dit en 1952 :

> « Tout le monde doit mourir, moi de même. Mon corps sera mis en terre, mais je ne serais pas mort. Quiconque m'appelle, et je viendrai et je continuerai à aider. Mais après, chacun sera en mesure de recevoir aide et guérison par lui-même. »

Cela aussi ne peut être expliqué par l'intellect. C'est un fait néanmoins prouvé médicalement. Voilà ce qu'on ne peut plus nier : Dieu a voulu le salut pour chaque être humain, et la force curative n'est pas liée au corps de Bruno Gröning. Elle continue d'agir. Lui continue d'aider de nos jours. Les hommes peuvent trouver en lui un ami fidèle. Ses paroles restent valables comme autrefois :

> « Je peux guider chaque personne aussi de telle manière qu'elle ne se laissera pas précipiter dans le malheur. Et ceci je le fais pour ceux qui disent :
>
> ‹ Je mets ma vie entre vos mains, conduisez-moi jusqu'au bout ! ›
>
> Et je ne conduis cette personne que sur le bon chemin, et là, je la retiens fermement de telle façon qu'elle ne puisse s'égarer sur le mauvais chemin. »

Maximes de Bruno Gröning

Bruno Gröning résuma l'essentiel de son enseignement en quelques paroles simples. On y trouve là sous une forme simple, les principes spirituels et les maximes. Dans la préface du livret : « Les maximes de Bruno Gröning, » on peut lire ceci :

« Les règles du jeu de la vie que nous transmet Bruno Gröning sont donc des soutiens précieux, nous indiquant la voie qui nous ramène à l'ordre divin, ceci est valable aussi bien pour nous que pour l'humanité toute entière. Ce sont les simples paroles d'un homme qui n'agit que par Dieu. Chacun peut les comprendre et les prendre à cœur ».

Voici quelques exemples de maximes et de principe de Bruno Gröning. Vous remarquerez que son enseignement n'englobe pas seulement l'aspect de la guérison, mais va plus loin que cela.

« Aimez la vie – Aimez Dieu ! Dieu est partout. »

« Aime ton prochain comme toi-même. Pas de haine, pas de fausseté, ne faites de mal à personne ! Vous devez tous être bons, bons les uns envers les autres. Vous devez savoir que vous faites partie intégrante des autres, que vous soyez pauvres ou riches. Ne soyez jamais envieux ! »

« N'ayez plus de sentiments de haine et de jalousie car vous vivez tels que vous êtes. Être hostile et envieux conduit aux disputes et aux conflits. »

« Existe-t-il un principe d'après lequel vous pouvez baser votre vie ? Oui, l'amour du prochain. »

« L'être humain est une créature de l'amour. Ce qui est issu de l'amour ne peut vivre que dans l'amour. [L'amour c'est Dieu] »

« Nous sommes tous des enfants de Dieu et n'avons qu'un seul Père, et c'est Dieu. »

« Je vous donne à savoir que tous, tels vous vivez dans ce grand monde divin, vous êtes uniquement des enfants de Dieu. Le seul médecin, le médecin de tous les hommes est et reste notre Seigneur. Lui seul peut aider. Cependant, Il aide seulement celui qui a trouvé le chemin qui mène à Lui, ou, comme je l'ai déjà dit, celui qui est prêt à prendre ce chemin, à accueillir en lui la foi et à vivre avec elle. »

« Ici, sur le chemin divin, il n'y a pas d'incurable, pas de souffrances, pas de soucis, là, il y a la santé, la joie, la félicité et la confiance. »

« Dieu possède tout ce dont l'humanité a besoin. Cela, l'être humain l'a oublié. »

« Si nous vivons le divin, si nous l'accueillons en nous, nous nous sentirons bien, puis nous serons libres, puis nous vivrons de la manière dont Dieu à déterminé la vie ici-bas ».

« Si tu veux vivre le divin, tu dois y aspirer. »

« Quand l'être humain a de nouveau la vraie foi en Dieu, il vivra le salut en lui-même, à condition qu'il sache mettre en pratique sa foi. »

« Les actions sataniques signifient destruction, ainsi que guerre – tout cela pour anéantir le divin. L'homme montre ouvertement qu'il est tombé aux mains de Satan. La guerre a fait de gros dégâts. On est venu à bout peu à peu de tous ces dégâts – voyez les maisons, etc. Mais personne n'a pensé au rétablissement de l'être humain et si un individu le fait, il se heurte à une opposition véhémente. »

« Reconstruire l'âme signifie que la personne va capter par l'âme que Dieu a placée en son corps, et par laquelle elle peut recevoir l'émission divine. »

« Vous ne devez porter aucunement attention au mal. Dieu ne vous a pas donné un corps pour cela. »

« L'être humain récoltera ce qu'il a semé. Cela signifie que tout ce que l'homme émet en parole et en acte lui reviendra : il recevra ce qu'il donne. »

Chapitre 3 :
Charlatan ou faiseur de miracles ?

D'emblée la toute première apparition de Bruno Gröning à Herford suscita des opinions divergentes à son sujet. Certains virent en lui un faiseur de miracles, d'autres un charlatan. Qu'en était-il exactement ? Était-il une aide envoyée de Dieu ou bien profitait-il de la souffrance des gens malades ?

Un témoin contemporain en la personne d'un évêque

En 1949 le Dr. Hermann Kunst, évêque protestant et surintendant de la paroisse d'Herford fut, de fait, directement interpellé par les événements qui se déroulaient à la Villa Hülsmann. Qu'ils fussent résidents d'Herford ou des alentours ou qu'ils fussent venus de régions éloignées, un nombre incalculable d'individus lui demandèrent de se prononcer au sujet des activités de Bruno Gröning, car, à plusieurs reprises, il avait eu des contacts personnels avec le « docteur miracle » et il faisait partie du comité d'enquête. Au cours d'une interview en date du 10 juillet 1991, il donna son opinion au sujet de Bruno Gröning :

> « Je ne l'ai pas considéré comme un charlatan, mais aujourd'hui vous pouvez à peine imaginer combien notre nation était troublée à cette époque. Tant de souffrances psychiques se sont manifestées, et il n'était pas exceptionnel que des choses inexplicables se produisissent.
>
> Cependant, avec Bruno Gröning il y avait quelque chose de spécial. Pour moi, cela ne faisait pas l'ombre d'un doute qu'un pouvoir émanant de lui fût en mesure de guérir les gens.
>
> A quatre reprises, j'ai pu m'entretenir avec lui pendant un bon moment, et il m'importait de savoir à quel titre et au nom de quoi il faisait tout cela. Après tout, il n'y a pas que les forces célestes et

divines (...). A cela, il répondit clairement qu'il pensait que Dieu lui avait donné une force particulière qui guérissait les gens.

De plus, il ne m'a jamais fait une mauvaise impression. Pour moi, c'était un homme respectable et il n'y avait aucun problème durant nos conversations dont la teneur était de nature spéciale car, en effet, Bruno Gröning accomplissait des choses hors du commun. »

Lorsque j'interrogeai le Dr. Hermann Kunst pour savoir si Bruno Gröning demandait de l'argent ou autre chose en contrepartie de ses services, il me répondit ce qui suit :

« Non ! On a effectivement dit cela, mais sincèrement, je n'ai pas entendu parler d'un seul cas où il ait été dit qu'il aurait reçu de l'argent ou en aurait demandé. Cela m'aurait alerté instantanément.

J'ai seulement entendu dire qu'une assiette était posée sur la table et qu'on pouvait laisser quelque chose, mais rien n'était demandé ou exigé, tout du moins, pas à ma connaissance. »

En tant que « représentant officiel du conseil de l'Eglise évangélique allemande au siège de la République Fédérale d'Allemagne » il écrivit, en date du 23 juillet 1957, dans une déclaration concernant la commission d'enquête de Herford :

« La commission d'enquête a bien pris son travail au sérieux : elle a eu des entretiens avec Bruno Gröning et a rencontré des personnes qui ont eu des guérisons. Les discussions avec Monsieur Gröning se révélèrent complètement improductives, car les médecins s'adressèrent à lui en usant d'un vocabulaire et de classifications à caractère médical. Or, il s'avérait que Bruno Gröning n'examinait aucune des personnes qui venaient à lui et il ne m'a pas été rapporté un seul cas où Bruno Gröning eut touché physiquement un patient. Pas plus qu'il ne me fut signalé de cas pour lequel il eut essayé de persuader le malade de se dispenser de l'aide d'un spécialiste, ni qu'il prescrivit des médicaments. Jusqu'à aujourd'hui je ne m'explique ses réussites manifestes qu'en reconnaissant qu'il détenait un don hors du commun pouvant réagir aux facteurs psychiques d'une maladie. C'est la seule explication que je puisse avancer au vu des résultats qu'il obtint avec les rhumatismes et certains maux d'estomac.

Lorsqu'il s'adressait aux malades, une fermeté, une stabilité, émanaient de lui, ce qui impressionnait immanquablement les personnes souffrantes.

Je me souviens particulièrement d'un cas dans ma propre communauté. Un garçon d'une quinzaine d'années souffrait d'asthme sévère. Depuis des années, il devait se lever la nuit en raison de fortes difficultés pour respirer. Une nuit, il se tenait dans la cour où des foules de gens étaient rassemblées pour écouter Bruno Gröning parlant du balcon Bruno Gröning et ce garçon ne se sont pas rencontrés personnellement. Mais à partir de cette heure là, le garçon fut débarrassé de toutes ses douleurs liées à l'asthme. »

Au sujet des enquêtes effectuées à Heidelberg

Grâce aux éléments recueillis aux cours des enquêtes menées à Heidelberg, il fut possible de déterminer si Bruno Gröning était un charlatan ou un faiseur de miracles. D'un point de vue scientifique, il fallait démontrer ce que Bruno Gröning était réellement en mesure d'effectuer. Dans le magazine « Revue » daté du 28 août 1949, le Professeur Dr. H. G. Fisher exposa les premiers résultats de l'enquête, sous le titre « Bruno Gröning n'est pas un charlatan » :

« Escroc ou docteur miracle ?

Bruno Gröning n'est ni un charlatan, ni un hypnotiseur, ni un docteur miracle mais un psychothérapeute non médecin, doté d'un certain talent (un docteur de l'âme). Avec une compassion naturelle plutôt enfantine, basée sur la religion, il s'efforce de dégager les gens de leurs souffrances provenant de maux psychiques, et de guérir les maladies ‹ organiques › qui en découlent principalement. Mais il réalise sa mission avec dévotion.

Qu'est-ce qu'un psychothérapeute ?

(...) Un psychothérapeute – il en existe très peu en Allemagne, car cette qualification requiert un talent spécial et une formation longue, non reconnue encore dans ce pays – il exerce selon les bases d'un enseignement en psychologie et en médecine qu'il a acquise, ou bien en tant que praticien non-médecin en association avec un médecin.

Gröning dispose d'un talent naturel très prononcé pour la psychothérapie bien que jusqu'à maintenant il n'ait jamais été en contact avec les méthodes psychothérapeutiques. C'est là d'où viennent ses difficultés, car les personnalités du sérail en ont pris prétexte pour se plaindre de son activité de guérison. Mais Gröning doit aussi endurer les critiques formulées à l'encontre de la psychothérapie et forgées par l'esprit étroit et la vue partiale dont font preuve les médecins qui ne s'attachent qu'au phénomène organique de la maladie.

En tant que ‹ docteur de l'âme ›, Gröning dispose-t-il d'un talent et d'une technique spécifiques ?

Oui, son talent de base, résolu, réside dans son immense sens de l'intuition vis-à-vis de ses semblables, associé à une disposition naturelle à prendre soin des individus. Ces deux talents conjugués proviennent de sa vision optimiste qui se transmet immédiatement aux autres et qui se définit par une confiance en lui relative à sa mission. Ces talents, essentiels pour un psychothérapeute, sont très présents chez lui. »

Un portrait positif de Bruno Gröning clairement établi en somme ! Ses capacités furent confirmées, mais les médecins n'accordèrent aucun crédit à l'essentiel de son travail. Ils tentèrent de le classer dans la catégorie des psychothérapeutes tout en occultant le fait qu'il existait là un pouvoir d'un niveau bien supérieur à celui de la médecine moderne ou de la psychothérapie.

Les scientifiques réalisèrent que certains aspects du travail de Bruno Gröning leur étaient inaccessibles mais ils n'étaient pas du tout prêts à reconnaître que ses talents allaient bien au-delà de la médecine. Le Professeur Fischer poursuivit ainsi son rapport :

« L'interdiction de guérir est-elle justifiée ?

Apparemment, cette interdiction a été motivée par le sentiment d'impuissance que suscitent les impressionnantes foules d'individus en quête de guérison. Sentiment partiellement issu d'un manque de compréhension de la part de la médecine conventionnelle envers la guérison de l'âme. C'est ce qu'il ressort des demandes formulées envers Bruno Gröning pour l'amener à prouver ses capacités de guérison, en agissant seulement sur les maladies organiques et même les cas désespérés. Mais d'un autre coté, l'interdiction se justifie par l'appréciation portée sur les guérisons, sujettes à caution, effectuées par un homme qui n'avait aucune qualification médicale, inconscient des limites de sa capacité de guérir.

Comment nous plaçons-nous vis-à-vis de la reconnaissance de Gröning ?

Aujourd'hui, les considérations évoquées plus haut ne signifient pas encore une reconnaissance absolue de la possibilité de guérir, bien que l'avis général laisse libre cours à l'existence de Gröning dont le but est de guérir. Mais en accord avec lui, certains indices nous laissent espérer que s'il coopère avec les médecins, Gröning pourrait être formé afin de devenir un psychothérapeute reconnu. Cependant, il semble nécessaire de ne plus le limiter plus avant et il serait judicieux que les personnes en quête de guérison s'adressent à un thérapeute désireux d'associer le travail de Bruno Gröning à sa pratique. Davantage de possibilités devraient surgir de la coopération entre Gröning et des médecins sensés, conformément à ce qu'il ressort des enquêtes de Heidelberg. Mais elles devraient durer au moins trois mois dans l'intérêt de la science et des malades.

Est-il compréhensible que Bruno Gröning ait attiré de telles foules et qu'il le fasse encore ?

Oui, car Gröning a surpris chacun par des résultats étonnamment rapides comme ceux constatés à Heidelberg. Gröning avait découvert que les souffrances prenaient des proportions énormes à notre époque, restées jusque là ignorées du public. C'est un grand avantage en soi. L'appréciation scientifique du contenu des lettres, qui lui étaient adressées et qui révélaient au travers de descriptions détaillées des histoires bouleversantes de maladies, démontra que la médecine demeurait encore impuissante face à ces maladies. (…)

L'objectif de cette expertise et de tous ces efforts ne résidait pas seulement dans l'étude scientifique et la clarification des ‹ miracles › de Gröning, mais contribuait à apporter de l'aide aux personnes atteintes de ces innombrables maladies afin qu'elles n'aient pas à aller d'un docteur à l'autre sans recevoir de guérison. Cela devrait éviter aux gens de céder au désespoir face à leur maladie et ainsi d'aller de plus en plus mal.

Les guérisons de Gröning sont-elles néanmoins un miracle ?

Il y a juste une seule réponse à ceci. Comme on l'a démontré, toutes les guérisons sont explicables et compréhensibles. Mais elles restent – ainsi que chaque guérison l'a toujours été - un miracle.

(Ecrit du Professeur Dr. H. G. Fischer et du physicien R. Germer destiné au public) »

Non reconnaissance de l'essentiel du travail du petit Gröning

En dépit de démonstrations dont la teneur était favorable à Bruno Gröning, ce rapport confidentiel présentait de réels dangers pour lui. Aucune conclusion d'expert n'y a été apportée. En ce qui concerne les enquêtes effectuées à Heidelberg, Grete Häusler, dans son livre « Voici la Vérité au sujet de Bruno Gröning », déclare ceci :

« Bien que les capacités de Bruno Gröning furent partiellement reconnues, le rapport ne dresse pas l'essentiel, ni le contenu de son oeuvre. Ce qui n'a pas été compris, par son auteur, c'est l'intérêt que présentait la conception de Bruno Gröning vis-à-vis de ses compatriotes : l'être humain est une parfaite création de Dieu et doit être considérée comme telle. Cette conception était extrêmement importante pour Gröning, pour le succès de ses guérisons ; et cette incompréhension fut aussi à l'origine du comportement désapprobateur manifesté à son encontre qui finalement scella son destin. Bien que les médecins et les psychothérapeutes reconnus furent dans l'incapacité d'aider les personnes en grande détresse, ils allèrent jusqu'à s'opposer au dernier espoir de guérison, pour lequel Bruno Gröning avait formulé le souhait de travailler en collaboration avec un médecin dans le but d'être formé par lui, afin de recevoir le titre de ‹ psychothérapeute reconnu ›.

Une telle solution n'aurait servi à rien pour les foules d'incurables. Quand aurait-il pu s'occuper de tant de monde si son offre avait été prise en considération ?

En ayant un jugement honnête et objectif, on aurait dû admettre que les talents et le savoir de Bruno Gröning ne pouvaient entrer dans le cadre d'un esprit analytique et que ce savoir dépassait largement l'approche en vigueur des sciences naturelles. Le ‹ phénomène Bruno Gröning › ne fut pas pris en considération par les experts d'Heidelberg. (...)

Désormais, les conclusions d'une investigation initialement favorable à Bruno Gröning furent retournées négativement contre lui. Le verdict qui refusa à Bruno Gröning de lui octroyer la licence de guérir au motif que l'engagement de surveiller les patients lors de leur convalescence ne pouvait soit disant pas être garanti, lui fut fatal. Cette interdiction émanait davantage des scrupules des médecins quant à leur réputation individuelle, de leur crainte au sujet de leur propre standing social, car les motifs étaient cousus de fil blanc. Lequel d'entre eux aurait pu être en mesure de garantir la santé recouvrée de leurs patients malades et ce, sur le long terme ? Etaient-ils des maîtres de la santé et de la maladie, de la vie et de la mort ?

Jusqu'à aujourd'hui la science est demeurée incapable de clarifier les connexions secrètes existant entre la santé, la maladie, la vie et la mort. Mais, Bruno Gröning était manifestement l'un de ceux dont le savoir au sujet de ces secrets surpassait de loin les connaissances d'un être humain ordinaire. Il savait spontanément lorsqu'il était en présence d'une personne s'il pourrait l'aider et jusqu'où, et si cette personne aurait alors la force de se maintenir en bonne santé après la guérison. De plus rien ne pouvait arrêter Bruno Gröning qui savait d'entrée de jeu si l'un de ses protégés avait besoin de son aide. Cette capacité faisait spécialement de lui un homme de confiance qui prenait soin de ses personnes guéries. »

Les expertises d'Heidelberg

Au cours du premier procès de 1951, on sollicita l'opinion d'un expert de Heidelberg au sujet de Gröning, cela afin d'élucider si sa « méthode de guérison » pouvait être assimilée à celle d'un praticien de santé ou considérée comme une psychothérapie.

L'expertise fut exposée le 24 octobre 1951 et ne correspondait en rien aux enquêtes de 1949. Contrairement à l'avis du Professeur Fischer, elle présentait une image très négative de la personnalité de Bruno Gröning. En définitive, elle avait été élaborée à partir d'informations déjà présentes dans les dossiers du tribunal et elle concluait qu'il était inutile de rencontrer personnellement Bruno Gröning. Un jugement sur le caractère et la personnalité d'un individu fut ainsi effectué sans avoir rencontré ou parlé une seule fois avec lui.

Toute cette expertise semblait seulement rendre impossible toute poursuite des activités de Bruno Gröning. L'usage manifeste d'un langage diffamatoire et malveillant fut accueilli avec scepticisme dans les cercles juridiques et le juge en la matière, ramena l'expertise, dans son jugement final, à une considération purement partiale. Bruno Gröning, lui-même, écrivit à ce sujet :

« Le tribunal n'a pu faire usage de l'expertise car les questions posées par ce dernier s'étaient trouvées sans réponse. Cette expertise me donne encore la preuve que pour moi, le côté négatif était suffisamment bon car les intérêts affairistes n'avaient pas pris la tournure qu'espéraient les messieurs concernés. Dans cette expertise rédigée de façon bureaucratique, on avait rassemblé tout ce que le tribunal avait reçu sans l'avoir étudié, y compris les éléments négatifs. Avec cette expertise, même les experts en titre ne reçurent aucune gloriole pour eux-mêmes, mais au contraire cela me montra une fois de plus comment les êtres humains peuvent être. En plus de tout cela, cela ne permit ni à la médecine, ni à la psychothérapie de s'en glorifier. Bien sûr, je ne compte pas, parmi ces individus qui mettent tout dans le même sac mais je sais bien faire la distinction.

Etant donné cette façon de faire de ces messieurs du milieu médical et de la psychothérapie, mentionnés plus haut, la presse eut une réelle opportunité d'utiliser les conclusions de l'enquête afin de montrer chaque chose, sous l'éclairage le plus négatif. »

Bruno Gröning et la terminologie médicale

L'activité de Bruno Gröning, établie à partir d'une terminologie médicale traditionnelle lui causa souvent du tort. Non seulement les médecins mais aussi les profanes qualifièrent sa « méthode de guérison » de « traitement » et les personnes cherchant de l'aide par le nom de « patients ». La plupart du temps cela se produisait inconsciemment : les termes d'usage ordinaire furent appliqués aux phénomènes inhabituels. Bien qu'apparemment sans importance et hors de propos, de telles distorsions de langage n'étaient pas de son fait, mais lui furent fatales.

Puisque même les témoins et les experts ralliés à sa cause qualifiaient son activité de « traitement de patients », celle-ci fut considérée comme une pratique relevant de la médecine au sens de praticien de la santé reconnu. Même ses avocats de la défense ne firent pas exception. Son explication pour indiquer que ce n'est pas lui, mais que « cela » guérit fut tournée en dérision.

Cela explique comment la terminologie médicale a pu nuire à Bruno Gröning. Si le tribunal avait reconnu qu'il ne pratiquait pas son activité de guérison dans le sens généralement attribué aux Heilpraktiker, mais plutôt qu'il permettait tout bonnement aux êtres humains d'accéder à la force curative divine, alors les charges auraient été sans fondement. Le procès aurait été suspendu.

Guérison par voie spirituelle de Gröning

Josef Gemassmer, M.C., médecin et directeur berlinois de l'« Association pour l'aide aux voies spirituelles de la guérison, association officielle » donna un avis d'expert au sujet de Bruno Gröning. Il examina le phénomène Bruno Gröning selon le point de vue de la guérison par voie spirituelle. En voici quelques extraits :

> « Ma relation avec Bruno Gröning a été déterminée par des guérisons vécues. Ces expériences sont pour moi la preuve qu'une force de guérison émane du phénomène Gröning.
>
> C'est une autre question que de savoir de quelle sorte de force il s'agit. Le fait est qu'elle existe et contraint son détenteur à en faire usage ; à tel point que lorsqu'un guérisseur spirituel n'exerce pas sa force curative, il détruit de ce fait, ses capacités internes de guérison.(…)
>
> Le tapage à sensation autour de Gröning a été profondément regrettable et il revenait aux autorités d'y mettre un terme. Néanmoins, nous avons le devoir de trouver une façon d'autoriser l'activité de guérison à s'exercer d'une manière décente, claire et ordonnée. Je suis très au fait des difficultés de la situation, mais je dois faire observer que nous traversons une crise juridique.
>
> 1) Si une personne est consciente qu'elle peut apporter de l'aide que nulle autre n'est en mesure d'apporter et qu'elle ne le fait pas, elle se rend alors coupable de coups et blessures involontaires.

2) Si une personne malade pouvait recevoir de l'aide de la part d'un guérisseur qui ne puisse lui être fournie par aucune autre source et si la législation officielle empêche le malade de recevoir cette aide, alors les autorités sont coupables de coups et blessures involontaires.

3) Les services de la santé publique, quoi qu'il en soit, sont dans l'obligation de prévenir les torts occasionnés par les rassemblements de foule et de veiller au déroulement décent des activités de guérison. (…)

Depuis que la pression morale est exercée sur les médecins par les autorités locales, afin qu'ils ne collaborent pas avec Gröning et depuis que la permission lui a été refusée d'exercer en tant que Heilpraktiker, la législation de la santé, elle-même, fait obstacle à l'activité harmonieuse exercée par Gröning. Mais en Gröning lui-même, se trouvent des forces intérieures qui sont apparues et qui n'agissent pas seulement sur les personnes malades mais aussi sur lui-même. S'il ne suis pas son ressenti qui le pousse à agir sous l'impulsion d'une force supérieure, alors ces forces le déchireront intérieurement.

Mettre des entraves sur le chemin d'une personne devant exercer sa force dont la valeur curative a été prouvée des milliers de fois, est une responsabilité sur laquelle la loi spirituelle porterait un jugement.

Gröning, quoi qu'il en soit, a réalisé une telle quantité d'exploits et des milliers de lettres en sont la preuve, que cela devrait être pris en considération, d'une façon ou d'une autre. »

L'action de la force divine par Gröning

Dans son livre « Voici la vérité au sujet de Bruno Gröning », Grete Häusler exprime son opinion sur les arguments de Gemassmer pour lesquels, en dépit de ses bonnes intentions, elle ressent un manque de compréhension pour Gröning :

« Il me semble étrange que le Docteur Gemassmer écrive : ‹ Ces expériences sont pour moi la preuve qu'une force de guérison émane du phénomène Gröning. La deuxième question est de savoir de quelle sorte de force il s'agit. Le fait est qu'elle existe et contraint son détenteur à en faire usage. ›

Comme nous le savons, il existe des bonnes et des mauvaises forces et il est très important que nous prenions cette deuxième question très au sérieux. Il est indispensable, ici, que dans la vie, nous laissions seulement agir la bonne, la meilleure force, et que nous interdisions à l'autre force, la force destructrice, de se manifester. Et c'est seulement de cela dont Bruno Gröning nous entretenait. Les personnes qui ont expérimenté cette force en eux savent que Bruno Gröning avait raison lorsqu'il disait : ‹ La force divine aide et guérit ›. (…)

Je trouve absolument inexact que le Docteur Gemassmer évoque le tapage à sensation entourant Bruno Gröning et considère que la prévention d'un tel phénomène puisse être effectuée par l'intervention nécessaire de la part des autorités. Il en va de même de l'obligation revenant aux services de la santé publique, de prévenir les ‹ torts occasionnés par les rassemblements de foule › et de veiller au déroulement décent des activités de guérison. (…)

Je suis convaincue que cela devrait se dérouler autrement à l'avenir. (…) Si les autorités à Herford et au Traberhof avaient déployé une organisation officielle pour héberger les gens, alors aucune nuisance n'aurait pu survenir. Bruno Gröning devait aussi se protéger des individus qui souhaitaient tirer profit de ses activités. (…) Si le Dr. Gemassmer avait réellement voulu aider Bruno Gröning, alors il aurait apprécié les événements uniquement de ce point de vue (…)

Bruno Gröning savait exactement ce qu'il voulait. Il désirait exercer une activité ordonnée. Il souhaitait, et tous ses efforts allaient dans ce sens, mettre en place des centres de soins dans lesquels les médecins auraient pu collaborer. Les structures, le personnel, l'organisation auraient été efficients à ce jour, mais il ne reçut pas l'autorisation pour cela car il était ‹ ce Gröning ›. »

Un avis complémentaire dont voici quelques extraits, fut fourni par un autre expert, le médecin Wilhelm Beyer :

« La nature et la valeur de la guérison par la force spirituelle sont encore très controversées aujourd'hui et pour preuve, chaque guérisseur spirituel est depuis toujours l'objet de l'incrédulité et de la suspicion. Ceci est spécialement vrai de la part du milieu médical et s'explique par l'orientation matérialiste inflexible adoptée par la pensée de la médecine scientifique.

Pour des médecins conventionnels, il est impensable qu'un poumon atteint de tuberculose puisse connaître une amélioration ou même guérir grâce à une force spirituelle. Aussi longtemps qu'ils renonceront à reconnaître une influence spirituelle en tout, ils considéreront celle-ci comme relevant du psychisme (qu'on nomme de la ‹ suggestion ›) qui, de ce point de vue, est supposé signifier que l'effet n'est pas du tout tangible mais n'est rien d'autre qu'une illusion. Il est incompréhensible pour la pensée scientifique que des modifications organiques puissent ramener la substance corporelle à l'état antérieur à la maladie sous l'effet de la seule puissance spirituelle. A tel point que lorsqu'un guérisseur veut agir sur les foyers de décomposition tuberculeuse d'une personne malade, cela apparaît aux yeux des médecins comme une tentative irresponsable totalement dénuée de bon sens.

Dans son combat contre la maladie, la médecine scientifique prend le corps pour point de départ de ses observations et de ses conclusions. Sa matérialité tangible est accessible à l'investigation scientifique et ses processus métaboliques peuvent largement être reconstitués par l'intelligence humaine aidée en cela par les lois de la chimie et de la physique. En conséquence, on cherche à confronter les perturbations métaboliques avec les substances physiques, chimiques ou allopathiques, on considère ce processus comme la seule voie scientifique fiable.

Quoi qu'il en soit, quelle lacune pour la médecine scientifique que cette ignorance de la nature de la vie si familièrement proche qui, non seulement est à l'oeuvre dans les corps mais remplit et façonne l'être intérieur, c'est à dire l'esprit et l'âme de la personne. (…)

La force de vie d'une personne est, de ce fait, l'architecte de l'organisme et, à ce titre, la seule et unique autorité qualifiée et en mesure de faire disparaître les désordres qui ont pu s'y introduire. Procédant de ce fait incontournable, nous constatons que les efforts de guérison, habituellement opérés par les médecins ou les guérisseurs n'appartenant pas au corps médical, relèvent seulement d'un travail en commun avec nous, qui, en tant qu'architectes de notre corps, faisons en sorte que celui-ci puisse procéder à ses réparations, sa reconstruction et son travail de restauration dans les conditions les plus favorables et les plus confortables possibles. Si cet architecte cesse de travailler, alors, même le plus diligent et le plus habile des travailleurs manuels ne pourra continuer son œuvre de construction. (…)

Le propre de chaque œuvre de guérison spirituelle est d'amplifier l'abondance de la force de vie présente dans la personne malade afin qu'elle réussisse dans son activité l'amenant à recouvrer la santé. (…)

Très au fait de la guérison spirituelle en raison de ma propre expérience de trois décades et demies dans ce domaine, je suis en mesure d'être plus impartiale vis-à-vis de la personnalité de Bruno Gröning que n'importe quelle autre personne qui n'aurait pas d'expérience et a fortiori serait ignorante ou tout au moins ne serait pas sûre d'elle. Mon jugement à son sujet n'est pas seulement basé sur les divers articles contradictoires de la presse, mais beaucoup plus sur le fait que je l'ai rencontré à plusieurs reprises personnellement. Je l'ai bien connu et j'ai pu constater que c'était un homme de bonne volonté, muni d'intentions absolument sincères. Ses capacités particulières ne sont pas pour moi à mettre en doute. (…)

Je le connais pour être un homme aux bonnes capacités de guérison et aux intentions sincères. Pour cette raison et du point de vue d'un expert, il n'y a aucune réserve à formuler à son encontre pour lui permettre de confirmer ses capacités pour le bénéfice du plus grand nombre qu'il peut vraiment aider. »

Gröning agit sur l'être humain dans son intégralité

Les deux composantes dont la connexion est établie dans l'activité du petit Gröning avaient été assignées à deux niveaux différents dans la structure de la pensée scientifique de notre époque : la guérison du corps et la guérison de l'âme. Dans la manière d'agir de Bruno Gröning, il ne faut pas les séparer et il déclarait que son but était de ramener l'homme sur le chemin divin.

Toute cette misère qui est dévoilée dans le conflit concernant le phénomène Gröning vient de la séparation du corps et de l'âme. L'église est responsable du salut de l'âme, le médecin de la santé du corps. Il est ici, question de deux domaines indépendants agissant séparément l'un de l'autre.

Il était inévitable que dans une société paralysée par de telles formes de pensée, un phénomène tel que celui de Bruno Gröning rencontre des difficultés. Comment était-il possible de le classer : dans le domaine de la médecine ou dans celui de la religion ? Ses conférences avaient un caractère religieux mais l'aspect manifeste de son activité relevait de la guérison. On essaya donc de le saisir d'un point de vue médical. Même les témoignages des experts qui lui étaient acquis comme le Dr. Gemassmer et le Dr. Beyer, décrivirent son activité par des termes médicaux, bien qu'ils aient été incapables de lui rendre justice.

Seul peut comprendre le phénomène Gröning, celui qui outrepasse la séparation du corps et de l'esprit dans sa propre pensée. Les deux, le corps et l'âme font partie d'un tout et sont inséparables. L'âme influence le corps au même titre que l'état physique exerce un effet sur l'âme.

En cela, l'œuvre de Bruno Gröning considère l'homme dans son intégralité et ne le réduit ni au corps, ni à l'âme. De ce fait, elle ne peut être expliquée par des concepts issus de telles limitations.

Gröning et la médecine

Dans la première édition du livre « Vivre le salut, c'est la vérité », le médecin Matthias Kamp compare la voie médicale de la guérison avec l'activité de Bruno Gröning :

« J'ai comparé le contenu de l'enseignement de Bruno Gröning avec la médecine conventionnelle.

1. L'essentiel est la reconnaissance fondamentale de Bruno Gröning que la maladie est le mal, qu'elle vient du mal et non pas du bien et qu'elle ne peut être combattue que par le bien, le divin. Après avoir perdu la connexion avec leur propre connaissance intérieure, les médecins se sont efforcés d'approcher le processus de la maladie à travers les explications des sciences naturelles exactes telles que la physique, la chimie et les mathématiques. Le savoir intuitif et immédiat de la nature de la maladie, que Monsieur Gröning maîtrisait totalement, était remplacé par un savoir indirect issu de divers systèmes mécaniques. Non seulement cela, mais l'expérimentation, les tests de contrôle scientifiques devinrent graduellement le point central de la médecine. La considération du bien et du mal, comme forces substantielles qui pouvaient seulement être perçues intérieurement, perdit sa relation à la maladie et à la santé. Elle fut reléguée, mise de côté, en tant que considération éthique.

2. Comme pour la notion de maladie, au niveau des expériences l'enseignement du petit Gröning se distingue complètement de celle de la médecine traditionnelle. Cette dernière s'intéresse à la maladie, essaie de la guérir en l'analysant à fond, en essayant des substances et méthodes différentes pour garder ce qui marche le mieux. Dans la plupart des cas et après d'importantes recherches et expériences, ce qui marche le mieux aujourd'hui,

sera remplacé des années plus tard, soit par une meilleure méthode, soit par un meilleur médicament.

Bruno Gröning rejetait toutes formes d'expérience. Il indiquait toujours que le doute, et la croyance en une possibilité d'erreur, sont inhérents à l'expérience. Il savait que la force ne pouvait être obtenue qu'à travers un objectif précis, orienté sur des pensées de foi, permettant une guérison par voie spirituelle. C'est pour cela qu'il exhortait toujours les médecins à croire fermement dans le succès de la médication qu'ils prescrivaient, car la force des pensées confiantes se répercutent sur les résultats.

3. Ici réside le troisième point essentiel. Expérience et traitement sont les facteurs usuels de la médecine traditionnelle. Au gré du temps, toutes les méthodes, les approches thérapeutiques et les médications ont toujours été l'objet de très grands changements. Il serait illusoire de croire que le processus du changement, après une histoire d'au moins un siècle, en vienne à se stabiliser. Au contraire, un coup d'œil sur l'incessante profusion de publications médicales et la répartition confuse en secteurs spécialisés, tout cela mène à des directions différentes.

4. L'enseignement de Bruno Gröning peut être contenu dans un quart de feuille de format A4. Il est et il restera toujours un tout immuable qui peut apporter aide et guérison à chaque personne en détresse. Là, il n'y a pas de querelles de théorie, pas de nouveauté car cet enseignement est une loi de tous les temps. Quiconque pense que c'est exagéré pourra s'en convaincre par lui-même !

La nature de la maladie n'a aucune importance pour Monsieur Gröning. Les procédures médicales conventionnelles de diagnostic et les différents diagnostics suivis de plan thérapeutiques sont totalement absents. Monsieur Gröning sait que chaque affection a seulement une seule source c'est-à-dire le mal, comme cela a déjà été mentionné. Il sait aussi que seul le bien sous la forme du courant guérisseur divin peut conduire à la guérison. De fait – et je pense que je ne le soulignerai jamais assez – avec lui, tout traitement et sujet en lien avec la maladie sont complètement absents. Son unique objectif est d'amener les personnes à ouvrir leur cœur afin de capter le bien, cette force divine. Cela est l'objectif principal de tous ses efforts, que celui qui cherche de l'aide puisse accueillir la foi en la toute puissance de Dieu et la confiance dans l'action de cette force sur la maladie. Il ne s'agit pas chez lui, d'une jambe malade ni d'un cancer ni de quelle sorte de souci. Il n'est pas important qu'il s'agisse d'une psychose, d'une dépression endogène ni de quelle sorte de trouble neurologique de la personnalité. La qualification des maladies relève du royaume de la médecine. Mais avec Monsieur Gröning, il s'agit d'avoir un cœur ouvert demandant humblement, qui se donne comme un enfant avec confiance à l'influx de cette force et qui se libère mentalement de la maladie.

J'aimerais demander sérieusement à tous mes collègues qui, dans les années 1950, voulaient le classer dans la catégorie des Heilpraktiker officiels, ce que cela a à voir avec la thérapie médicale. Où intervient même la moindre once de traitement dans ce domaine ? Cela relevait simplement d'une habitude de l'époque, à savoir que les gens ne pouvaient pas s'imaginer recevoir une guérison autrement que par traitement. (...)

Le point central de l'enseignement de Bruno Gröning réside dans la foi, (...) dans le salut obtenus par la force divine. Le chemin qui mène à la guérison ici est un chemin purement spirituel. L'âme est débarrassée du mal et en conséquence le symptôme physique n'a plus lieu d'être. »

Gröning vu sous l'angle des sciences spirituelles

Josef Hohmann, historien et professeur en sciences spirituelles, fit publier en 1956 son point de vue sur le phénomène Gröning.

« Mes investigations mènent clairement à la conclusion suivante :

1. Gröning est un grand mystique et, étant donné la profondeur de son âme, il est directement relié à la force surnaturelle. La puissance du bien lui est familier et il connaît la puissance du mal. Il a reçu pour mission divine la tâche d'apporter le bien à l'humanité, afin de la conduire jusqu'à Dieu et ainsi de faire

changer le monde. Ses conférences sont semblables à celles des célèbres prêcheurs américains, à ces assemblées religieuses en plein air qui sont même soutenues par les villes et les autorités fédérales demandant en contrepartie un droit d'entrée d'un montant symbolique. Je ne comprends pas pourquoi Monsieur Gröning n'a pas le droit de faire la même chose.

2. Ces forces phénoménales qui n'étaient pas innées chez lui et qui viennent d'une sphère surnaturelle, coulent à travers lui. On doit bien constater que sans un effort, une disposition particulière de sa part, cette force curative peut à nouveau disparaître. Il est lui-même complètement passif, agissant comme un transformateur, comme un câble électrique. Sans qu'il fasse quoi que ce soit, les personnes cherchant de l'aide sont rechargées, elles reçoivent le Heilstrom. Il ne pose jamais de question sur une maladie, et ne donne jamais de directives.

Bruno Gröning est un cas spécial et ses guérisons se situent en dehors de toute pratique de guérison ordinaire. Il est simplement l'outil d'une puissance supérieure, d'une volonté très élevée. Il est un intermédiaire entre nous et l'au-delà comme les prophètes d'autrefois, et il ne pourra jamais rejeter cette destinée surnaturelle, ni s'y soustraire, quand bien même il soit menacé par le code pénal tout entier, car il ne peut tenir compte de la loi relative à la santé, tout simplement parce qu'il ne peut pas et n'a pas le droit non plus d'interrompre le courant guérisseur surnaturel. (...)

En résumé :

La somme formidable d'incroyables guérisons miraculeuses ainsi que mes investigations m'amènent à cette description très claire du personnage de Gröning :

1. Gröning est un phénomène extraordinaire qui ne peut être expliqué par la science.

2. Il est le transformateur de forces surnaturelles et a fortiori l'outil d'une puissance supérieure.

3. Il ne peut être accusé d'exercer la médecine puisque son activité s'effectue sous une forme passive.

4. Il n'obtient pas des résultats miraculeux de manière directe, mais plutôt indirectement à la façon d'un médium dont la vocation est divine, de ce fait, son attitude neutre et sa quiétude n'ont rien de commun avec la pratique médicale au sens usuel du terme ;

5. Lui-même ne dispose de rien, mais on dispose de lui.

6. Il est sous une contrainte morale inéluctable pour remplir sa mission, sa mission divine.

7. On peut le comparer à Socrate, Jeanne d'Arc, Gandhi et Albert Schweitzer, car lui aussi, se sacrifie pour le bien de tous.

8. C'est une figure mystique, un être humain exceptionnel qui, par sa mission divine et ses guérisons miraculeuses, a laissé dès aujourd'hui un héritage à la postérité, mais qui, comme beaucoup avant lui, reste une véritable figure tragique, pour avoir été incompris, tourmenté, persécuté et attaqué.

9. Derrière son oeuvre, il demeure un homme honnête, intègre, modeste, vivant dans la simplicité, et se détournant des choses terrestres pour son propre univers mystique qui nous est étranger. C'est la raison pour laquelle on a profité de lui de manière très vile et les bénédictions de son œuvre ont été dénaturées par ses adversaires.

10. Dans ce lien qu'il a avec Dieu, il ne connaît pas la haine, et il pardonne généreusement à ses ennemis, et pourtant ceux-ci reprennent sans arrêt le dessus, parce que, dans son amour du prochain, il laisse faire les diffamateurs au lieu de les remettre à leur place comme il se doit.

11. Grand maître doté d'intuition, il connaît la puissance du bien et aussi du mal, préférant souffrir injustement afin de mettre en pratique ce précepte : ‹ Qui ne pardonne pas à ses frères ne recevra pas non plus le pardon du Père Céleste ›.

12. En se sacrifiant personnellement, il cherche à éveiller le bien dans le cœur de ses semblables, à les aider à croire en Dieu, à les amener à plus d'humanité et à une conception idéale de la vie, et à leur indiquer le chemin qui mène à une ère meilleure, lumineuse pour la gloire de Dieu et le salut de l'humanité.

Après un an et demi de recherches objectives, je suis donc arrivé à ce portrait de notre compatriote incompris, Bruno Gröning. (…)

Après avoir eu à l'étranger le titre de Professeur, en raison des services qu'il a rendus à l'humanité en souffrance, et après avoir reçu de l'université de Trieste les plus hautes distinctions académiques, honneurs décernés aux personnes exceptionnelles, il est plus que temps que nous ouvrions largement nos portes à notre compatriote, Bruno Gröning pour son action bénéfique afin que la nation, l'administration et les associations privées puissent effectivement soutenir son travail. Il ne peut être toléré qu'un tel personnage exceptionnel, qui se situe au-dessus de tout, soit chassé de son pays par cette malveillance et cette intolérance dont beaucoup d'autres hommes importants ont été victimes avant lui. Ses guérisons miraculeuses sont tellement uniques qu'il fait partie déjà des personnalités historiques et que les générations à venir seront elles-mêmes concernées par Bruno Gröning et son œuvre. Soyons vigilants, nous ses compatriotes, sachons qu'il nous faut saisir le défi de l'histoire plutôt que d'accepter l'ignominie.(…) C'est lui qui, comme modèle d'humanité, met en pratique l'héritage de notre poète renommé Gerhard Hauptmann :

‹ Ô penche-toi vers le cœur du pauvre,
avec compassion et douceur,
et laisse s'éveiller à nouveau en toi,
ce qui se révèle timidement en toi ! ›

Ces investigations que j'ai menées, ont pour but d'être une justification envers notre grand compatriote, ami et aidant, Bruno Gröning et d'être en même temps un appel lancé à cette société indifférente. »

Chapitre 4 :
Rapports de témoins de l'époque

Les rapports suivants viennent de personnes ayant rencontré Bruno Gröning personnellement. Parents, relations, mais aussi les tout premières personnes en quête d'aide et des amis témoignent de ses activités par des rapports et déclarations officielles sous serment.

Témoignage du père

Les relations entre Bruno Gröning et son père étaient tendues. Le contremaître, maçon du terroir local avait quelques difficultés à accepter que son fils puisse être si différent des autres. Dans sa dernière année de vie, en juin 1949, August Gröning relate un événement étrange :

> « En tant que père de Bruno Gröning, né le 30 mai 1906, je déclare sous serment par la présente qu'il était déjà relativement clair dès sa naissance qu'il serait un enfant d'une nature toute particulière. Ce qui fut très net dans les années qui suivirent. Parents et amis peuvent attester de ses talents très particuliers.
>
> Enfant déjà, des choses étranges advenaient autour de Bruno Gröning, par exemple lorsqu'il essayait ses dons particuliers sur les animaux. Entre autres choses, il prit une montre que l'horloger ne pouvait plus réparer, la tint entre ses mains, et elle se mit à fonctionner de nouveau. Il pouvait même voir des évènements à l'avance et annonça le début et la fin de la guerre (14-18) ; il prédit aussi le début de la guerre 1939-45, que ses parents et frères et sœurs auraient à quitter leurs maisons et foyers après la capitulation et ensuite, après une longue période d'errance, qu'ils seraient de nouveau réunis dans leurs foyers. Tout cela, il le vit et le prédit. Il avait en outre un talent qui le rendait capable de guérir les gens de souffrances et maladies. De nombreuses lettres de

remerciements et des déclarations faites sous serment lui apportèrent la preuve que ces qualités lui furent données par Dieu.

Je me suis moi-même remis d'une affection grave alors que les docteurs avaient déjà renoncé à l'idée que je puisse guérir. Un traitement court de mon fils et ma rémission était complète. Même le plus épais et savant livre serait trop petit pour contenir toutes les choses incroyables que mon fils a faites. »

Des capacités particulières déjà à Danzig

Un des premiers voisins de Bruno Gröning rapporta quelque chose de similaire à son sujet. Ernst Kohn déclara le 17 juillet 1955 (déclaration attestée par le tribunal de Duisburg) :

« Par la présente attestation officielle, je déclare que Bruno Gröning a dit la chose suivante tandis que nous étions voisins au début de la seconde guerre mondiale en 1939, dans mon appartement de Gdansk-Langfuhr, 77, rue de Magdeburg :

‹ Ernst, la guerre durera longtemps, la Pologne subira une défaite aussi rapidement que la France. L'Allemagne ne sortira pas grandie de ses victoires, mais amoindrie. Ils diviseront l'Allemagne. ›

Il me montra alors sur une carte les futures frontières, exactement telles qu'elles se présentent de nos jours.

A l'époque, Monsieur Bruno Gröning apportait déjà de l'aide aux gens par son rayonnement et fit des prédictions qui s'avérèrent toujours justes.(…)

Je ressentais déjà les effets de sa force curative durant nos années de voisinage à Gdansk-Langfuhr. Il m'a souvent délivré de mes souffrances. Ma femme, Frieda Kohn, Pettke de son nom de jeune fille, peut attester de tout cela. »

Bruno Gröning et son voisinage

Max Bruhn rapporte une anecdote de plus au sujet de Bruno Gröning, du temps où ce dernier vivait à Danzig. Le 31 mai 1955, il écrit comme suit :

« Fin 1931, j'étais en recherche urgente d'un logement pour ma famille. Notre chemin nous conduisit à la maison du 77/11 Ringstrasse à Gdansk-Langfuhr. On nous fit entrer et nous fûmes reçus dans l'une des deux pièces de l'appartement où vivait Bruno Gröning.(…)

Même durant cette période, Bruno Gröning ne pensait jamais à lui-même et plaçait en tête de ses priorités, toujours, d'aider les gens autour de lui et de leur redonner toute leur force. Il ne se préoccupait pas de lui-même si quelqu'un demandait du secours, concernant la santé, un autre type d'aide, ou si quelqu'un avait des problèmes avec la justice de façon injustifiée.

Bien des fois, il le faisait sur son temps de sommeil et pour rendre service. Aider, pour lui, était le plus important.

Il était souvent appelé auprès de gens malades qui imploraient son aide, parfois au milieu de la nuit. Mais il ne prit jamais un sou, peu importe de quoi il retournait. Au contraire, il donnait même aux gens jusqu'à son dernier sou.

Même si quelqu'un voulait le remercier pour une aide reçue, Bruno Gröning ne l'acceptait pas mais demandait plutôt de faire en retour quelque chose de bien pour une autre personne.

Je souhaiterais à présent décrire deux cas parmi les nombreux connus.

Le premier de ces cas a trait à sa sœur Maria. Elle avait un cancer du sein et les docteurs prescrivirent l'amputation, seule solution d'après eux.

Les docteurs dirent que l'opération devait être effectuée d'urgence et que Maria aurait à la subir dans les trois jours.(…)

La nuit précédant l'opération, Maria, la sœur vint trouver son frère Bruno à nouveau et demanda son aide.

En ma présence, Bruno lui dit en souriant :

‹ Je ne vois plus rien de suspect dans ta poitrine, demain tu peux aller voir ton médecin en toute tranquillité, il faut aller voir les médecins et leur demander de faire un examen approfondi avant qu'ils ne commencent l'opération. Après un examen approfondi, ces médecins donneront une conclusion identique à ce que je viens de te dire. ›

Dans l'après-midi du jour suivant, la sœur vint voir son frère Bruno Gröning et confirma ce qu'il lui avait dit la veille.

Pour les médecins, c'était un grand mystère et ils dirent qu'un très grand miracle avait eu lieu. Ils en parlèrent pendant longtemps sans cesser d'être admiratifs en disant :

‹ Ce qui s'est passé, on ne peut pas l'expliquer. › (...)

Maintenant, je souhaite évoquer un cas, il concerne ma première épouse. C'était dans la même maison parce que nous y vivions avec lui.

Ma première épouse fut victime d'un inflammation à la gorge. Elle eut beaucoup de fièvre et sa gorge était très enflée, si bien qu'elle était sur le point de mourir étouffée.

Elle avait durant les premiers jours reçu les soins médicaux du Docteur Hollatz.

Sa condition empira et le docteur prit davantage les choses au sérieux. Ma femme savait que Bruno Gröning ne pouvait aider que si il y avait foi et confiance en Dieu. Je lui ai demandé si d'aventure elle m'autorisait à requérir l'aide de Bruno Gröning. Mais elle refusa car sa croyance en Dieu n'était pas encore solidement enracinée. Au contraire, elle continuait de placer en son docteur son espoir d'être aidée.

Mais malgré cela j'ai parlé à Bruno Gröning et il m'a dit qu'il viendrait au moment où ma femme aurait retrouvé la foi et où elle lui demanderait elle-même de l'aide.

C'est ainsi que cela se passa.

J'étais contraint de m'absenter de la maison. Durant ce laps de temps, le gonflement interne s'aggrava tellement qu'elle fut sur le point de mourir étouffée.

Dans sa dernière heure, si je puis dire, elle a trouvé la foi. C'était la peur de la mort et elle ressentit bel et bien que Bruno Gröning allait l'aider.

Comme elle ne pouvait alors plus parler, elle rassembla toutes ses forces pour taper dans le mur, sachant que Bruno Gröning était à la maison ce jour-là.

Au même moment, Bruno Gröning entra dans la pièce, concentré, et trouva ma femme en train de mourir étouffée. Son visage était déjà bleu. Elle put seulement désigner sa gorge d'un mouvement évasif et faible de la main. Et le miracle eut lieu : après seulement quelques secondes le gonflement se résorba et elle sentit revenir en elle une vie nouvelle.

Le matin suivant, elle se leva et alla voir le Docteur Hollatz. Le docteur, connaissant l'état de ma femme, put difficilement en croire ses yeux. Il l'examina puis dit qu'à son avis quelque chose d'inexplicable était arrivé ici, parce qu'en regard de la gravité de son affection, il était impossible qu'elle puisse se tenir debout face à lui, totalement remise. Il était déconcerté et sut qu'un miracle était advenu, qu'il ne pouvait lui-même expliquer. (...)

Un jour, je suis moi-même tombé malade. A cette époque, nous vivions dans notre propre appartement, mais dans la même rue. Je gardai le lit pendant quelques jours. La température monta jusqu'à plus de 40. Durant cette période j'étais en outre incapable de manger.

J'ai demandé à ma femme d'aller voir Bruno Gröning et de lui dire que je ne pouvais me déplacer jusqu'à lui comme d'habitude parce que j'étais malade. Mon sentiment profond, ma conviction me dictait que s'il venait, je serais remis. Et il accéda à ma demande.

Il vint à mon chevet et me demanda ce qui se passait. Je lui répondis en lui décrivant mon mal. Ma femme lui dit alors que je n'avais pas mangé depuis des jours. Il m'a regardé et a ri. Du rire dans la voix il me dit : ‹ Pas étonnant que tu sois malade si tu ne manges rien. › Il sortit son porte-feuille, donna à ma femme deux Gulden et lui demanda d'aller tout de suite acheter un gâteau.

J'étais très décontenancé et quand ma femme revint, elle posa un large plat garni d'une pile de gâteaux à côté de mon lit. C'est alors que Bruno Gröning dit :

‹ Tu vas tout manger. Je resterai ici jusqu'à ce que tu aies tout mangé, puis tu te lèveras et tu seras en bonne santé. ›

Je me demandais vraiment comment j'allais réussir à tout avaler, mais à ma grande surprise j'ai vidé tout le plat et il m'a dit :

‹ Et maintenant tu peux te lever et venir jusqu'à moi car tu es en bonne santé. ›

Et c'est ce qu'il se passa, en vérité. Ensuite il me dit au revoir et partit. Après cela, je me suis levé et mis à part une petite faiblesse due au fait que j'étais resté au lit, je n'avais plus du tout lieu de me plaindre. Et même cette dernière faiblesse fut de courte durée.

Le même après-midi, je rendis visite à Bruno Gröning comme d'habitude et j'étais guéri. »

Rapport d'un neveu

Georg Gröning parle des relations familiales avec son oncle :

« Dans l'ensemble, nous nous entendions bien. Il venait souvent rendre visite à notre famille. Je me souviens de mon père disant : ‹ Oui, Bruno, tu es simplement différent des autres. ›

Enfant, j'ai été très réceptif à l'influence nazie, et à ce sujet je crois que Bruno se trouvait dans une position difficile vis-à-vis de ses frères et sœurs. Déjà, il prenait des distances avec ce qui était en train de se passer. (...)

Il habitait encore à la maison, à Gdansk-Oliva, et il y avait un voisin qui avait deux poulets dont un des deux boitait. En fait, on le disait bon pour la cuisine.

C'est là que Bruno a dit : ‹ Non, vous ne pouvez pas faire ça. ›

Les autres demandèrent ce qu'on pouvait faire d'autre avec un animal comme celui-là. Alors il le prit dans ses bras – je me souviens encore très bien de cela – caressa le poulet de sa main puis le lança dans le jardin. Il ne boîtait plus mais courait avec entrain à travers le jardin. »

Au sujet des évènements de Wilhelmplatz à Herford, il déclara :

« Je fus témoin de la manière dont les personnes en fauteuil roulant se sont levées, du fait que Bruno Gröning prit et brisa leurs cannes sur son genou musclé en disant : ‹ Tu n'as plus besoin de ça. › »

Il ne possédait pas d'argent

Erich Kulhmann – qui fut proche de Bruno Gröning entre 1947 et 1951 et membre de son entourage actif – dit dans une déclaration officielle le 14 juin 1950 :

« Je déclare sous serment :

1. A ma connaissance Monsieur Bruno Gröning n'a jamais demandé d'argent au cours de ses activités de guérison et n'a pas possédé d'argent durant cette période.

2. Monsieur Gröning donna l'ordre que les contributions rentrantes soient listées. Monsieur Gröning n'a rien gardé pour lui-même et le montant total lui était inconnu. »

Quasiment tous les témoins de cette époque confirmèrent que Bruno Gröning n'a jamais demandé d'argent. Il y avait simplement la possibilité d'une contribution volontaire.

Celui qui guérit, est dans la voie juste

Du temps des évènements de Herford, Gisela Knollmann de L./Westphalie eut un contact avec Bruno Gröning, le « Docteur Miracle », par l'entremise de sa nièce. Elle avait 30 ans alors et avait eu une terrible douleur de dos durant toute une année. A cause d'une hernie discale entre la quatrième et la cinquième vertèbre lombaire elle souffrit d'une sciatique chronique et eut les symptômes de la paralysie. Les docteurs suggérèrent le fauteuil roulant dans la mesure où il n'était plus possible de l'opérer. Dans sa situation, elle aurait tout fait pour recouvrer la santé. Et un soir Bruno Gröning vint à la maison du couple Knollmann.

« Il s'assit sur une chaise et commença à parler exactement comme un bon pasteur, c'était bien un sermon de pasteur. Je suis issue d'une famille de pasteurs, je sais comment ils parlent. J'avais mal et j'étais allongée sur le canapé. A cette époque, je ne pouvais faire mon ménage qu'avec l'aide de ma belle-mère.

Bruno Gröning ne posa pas de questions, ni ne me toucha d'aucune façon. Il dit : ‹ Dieu aide quiconque accepte Son aide. › Il ne donna aucune règle de conduite. Mais il m'a demandé une fois pourquoi j'étais sur la défensive vis-à-vis de lui et j'ai répondu que je serais heureuse de recevoir de l'aide. Mais il a simplement dit : ‹ Vous ne voulez pas être aidée ! ›

Environ deux heures plus tard, il se leva soudain, j'ai eu immédiatement cette pensée : ‹ C'est peut-être très bien, tout cela, mais n'importe quel pasteur peut me parler de cette façon. Je ne sais vraiment pas de quoi tout cela retourne. ›

Bruno Gröning se leva en disant : ‹ voilà ! maintenant je n'ai plus le temps, je dois partir. ›

Au même moment, je me suis spontanément levée, moi aussi. Bruno Gröning se tenait debout à peu près à deux mètres de moi. Il n'a rien dit, je ne ressentais rien de particulier, pas de contrainte, ni de pression. Je me suis juste levée avec lui. Lorsque j'ai réalisé : ‹ Tu es debout ›, j'étais sans voix et tout à fait embarrassée.

Ensuite, Bruno Gröning lança un paquet de cigarettes sur mon chemin et me demanda de le ramasser. J'étais incapable de me baisser depuis un an et demi et maintenant c'était possible !

‹ Vous voyez ? › dit-il, ‹ Maintenant n'allez pas tout de suite dans votre buanderie, allez immédiatement chez le médecin. ›

Mon époux voulut lui donner de l'argent, mais il refusa en disant que ce n'était pas lui qu'il fallait remercier, mais Dieu. Nous devrions donner l'argent aux pauvres.

Le jour suivant, je suis allée chez le docteur qui me demanda ce que j'avais fait. J'ai répondu que je n'avais rien fait, que c'était Bruno Gröning qui l'avait fait. Alors il me demanda de tout lui raconter.

Après mon histoire il a dit : ‹ Hé bien, je vois que vous êtes capable de marcher et que votre douleur est partie. Concernant l'événement lui-même, quel qu'il soit, je ne trouve pas d'explication médicale. Mais je peux tout à fait admettre que pour quelques êtres humains particuliers, il y a des possibilités d'action entre le corps et l'âme grâce auxquelles ils sont peut-être capables d'améliorer quelque chose. Si Bruno Gröning a pu faire cela avec vous, je vois de mes propres yeux que cela a été un succès. Celui qui réussit, qui guérit, est dans la voie juste. › »

Impressions au Traberhof

En 1949, le Traberhof à Rosenheim attira des armées de gens malades et souffrants. Christa Hinz de M y fut durant deux jours.

« Il y avait au moins dix à vingt mille personnes au haras, mais pas de Bruno Gröning à l'horizon. Nous avons attendu des heures. La foule n'était pas hystérique. Les gens espéraient avec confiance être guéris. C'était affligeant de voir ces gens allongés sur leur lit ou de les voir marcher avec des béquilles : des infirmes, des boîteux, des vétérans de guerre handicapés. Vous pouviez difficilement garder les yeux sur eux. Et chacun d'entre eux avait un souhait : ‹ Je voudrais guérir ! ›

Ensuite Gröning vint au balcon et parla aux gens en utilisant un microphone. Il nous a dit de prêter attention à notre corps, car si nous ressentions une sorte de chatouillement ou d'écoulement à travers lui, ça signifiait la guérison. Alors j'ai senti de l'électricité et une vibration, un chatouillement dans tout mon corps. C'est parti automatiquement comme si tous mes membres s'étaient envolés de moi. Je ne l'aurais pas cru si je ne l'avais pas expérimenté moi-même.

Alors quelqu'un a hurlé : ‹ Je n'ai plus besoin de canne ! ›, ‹ Je peux voir à nouveau ! › etc. J'ai traversé la foule, ce qui était difficile parce que nous nous tenions très rapprochés les uns des autres, mais je voulais voir ce qui se passait ici et qui avait crié.

Tout d'un coup, des hommes de la Croix Rouge apportèrent un homme boîteux allongé sur de simples planches de bois. Il éleva ses bras et avec l'aide de deux porteurs de la Croix Rouge se leva doucement. La sueur coulait de son visage. Répondant à ma question, il me dit qu'il était invalide de guerre, puis il se leva.

Ensuite je vis un homme pleurer. Il avait construit un petit brancard fait de planches de bois pour son petit-fils âgé de huit ans. Le garçon n'était plus capable de marcher et il l'avait accompagné toute la journée. Je demandai à l'homme pourquoi il avait pleuré et il me dit que son petit-fils était à nouveau capable de marcher et qu'il craignait de rentrer à la maison, parce que si sa sœur voyait cela, elle aurait une crise cardiaque.

Puis, je vis une jeune fille tzigane à genoux et je lui ai aussi adressé la parole. Elle m'a dit que ses mains avaient toujours été crispées et qu'à présent elle pouvait les redresser. Elle remerciait encore et encore.

J'ai vu plein de gens qui furent guéris. Un homme sauta par-dessus la clôture et je lui ai dit : ‹ Hé bien, je présume que vous n'êtes pas au bon endroit ici. › C'est là qu'il m'a répondu qu'il marchait encore avec des béquilles cinq petits jours auparavant, ensuite il m'a montré sa carte d'invalide de guerre où je vis la preuve qu'il était invalide à cent pour cent. »

Les guérisons se succèdent

Les évènements sensationnels du Traberhof de Rosenheim furent sans cesse qualifiés de scène bibliques. Les témoins oculaires sont encore aujourd'hui marqués par ce qu'ils vécurent là-bas. Certaines personnes de l'entourage proche de Gröning s'efforcèrent de mettre par écrit les guérisons qui se produisaient. Voici, par exemple une liste de guérisons advenues dans la foule après le discours de Gröning le 2 septembre 1949 :

« 1. Josef Fritz, M, était myope, il portait des lunettes ; il peut de nouveau voir nettement. (…)

3. Ludwig Suding, B., avait une lourde paralysie du côté gauche depuis 1918, qui lui venait d'une blessure. C'est parti.

4. Mathilde Oberndorfer, R., épilepsie depuis vingt ans, palpitations cardiaques, vertiges. Davantage de liberté intérieure, l'anxiété est partie, et il y a un sentiment de bien-être complet.

5.Waltraud Geiger, W., son bras gauche est paralysé par la polio. Elle peut maintenant lever son bras au tiers.

6. Anneliese Berger, Bad R., souffrant depuis 1937 de polio de la colonne vertébrale (tout le bas de son corps et ses jambes sont paralysés). Elle ressent des fourmillements, et un étirement, tout est chaud.

7. Theresia Reichert, B., rhumatismes articulaires depuis 4 ans, les deux genoux raides, les mains et les bras bougeant difficilement. 3 mois de traitement sans succès dans un hôpital de Rosenheim. Maintenant tout est plus facile.

8. Max Hettinger, M., sclérose en plaques depuis 1939, suite à une blessure, a reçu de nombreux traitements, notamment par le Prof. B et le Prof. S de l'hôpital de Schwabing. Sa jambe droite est maintenant plus solide et plus stable (...)

10. Johanna Schmirbel, K., jambes raides et lourdes. Dystrophie musculaire, engourdie. Incapable de marcher dans la rue, beaucoup de douleurs. Elle envoya une lettre à Bruno Gröning le 26 août 1949. Dès lors, sa douleur stoppa. Puis, le jour suivant à 18 heures, elle fut capable de déambuler dans la pièce et peut à présent déambuler dans toute sa maison. Avant elle avait froid aux pieds, maintenant elle a chaud, chaque jour apporte une amélioration.

11. Anna Hoffmann, M., avait une douleur à la hanche (arthrite), elle ressent une amélioration.

12. Martha Nitschke, L., depuis le début de l'année une dysfonction de la glande thyroïde. Insomnie, mauvaise circulation. Elle est libérée à présent. Tout s'améliora.

13. Anna Ostatel, R., malformation de la valvule, muscle cardiaque, reins, glande thyroïde, perturbations circulatoires. Tout s'est amélioré à présent.

14. Martin Spohrer, R., perforation de l'estomac, abcès, une opération, douleurs jour et nuit. Rémission depuis le 27 août.

15. Gubmeier Georg, R., tuberculose pulmonaire et saignements qui ont stoppé depuis le 30 août.

16. Kurt Kunze, Bad A., en raison d'une blessure en 1943, son bras (coude) est raide. Depuis le 27 août 1949, son bras est droit et capable de tout mouvement.

17. Maria Siegel, M., arthrite dans le coude pendant un an. Le traitement donné par le docteur ne réussit pas. A présent tout va bien et elle ne ressent plus de douleur.

18. Martha Roth de E., 73 ans ; pendant 29 ans elle a eu des difficultés à marcher et une douleur dans les membres. Guérie aujourd'hui et peut à présent marcher sans canne. »

Tu es guérie !

Au début 1950 Bruno Gröning était en activité dans la North Sea Island Wangerooge depuis deux mois. Il y rencontra Antje Janssen.

« Wangerooge est une petite île et la rumeur disait qu'il était prévu que Bruno Gröning vienne et guérisse des gens. J'avais une éruption cutanée qui était si moche que toute la famille souffrait. Ma mère était si désespérée qu'elle décida de m'amener à Bruno Gröning.

Nous étions supposés aller au cinéma à 20 heures, où Bruno Gröning attendait. Le hall était noir de monde, avec même des gens en fauteuil roulant et d'autres qui avaient des béquilles. Nous nous sommes assises sur des chaises pliantes et avons attendu, mais Bruno Gröning n'est pas venu. Je me suis endormie sur les genoux de ma mère.

Entre minuit et une heure Bruno Gröning finit par arriver. Des boules d'étain furent distribuées et nous étions censés croire en la guérison. Bruno Gröning dit que les handicapés devraient venir sur la scène avec lui, ce qu'ils firent, bien qu'il y avait des marches pour y accéder. Ils posèrent leurs béquilles aux alentours et formèrent un cercle autour de lui.

Ma mère était déçue de n'avoir pas été appelée sur la scène et m'y a tout simplement amenée. Tous les gens furent choqués. Je me suis sentie embarrassée et ce fut humiliant pour moi lorsque ma mère montra mes bras nus à Bruno Gröning. C'était si moche qu'aucun autre enfant ne voulait me toucher.

Pour moi qui avais cinq ans, Bruno Gröning était un homme très grand. Il se pencha vers moi, agita sa main au-dessus de mes bras et dit : ‹ Tu es guérie ! › Et il dit à ma mère : ‹ Rentrez chez vous maintenant et faites confirmer cela par un médecin dans deux semaines. ›

Nous sommes alors parties et j'ai dormi pendant un jour et une nuit, sans me gratter une seule fois. A présent, seules les cicatrices sont visibles et je suis restée en bonne santé jusqu'à ce jour.

Il y eut aussi d'autres guérisons. J'ai entendu parler d'un garçon dans une maison d'enfants. Il était sur des béquilles en face de la maison. Bruno Gröning l'appela depuis la fenêtre : ‹ Monte me voir ! ›, ‹ Je ne peux pas avec ces béquilles › répondit le garçon. Mais Bruno Gröning s'écria : ‹ Alors jette-les ! › Le garçon les jeta, traversa le couloir, le hall, monta les escaliers et le rencontra. Sa mère s'assit et s'évanouit parce qu'elle n'avait jamais vu son garçon marcher depuis qu'il était né. »

Dévoiler l'escroquerie

Grete Häusler raconta dans son livre « Voici la vérité sur Bruno Gröning » sa première rencontre avec le très controversé docteur miracle en août 1950 à Munich :

« J'avais aussi lu toutes ces bonnes et merveilleuses choses concernant Bruno Gröning en 1949, mais continuais de faire des commentaires négatifs, et pire encore je le condamnais lui et ses actes et l'appelais même de tous les noms d'oiseaux parce que je croyais que tout cela était une arnaque. Jamais je ne serai allée le voir de moi-même parce que je ne pouvais pas croire en quelque chose de ‹ Divin ›. Ce fut seulement parce que mon amie aveugle avait besoin d'être accompagnée et ne trouvait personne d'autre que j'ai décidé de l'accompagner. Voici comment je vins à Munich avec elle, et j'ai demandé à aller à la conférence dans l'idée de voir par moi-même. Plus tard, j'ai tenté de dire à mon amie combien tout cela était une escroquerie et qu'elle devrait dépenser son argent ailleurs.

Déjà sceptique en écoutant l'introduction de la conférence par Monsieur Enderlin, ce fut très embarrassant pour moi quand il nous demanda de prier calmement. Je ne pouvais faire cela puisque je ne croyais en rien. Et je ne pouvais croire que je serais jamais guérie. Mais j'acceptai de me plier à la demande de penser à quelque chose de très plaisant. Et lorsque j'ai pensé au beau lac de Wörth où la veille j'avais vu un beau lever de soleil, j'ai commencé à sentir un picotement dans mes doigts de pied. Ce picotement monta dans ma gorge et dans ma tête. Je sentis une douleur dans ma tête, vers le milieu, un tiraillement le long des bras jusqu'au bout des doigts. J'ai pensé à des lampes irradiantes que des gens auraient secrètement placées quelque part, mais je n'en voyais aucune dans la pièce. C'était pour moi inexplicable de ressentir quelque chose comme ça sans qu'on m'ait administré quelque injection ou pilules. Monsieur Enderlin nous expliqua remarquablement bien que Bruno Gröning était le transformateur du Heilstrom et Dieu la grande centrale électrique. Bruno Gröning n'était alors même pas présent. Comment cela pouvait-il bien être arrivé ? Mais néanmoins j'étais obligée de le croire, que je le veuille ou non. Il y avait là quelque chose que les hommes avaient oublié aujourd'hui. Cela m'a semblé très étrange que Monsieur Enderlin soit même heureux de l'état dans lequel je me trouvais. Mais lorsqu'il a dit que le fait de sortir en bonne santé ou non incombait à chaque individu, cela m'a mis la puce à l'oreille. Je me suis dit : ‹ Ce ne serait pas mal, mais ça n'est pas possible ! › Non, ce qu'il a dit ne pouvait être vrai ; que le mal pouvait simplement sortir de la tête, par les doigts ou les doigts de pied. Comment alors partirait la maladie ? Comment ma sinusite chronique que j'avais depuis l'âge de 15 ans, et qui suppurait, allait-elle partir ? Non ! ou les cellules de mon foie endommagées ? Ou comment se pourrait-il que j'ai assez de sucre dans mon sang ? Cela ne serait pas mal, si tout cela pouvait arriver si facilement ! Et j'ai souri à cette pensée. C'est alors que j'ai réfléchi : ‹ Mais il doit y avoir quelque chose de vrai là-dedans, sinon pourquoi aurais-je eu de telles douleurs et ce tiraillement dans mon corps ! Oui, pouvoir quitter cette pièce aujourd'hui en étant guérie ne serait pas mal, mais cela n'était pas du tout possible ! ›

Puis quand Monsieur Gröning est arrivé en personne, mes douleurs s'accrurent jusqu'à devenir insupportable. J'étais presque incapable de rester assise. Cinq minutes après, je sus instinctivement que cet homme qui était en face de moi en savait plus et avait plus de capacités que n'importe qui d'autre. Environ une heure plus tard, il vint à moi et me dit : ‹ Comment avez-vous voyagé jusqu'à Munich ? › J'ai répondu : ‹ Par le train. › ‹ Non, impossible, je ne peux pas ! › me répliqua-t-il. Je ne voyais pas où il voulait en venir avec ce qu'il venait de me dire. Et soudain je me suis souvenue que ces mots étaient ceux que j'avais dits à ma mère à la maison deux semaines auparavant en Carinthie, quand je lui ai lu la lettre de mon amie : ‹ Non, impossible, je ne peux pas ! › Elle m'avait demandé de l'accompagner à Munich pour voir Gröning le 28 août ! J'étais horrifiée que Bruno Gröning ait pu savoir tout ce que j'avais dit à ma mère, spécialement comment je l'avais traité. J'ai constaté qu'il savait non seulement cela mais il connaissait tout de moi et de ma vie entière. A présent, je savais : c'était juste ce que Enderlin avait rapporté à son sujet, c'est-à-dire qu'il était capable de voir dans votre corps jusque dans les moindres recoins, mais il voyait aussi le passé, le présent, le futur, tout en même temps, et il pouvait voir les gens avec lesquels vous vivez et vos parents et votre travail, ou votre voisinage ! J'avais terriblement honte. Il me regarda avec amour et en pardonnant : ‹ Vous n'êtes pas venue par le train, mais le train vous a amenée ici ! › Et j'ai su alors qu' il m'avait tout pardonné. Il me fallut un certain temps pour comprendre le jeu de mots : ‹ Le train vous a amenée ici. › Je ne voulais pas venir le voir, mais j'ai eu la permission de venir. (…)

Plus tard, Bruno Gröning se tint debout, devant nous, sérieux et concentré, en disant :

‹ Donnez-moi tous vos soucis et vos maladies ! Vous n'en sortez pas tout seuls. Je les porterai pour vous. Mais donnez-les moi librement, je ne les volerai pas ! ›

Et une fois de plus un sentiment étrange m'envahit. Qui est-il pour parler ainsi ? Mais je ne savais qu'une chose : je n'avais jamais reçu pareille proposition et jamais plus dans ma vie je ne rencontrerai une personne qui me proposerait quelque chose de similaire. Ainsi, c'était ici et maintenant la seule opportunité que j'aurais dans toute ma vie. Et alors je voulus vraiment le faire. Mais comment ? Je ne savais pas comment lui donner ma sinusite chronique, mon foie endommagé et le pancréas avec mon taux de sucre beaucoup trop bas.

Honnêtement, je ne savais pas comment tout cela pourrait se faire. Et dans la mesure où il n'y avait pas d'autres possibilités, je l'ai fait comme un enfant. J'ai pensé : ‹ Voilà ! je te donne mes trois maux incurables. Voilà : tu as ma mère incurable. Voilà, tu as toutes mes misères et tout ce qui va de travers dans ma vie, je n'en veux plus ! › Et à cet instant, je fus débarrassée de tout. La douleur des Regelungen fut très intense et à la fin de la conférence, Bruno Gröning dit que nous devrions pratiquer le Einstellen pour recevoir le Heilstrom quotidiennement afin d'obtenir la bonne force, parce que chacun de nous dépense cette force en pensant, en parlant et en travaillant. On peut se remplir à nouveau de ces énergies grâce au Einstellen, même si nous sommes en bonne santé, ceci afin de rester en permanence rempli d'énergie et en bonne santé. C'est d'autant plus à faire si nous ne sommes pas encore complètement guéris, car ainsi nous restons remplis de bonne force, celle-ci évacue alors la mauvaise. Il nous dit au revoir.

Nous sommes restés un petit moment parce que nous voulions lui demander si nous pouvions revenir. Quand tout le monde eut quitté la pièce et que je fus seule avec mon amie, je remarquai que mon mal de tête était parti, qu'il n'y avait plus de tiraillement, de picotement, plus de douleur, en fait il n'y avait plus rien et je me sentais merveilleusement légère comme si je venais de perdre une tonne de lourdeur et d'épuisement. J'étais remplie de joie, comme cela ne m'était jamais arrivé auparavant. J'ai dit à mon amie : ‹ Dis donc, Maria, je suis complètement guérie ! › Elle me répondit réellement déconcertée : ‹ Tu es folle ! › Mais j'ai dit : ‹ Maria, ce que je ressens en ce moment dans mon corps ne peut rien être d'autre que la bonne santé. ›

Puis Bruno Gröning entra dans la pièce. Je suis allée vers lui, lui ai serré la main et lui ai dit : ‹ Je vous remercie, Monsieur Gröning, je me sens complètement guérie, maintenant ! › Il m'a pénétrée du regard, très heureux et répliqua :

‹ Oui, vous ne le sentez pas seulement, vous êtes véritablement guérie maintenant. Mais ne me remerciez pas, remerciez Dieu, ce n'est pas moi qui ai fait cela. › »

Un homme authentique

Anny Freiin Ebner de Eschenbach fit aussi la connaissance de Bruno Gröning en août 1950 chez le thérapeute Enderlin à München. Dans une déclaration solennelle, elle décrivit sa rencontre avec lui.

« Je ne pouvais pas clairement savoir de quel bord était Bruno Gröning. Dans de nombreux articles de journaux, certains journalistes le décrivaient comme un saint puis d'autres dans des feuillets rajoutés presque quotidiennement le voyaient comme Satan. C'est dans cet état de confusion qu'un jour je me suis trouvée devant lui et pus alors me rendre compte.

En quelques instants, je ressentais que quelqu'un montrant une telle sérénité, assurance, bonté, modestie, patience, cette personne ne pouvait qu'être totalement reliée à Dieu. J'eux immédiatement confiance et sus avec bonheur que j'étais en présence d'un être authentique qui incarnait dans la réalité tout ce que je savais en théorie.

Le désordre de mon corps m'éloignait de plus en plus de l'ordre. Oui, un véritable torrent de purulence s'écoulait de mon nez et de mes yeux. En peu de temps, je fus libérée de mes troubles sur lesquels s'acharnaient deux médecins, une année durant, sans trouver ce que cela pouvait être. Comme je recevais le courant guérisseur, que j'avais rencontré un professeur authentique, j'allais à toutes les conférences de Bruno Gröning où je pouvais me rendre. Précisément à Gräfelfing dans la maison de convalescence ‹ Weikersheim ›, j'ai eu la possibilité d'écouter la même une ou deux fois à peu près chaque semaine. Et je pouvais voir d'incroyables guérisons et entendre des témoignages de personnes guéries. Voici quelques-unes en exemples. Une personne de Augsburg en remerciements pour sa guérison de graves troubles cardiaques, amenait en car, des personnes aux conférences. Une femme avait une tumeur cérébrale. Son visage était tout rétracté et elle n'avait plus sa tête à elle. De conférence en conférence, je pouvais observer les changements quant aux traits de son visage et sa façon de s'exprimer. Une dame était venue de New-York pour remercier de la guérison à distance de sa fille hospitalisée à New-York. Elle raconta les détails. Il s'agissait d'un cancer du sein. J'ai vu des sourds recouvrer l'ouïe, des muets pouvaient soudain parler. Des personnes qui étaient entrées avec peine à l'aide de cannes ou de béquilles, les jetèrent pendant la conférence et allèrent vers Monsieur Gröning avec les plus étonnantes exclamations.

‹ Je peux marcher librement et sans douleur ! ›

La plupart du temps, ils sortaient dans le couloir et montaient et descendaient l'escalier, émerveillés. S'ils voulaient remercier Bruno Gröning, il s'y opposait constamment avec ces mots :

‹Ne me remerciez pas, remerciez Dieu et montrez seulement dans votre vie quotidienne que vous êtes de véritables enfants de Dieu !› (…)

Pendant ces nombreuses années, j'ai participé à une centaine de conférences, et chacune d'elle était particulière, et correspondait parfaitement à chaque personne présente. Les paroles étaient d'inspiration profonde et non préparées à l'avance. Elles allaient donc droit au cœur. Quelle joie aussi pour lui quand il pouvait aider. Jamais, pas une seule fois, je n'ai pu remarquer qu'il demandait de l'argent pour une guérison. Même pas aux plus riches. Aux personnes présentes, il demandait parfois de donner de l'argent à quelqu'un dans le besoin. Lui-même n'en possédait pas. Si quelqu'un venait lui proposer de l'argent pour obtenir une guérison, alors Monsieur Gröning le repoussait et parfois même, brutalement en disant :

‹Je ne vends pas la force divine !› (…)

La supposition que Monsieur Gröning se servait d'hypnose et de suggestion est totalement faux. Il n'intervenait jamais sans le libre consentement de l'être humain.(…) Quelle merveille d'entendre comment par ses connaissances et capacités inépuisables, il rapproche toujours plus ses amis du savoir divin. Il peut depuis l'observatoire le plus élevé, tout éclairer par ses paroles et toucher constamment le cœur d'un phénomène. Il permet aux scientifiques, artistes, intellectuels, dans des conversations de qualité supérieure, avec des mots pesés et substantiels, d'élucider leurs problèmes. C'est un être paisible et humble qui ne fait aucun cas de son savoir, ce qui lui vaut peut-être d'être considéré par la majorité des humains superficiels, comme un être primitif et inculte ; alors qu'il est un être connaissant capable de discerner par anticipation et pénètre globalement au plus profond de l'âme humaine. »

Guéri par la boule

Mme Hennetmeyer-Tschuk, dont le frère a été guéri d'un eczéma à la main a vécu ceci :

« Après une pleurésie, j'ai développé la tuberculose et j'ai dû aller à l'hôpital. Mes parents l'ont écrit à mon frère. Il m'a envoyé une lettre qui contenait une boule d'étain que Bruno Gröning avait emplie de sa force. Mon frère écrivait : ‹ c'est mon ami Bruno Gröning qui t'envoie cette boule ; tu dois la garder avec toi et prier. ›

J'ai reçu des pensées comme : ‹ Dieu, tu es si grand, tu as un tel pouvoir, s'il te plaît aide-moi, moi aussi, rends-moi la santé ! ›

A l'hôpital, le médecin m'avait dit qu'il faudrait m'opérer. Lors de l'examen préopératoire, j'ai entendu le médecin derrière l'écran : ‹ C'est un miracle, elle est guérie, tout est parti. Les médicaments n'ont pas pu guérir ça. ›

Par la suite, j'ai toujours gardé la boule sur moi. A chaque contrôle annuel, c'est comme si je n'avais jamais rien eu aux poumons.

La boule de Bruno Gröning et la lettre de mon frère avec mots : ‹ Crois en Dieu ! Gröning est aussi avec toi par la pensée, même s'il ne te connaît pas ! › ont amené cette guérison. Je tenais toujours cette boule dans la main et je sentais qu'il y avait une force certaine. »

Levez-vous !

Gottfried Kaltz a rencontré Bruno Gröning au milieu des années 50, chez des amis :

« La mère de mon collègue était très malade depuis son accouchement. Elle ne pouvait pas se lever, ni se coucher seule.

Elle avait besoin d'une aide permanente, était en quelque sorte paralysée.

Nous avons entendu parler de Bruno Gröning. Personne ne croyait ce que nous entendions mais nous voulions aider sa mère et nous avons dit : ‹ Essayons, faisons-le venir ! ›

Et Bruno Gröning est venu. J'étais un ami de ces gens et j'étais aussi curieux. J'ai pu voir ce qui s'est passé. Bruno Gröning est venu avec trois personnes et nous étions curieux de voir ce qui allait se passer. Mme Weber était assise sur une chaise et M. Gröning nous a demandé de quitter la pièce.

Environ une heure plus tard, nous avons entendu ces mots : ‹ Lève-toi et marche ! › Nous, dans l'autre pièce, nous sommes redressés et encore une fois avons entendu : ‹ Lève-toi et marche ! › Nous nous sommes alors tous précipités dans la pièce et avons vu Mme Weber se lever et marcher. Nous avions les larmes aux yeux.

Je peux confirmer sous serment qu'il y avait plus de dix ans que Mme Weber n'avait pu faire un pas et là elle marchait ! Bruno Gröning ne lui avait rien fait, il l'avait juste regardée dans les yeux.

Bruno Gröning est encore resté une heure. En très peu de temps, environ 200 personnes s'étaient rassemblées car c'était sensationnel. Bruno Gröning n'a pas voulu prendre d'argent pour la guérison, il a juste reçu un don un peu plus tard. »

Guéri du cancer

Nikolaus Peterson est venu à trois heures de communauté avec son père, il n'a pas rencontré personnellement Bruno Gröning.

« Mon père est tombé très malade, il a contracté la jaunisse et a dû rentrer à l'hôpital. Il a été opéré et on lui a découvert un cancer généralisé. Le docteur Timmermann avait pratiqué sur lui une ablation de la rate et de la voie biliaire. Environ une semaine plus tard, mon père fut renvoyé chez lui et la suite du traitement fut confiée à son médecin de famille. Aucun médecin n'avait le moindre espoir. Il rentrait chez lui pour y mourir.

C'est alors que nous avons entendu parler de Bruno Gröning, le ‹Docteur Miracle›. Nous sommes allés chez Mme Thomson à Ostenfeld, près de Husum. Monsieur Gröning a fait une guérison à distance, il n'était pas présent.

Mon père marchait avec des béquilles et, quand nous sommes arrivés à Ostenfeld, nous sommes allés dans une maison où plus de trente personnes étaient déjà assises. Nous avons tous reçu une boule. Une photo de Bruno Gröning était accrochée au mur. Toute la pièce s'est mise à trembler. Cela a duré environ une demi-heure.

Un homme qui avait besoin de deux cannes pour marcher a dit à sa mère : ‹Oh, maman, je peux marcher sans cannes maintenant.› Et il est rentré chez lui tout seul.

Nous y sommes allés trois fois. Je savais que ce n'était pas du charlatanisme et mon père croyait qu'il se sentait soulagé. Avant la visite, il se sentait très mal, ne pesait pas plus de 50 kilos pour 1m80. Il manquait d'appétit mais maintenant il commençait à manger. Avant, il n'avait que la peau sur les os mais maintenant il croyait qu'il allait être guéri et son état s'est amélioré de semaine en semaine. Il a pris du poids, a pu marcher sans béquilles et a recommencé à faire du vélo.

Un jour, j'ai rencontré le Docteur Timmermann dans un grand magasin à Schleswig et je lui ai parlé. Il m'a demandé combien de temps mon père avait survécu mais quand je lui ai dit que mon père était toujours en vie, il a dit : ‹J'ai dû confondre votre père avec quelqu'un d'autre, votre père n'avait aucune chance.› Mais j'ai pu lui répondre que c'était bien mon père.

Nous sommes allés revoir le Docteur Timmermann pour un examen et il a dit : ‹Mr. Peterson, il n'y a plus de cancer. Tout est parti !›

Mon père a encore vécu 9 ans et il est mort de la grippe.»

Je continuerai à aider

Bruno Gröning connaissait l'heure de sa mort. Il disait d'avance qu'il ne vivrait pas vieux mais il insistait toujours sur le fait qu'il continuerait à aider. Gisela Knollman, qui est restée en contact avec Bruno Gröning après qu'elle fut guérie, rapporta ce qui suit :

« En 1958, lors de sa dernière visite, Bruno Gröning a dit entre autres : ‹ Je ne serai plus là très longtemps ! ›

Il n'a pas dit : ‹ Je vais mourir › ou ‹ Je m'en vais ›, il a juste dit : ‹ Je ne serai plus parmi vous très longtemps mais quand je ne serai plus là, je serai malgré tout toujours avec vous. Je pourrai encore vous aider. Pensez-y ! ›

En disant cela, il était plein de joie et paisible. »

Bruno Gröning a dit la même chose à Grete Häusler. Quand il lui a rendu visite durant 3 jours en 1952 à St Veit sur le Glan, il lui a dit :

« Tous les hommes doivent mourir, moi aussi. Mon corps sera mis en terre mais je ne serai pas mort. Je serai là pour celui qui m'appellera et je continuerai à aider. Mais après, chacun pourra expérimenter aide et guérir par lui-même. »

Tout est prêt

Julia Hochreiner en a fait l'expérience :

« Je traversais la place de l'Opéra avec mon mari, quand un homme est venu vers nous. Je l'ai tout de suite reconnu, c'était Bruno Gröning. J'ai dit à mon mari : ‹ c'est Bruno Gröning. › Il m'a répondu : ‹ Qu'est-ce que tu lui veux ? › Mais je voulais le saluer.

J'ai marché vers lui, lui ai tendu la main et lui ai demandé si je pouvais le saluer. Bruno Gröning se mit à rire, il était heureux que je l'aie reconnu et salué. Un courant est passé par sa main et m'a inondée tout le corps. Je lui ai dit que mon mari avait continué son chemin et que je ne pouvais pas rester plus longtemps avec lui. Sur ce, il a dit : ‹ Vous avez des problèmes, pas vrai ? Je peux le sentir. › C'était vrai, j'avais des problèmes à l'époque. C'est pourquoi je lui ai demandé si je pouvais le voir en privé. Il m'a donné l'adresse d'une Mme Deutsch, m'a tendu une boule d'étain et m'a dit : ‹ Cela vous donnera de la force. Gardez-là tout le temps avec vous. ›

J'ai vite rejoint mon mari. Il me reprochait de croire de telles choses.

Les années ont passé sans que j'entende parler de Bruno Gröning et j'ai oublié le nom de Mme Deutsch. Je perdis mon fils dans un accident. Ce fut une grande épreuve pour moi. Peu après, je tombai malade et devint déprimée. Je n'avais plus envie de vivre.

Il y avait une petite épicerie dans notre quartier, où ma mère avait coutume d'aller aussi. Un jour, la propriétaire lui demanda comment j'allais et si j'avais changé un peu. Ma mère lui répondit : ‹ Pas du tout. › Sur ce, une femme s'est adressée à elle et a offert de m'aider. Elle lui a donné son numéro de téléphone. J'étais supposée l'appeler. Ma mère m'a parlé de cette femme et m'a suggéré d'aller la voir.

Je ne voulais voir personne, ma mère insista et je décidai d'y aller. Auparavant, j'avais téléphoné et la dame, contente de mon appel, me proposa de me recevoir tout de suite, elle aurait toujours du temps pour moi.

J'y suis allée, je fus chaleureusement accueillie et j'appris que j'étais venue rencontrer Mme Deutsch, vers qui Bruno Gröning m'avait envoyée des années auparavant. Elle m'apprit qu'il était décédé en 1959. Je lui racontai ma rencontre avec Bruno Gröning et sa promesse qu'il me donnerait une autre grosse boule.

Je fus surprise d'apprendre que Bruno Gröning avait tout raconté à Mme Deutsch quand il était encore en vie. Il lui avait laissé une boule pour Mme Hochreiner. Maintenant, elle me la remettait.

C'était un miracle. Je ne pouvais pas le croire. Bruno Gröning devait savoir tout ce qui allait se passer : la mort de mon fils, ma détresse, ma visite à Mme Deutsch, etc.

J'ai passé du temps avec Mme Deutsch et elle m'a tout raconté sur Bruno Gröning et sur sa force. Elle a manifesté beaucoup de compassion pour ma situation et m'a donnée du courage ; elle m'a invitée à croire que Bruno Gröning me donnerait de la force.

La boule a provoqué une sensation de brûlure dans ma main. Cela m'a fait comme si un courant parcourait tout mon corps, tout comme des années auparavant sur la place de l'Opéra, quand j'avais serré la main de Bruno Gröning. J'étais si heureuse que j'en ai pleuré. Avec l'aide de Bruno Gröning, j'ai trouvé le salut en vivant une guérison intérieure. »

2ème PARTIE

Le Cercle des Amis de Bruno Gröning

Après la mort de Bruno Gröning, le monde entier a cru partout que son action avait pris fin. L'intérêt du grand public tomba, le tumulte médiatique s'émoussa. Le nom de Gröning sombra dans l'oubli. Même beaucoup de ses amis se sentirent abandonnés et tournèrent le dos aux communautés.

Quelques-uns seulement crurent à la promesse de continuer à aider même après sa mort. Et seul ce petit nombre vécut l'inconcevable : le Heilstrom agissait autant qu'avant. En-deçà des évènements du monde, ils devinrent les témoins du fait que les malades continuaient à recouvrer la santé et que les maux incurables disparaissaient. Cependant, un témoignage n'aurait plus aucun impact sur l'opinion publique. Le monde voulait oublier Bruno Gröning et le considérait comme mort. Pendant plusieurs décennies, on n'entendit plus parler de lui. Les gens continuaient à vivre et à souffrir comme s'il n'avait jamais vécu.

Cependant, à la fin des année 1980, le nom de Bruno Gröning resurgit dans les médias. Il est question d'un Cercle des Amis, on présente des témoignages de réussite. Voici quelques extraits de journaux :

> « ‹ Le guérisseur-miracle › fait à nouveau parler de lui »

> « Inconcevable ! De l'au-delà, le docteur-miracle Bruno Gröning guérit encore aujourd'hui (32 ans après sa mort) »

> « ‹ Guérison miraculeuse › par la voie spirituelle, vérifiée et constatée par des médecins indépendants »

Tandis que de son vivant, les échos à son sujet étaient en majeure partie négatifs, aujourd'hui les évènements le concernant sont présentés d'une façon absolument positive. Beaucoup de journalistes sont prêts à se laisser convaincre de la vérité. Ils s'informent des témoignages de réussite, parlent avec des personnes guéries et relatent leurs expériences de guérison qui sont bien avérées. Grâce à la réception du Heilstrom, des guérisons sensationnelles se produisent. Cela est confirmé par des examens médicaux : dans le Cercle des Amis de Bruno Gröning, la force divine continue d'agir.

Chapitre 5 : Le sens et le but des communautés

Le Cercle des Amis de Bruno Gröning s'organise en nombreuses communautés distinctes qui se répartissent sur l'ensemble du territoire de l'Allemagne Fédérale et dans les pays voisins. Dans ces communautés, les personnes qui recherchent de l'aide sont informées de la façon dont elles peuvent recevoir le Heilstrom. On approfondit l'enseignement de Bruno Gröning et les personnes guéries témoignent de leur guérison.

Création des communautés

Bruno Gröning avait lui-même posé les bases de l'organisation des communautés. Après que l'interdiction de guérir l'ait à nouveau poursuivi et que ses projets de « maisons de la santé » aient été réduits à néant, il se mit à chercher de nouvelles voies afin de pouvoir agir librement. Les conférences du début données dans des endroits dispersés, ne suffisaient pas pour répondre à la demande du grand nombre de personnes cherchant de l'aide. Les rassemblements de masse de 1949 ne devaient pas se reproduire.

C'est alors que Bruno Gröning se mit à parcourir inlassablement le pays pour rassembler en communautés les personnes cherchant de l'aide. Celles-ci se rencontraient régulièrement, même en son absence et furent prises en charge par des guides de communautés, comme on les appelait. Lui-même fréquentait de temps en temps les différentes communautés et faisait des discours. De cette manière, il voulait toucher le plus grand nombre possible de personnes, mais en même temps éviter de transgresser la législation concernant les Heilpraktiker. Dans les communautés, il ne faisait rien d'autre que des discours sur la foi, ce qui d'après l'article 5 de la loi fondamentale sur la liberté d'expression, était autorisé.

Pour assurer définitivement son activité de conférences, il fonda en 1953 la « Ligue Gröning » puis en 1958, l'association qui lui succéda, c'est-à-dire « l'Association pour favoriser les fondements naturels, psychiques et spirituels de la vie ». Cependant, ces deux associations ne réalisèrent pas ce qu'il attendait d'elles, elles ne lui apportèrent ni la protection ni la sécurité.

Après sa mort, la dernière association fut maintenue, mais elle éclata bientôt en raison d'intrigues et de luttes de pouvoir. De nouvelles associations furent constituées. Chacune prétendait qu'elle était la seule à poursuivre l'œuvre de Bruno Gröning, mais toutes se déchiraient entre elles. Bientôt se produisit la même erreur qui avait amené autrefois Bruno Gröning à se séparer de la Ligue Gröning : l'association s'émancipa de plus en plus et refoula à l'arrière-plan l'héritage spirituel du guérisseur – force curative et enseignement.

En 1979, Grete Häusler donna naissance à son propre « Cercle des Amis ». Elle avait longtemps travaillé avec Bruno Gröning, obtenu de lui la guérison en 1950, et avait ensuite constitué 23 communautés en Autriche. Pendant près de 9 ans, elle avait eu l'occasion d'apprendre à connaître les vraies intentions de Bruno Gröning. Alors que celles-ci ne pouvaient plus s'accomplir dans les associations et que, par ailleurs, il y avait de moins en moins de guérisons, elle commença avec une poignée d'amis à reconstruire l'œuvre de Bruno Gröning. Cela devait devenir non plus une association mais un « Cercle des Amis » d'un ensemble de personnes cherchant aide et guérison.

Avec le temps, à partir de la petite douzaine de personnes du début, se forma un cercle de plus en plus important. Si, dans les premiers temps, la salle de séjour des amis suffisait pour les heures de communauté, et on devait s'en contenter même pour les congrès nationaux, on a dû assez vite louer des salles plus spacieuses. De grandes salles devenaient nécessaires pour les congrès. En Allemagne, en Autriche et en Suisse, de nouvelles communautés se constituaient sans cesse, le Cercle des Amis s'élargit également en-dehors des pays de langue allemande. Le nombre des amis qui dépassait déjà 700 en 1985 s'accrût ensuite jusqu'au début de 1993 pour atteindre presque 10.000.

L'intérêt du grand public lui-même commença à se réveiller à la fin des années 1980. Après la mort de Bruno Gröning, cet intérêt avait été prêt de s'éteindre et les associations n'avaient pas entrepris grand-chose pour le ranimer. Une trentaine d'années durent s'écouler avant que les médias ne s'emparent à nouveau du phénomène Gröning. Le grand nombre de guérisons et le fait qu'elles étaient de plus en plus largement reconnues par les médecins et les guérisseurs, suscitèrent l'intérêt de la presse, de la radio et de la TV. Aujourd'hui, le Cercle des Amis de Bruno Gröning est une valeur bien établie dans le champ très large des méthodes de guérison alternatives. On ne peut plus refuser de l'admettre.

Une heure de communauté

Mais qu'est-ce qui rassemble tant de personnes. Pourquoi viennent-ils aux heures de communauté ? Que se passe-t-il à vrai dire lors de telles réunions ? Anita Höhne relate dans son livre « Guérisseurs aujourd'hui », comment en qualité de journaliste extérieure au Cercle des Amis de Bruno Gröning, elle y vécut une heure de communauté :

> « Munich, printemps 1989, nous sommes assis dans la salle de conférence d'un grand hôtel de Munich. Ambiance discrète, bourgeoise, celle d'une association culturelle.
>
> Autour d'une longue table, environ une trentaine d'invités. Une fermière est assise là. Quelques chaises plus loin, un homme, style cadre de banque. A côté de lui, une jeune femme d'une fraîcheur juvénile et au moins deux grand-mères. Pas un seul visage qui reflète le fanatisme. Rien qui ressemble à l'extase, ici règne une ambiance qui oscille entre le recueillement et la simplicité. C'est dans cette ambiance très simple que se déroule cette réunion où l'on observe des visages que l'on pourrait rencontrer dans la vie de tous les jours, c'est quelque chose de très inhabituel qui, s'il s'agissait d'autres personnes, pourrait engendrer un soupçon de superstition, de bigoterie et de croyance aveugle aux miracles. Une photo de Bruno Gröning est accrochée au mur.

Ces personnes se rassemblent au Münchner Hôtel pour penser à lui. Elles se rencontrent là, avec la conviction que sa force guérit encore aujourd'hui. Chacun peut donner des exemples de ce qu'il a pu vivre, de guérisons extraordinaires qu'il a pu avoir dans son propre corps. Une jeune fille de 19 ans, très mignonne, rapporte à voix basse : ‹ Je viens d'avoir la sensation d'être comme électrisée. ›

Une autre femme à côté d'elle dit quelque chose de semblable : ‹ C'était comme si un courant électrique me traversait le corps, du haut en bas. › Une femme plus âgée parle au contraire d'une sensation de chaleur de plus en plus forte. Un homme se plaint de douleurs. Chez une autre femme, des maux de tête insoutenables ont cessé et une sensation de soulagement a persisté. Tout cela est raconté, exposé, calmement, de manière tout à fait objective. Mais tous ont à ce moment-là le sentiment d'avoir ressenti en eux-mêmes l'énergie du cosmos, le Heilstrom de Bruno Gröning.

‹ Séparez-vous de tout ce qui vous accable, de tout ce qui a pesé sur vous, libérez-vous complètement ; accueillez et acceptez le Bien sous la forme de la force curative divine. Je souhaite qu'elle vous comble pleinement… › a dit tout au début Grete Häusler, responsable de la communauté Gröning, à ses auditeurs. A Munich, il y a des douzaines de communautés ; mais dans toute l'Allemagne, leur nombre atteint le millier maintenant. Presque toutes les semaines, une nouvelle communauté se crée, un groupe local d'amis de Gröning qui ensuite se rencontre régulièrement. Et cela non seulement en Allemagne, mais aussi à l'étranger.

Ils sont donc assis là et ils écoutent ce que Madame Häusler, 67 ans, originaire de Hennef, a à leur dire. Ils ont les yeux fermés, les mains ouvertes. Une position qui veut dire : nous sommes prêts à accueillir. Mme Häusler a préalablement appris à tous ne de pas croiser ni les bras, ni les jambes. Cela entrave la libre circulation de la force cosmique qui amène la guérison et chasse les maladies. Je vois un jeune homme, les yeux fermés, qui se met littéralement à sursauter. Il en est de même pour beaucoup d'autres personnes encore.(...)

Un groupe de personnes est assis là ; elles font passer une sorte de fer à cheval en papier d'aluminium, un ‹ stimulateur › que Bruno Gröning a un jour donné aux amis pour renforcer l'énergie. Elles ont les mains sur les genoux, les paumes ouvertes, tournées vers le haut, comme si elles voulaient se ressourcer (...) Elles ont les yeux fermés ; assises sur leur chaise, elles sursautent brusquement toutes en même temps comme des gens qui sont brusquement tirés de leur sommeil. Leurs corps est pris de soubresauts.(...)

Voici ce qui peut paraître étrange pour les personnes de l'extérieur : j'ai feuilleté d'anciennes archives de la grande époque de Gröning, j'ai relu les déclarations de témoins que plus personne ne connaît aujourd'hui, et au printemps 1989, tous emploient les mêmes mots que les amis de Bruno Gröning : ils parlent de picotements, d'une sensation de chaleur ou de froid, de douleurs également, et chaque fois d'une force curative qui les envahit. Dans presque tous les cas, une guérison est précédée de douleurs une fois encore. Aujourd'hui, les amis de Bruno Gröning appellent cela des ‹ Regelungen ›. Et c'est ainsi qu'ils les nommaient à l'époque. La maladie s'atténue avec des douleurs : on sent quand elle s'en va. Mais s'en va-t-elle vraiment ?

Elisabeth J., une femme de 66 ans en bonne santé, d'allure sportive, suit notre conversation avec attention et intérêt. Elle peut présenter des témoignages médicaux sur le très mauvais état de santé qui fut le sien : ‹ En 1971, un matin, je n'arrivais plus à sortir de mon lit. Je ne pouvais plus me tenir ni debout ni assise. J'avais de fortes douleurs dans le dos. Des tiraillements irradiaient des lombaires aux cervicales jusqu'à la tête : usure de la colonne vertébrale et sciatique, atteinte du nerf sciatique. › S'en suivirent faiblesse musculaire, constipation, angoisses, dépression et insomnies. Tout cela est passé. Elle a vécu une guérison spontanée au cours d'un entretien avec Bruno Gröning : ‹ J'étais assise là et je ressentis tout à coup une sensation très étrange dans la cuisse. La douleur et la faiblesse ont disparu soudainement.› Les douleurs sont revenues encore une fois : ‹J'ai eu une nuit blanche mais j'ai tenu bon. Et depuis, je vais bien.› Elle n'a plus besoin de canne et elle a même osé monter à nouveau sur son vélo. Et elle peut renoncer aux médicaments dont elle dépendait jusqu'à présent.

D'après un rapport de l'Agence de presse allemande, il y a dans la République Fédérale uniquement, (début 1989), au moins 1500 hommes et femmes qui chaque jour pensent à Bruno Gröning et dans les pays voisins aussi se créent sans cesse de nouvelles communautés. J'ai parlé avec plus d'une douzaine de personnes ; elle m'ont rapporté des témoignages semblables à celui d'Elisabeth. Elles ont vécu le miracle d'une guérison par une force invisible. »

Importance d'une heure de communauté

Au cours des heures de communauté, on continue à donner l'enseignement de Bruno Gröning de manière approfondie. Les personnes cherchant de l'aide et les amis doivent apprendre à bien mettre à profit cette nouvelle façon de pensée positive et à renforcer en eux la foi. C'est ainsi que la personne peut non seulement obtenir la santé mais aussi la conserver.

Le passé a montré à quel point la connaissance de l'enseignement du petit Gröning est importante. Beaucoup de personnes cherchant de l'aide ont été guéries après une seule et unique rencontre avec Bruno Gröning, que ce soit à Herford ou au Traberhof, mais elles n'avaient pas connaissance des causes spirituelles sous-jacentes d'une guérison. Elles n'avaient pas appris à recevoir le Heilstrom et elles ne connaissaient rien non plus aux douleurs de Regelungen. La force des pensées, la position assise correcte, la connaissance du bien et du mal : tout cela leur était resté étranger. Quand les Regelungen se faisaient sentir ou quand naissaient en elles les doutes quant à la persistance de la guérison, il arrivait alors, que livrées à elles-mêmes, elles étaient souvent trop faibles pour croire à la bonne santé. C'est ainsi que plus d'une retomba dans ses souffrances d'antan. C'est la raison pour laquelle on disait souvent que les guérisons ne duraient pas, pourtant celui qui connaît l'enseignement de Bruno Gröning et qui a compris le bien-fondé des lois spirituelles, celui-là sait bien que tout cela n'était qu'une conséquence involontaire d'un manque de foi, c'est-à-dire d'un manque de connaissance sur les liens spirituels. Celui qui par exemple, ne sait rien de la force des pensées, et qui continue de se préoccuper de la maladie, va perdre à nouveau le bénéfice de la guérison, puisqu'il attirera à nouveau le mal et la maladie par sa façon de penser.

C'est pourquoi il est important pour la personne cherchant de l'aide que pendant les heures de communauté, l'enseignement de Bruno Gröning lui soit rendu familier. Mais il est également important qu'elle capte en elle le Heilstrom avec d'autant plus d'intensité. Bruno Gröning comparait l'homme à une batterie. Par sa pensée, ses paroles et ses actes, l'homme dépense continuellement de l'énergie. Pour garder ses forces, il est obligé de refaire le plein de l'équivalent en énergie. Cela, il peut arriver à le faire par le Einstellen quotidien et en se rendant régulièrement aux heures de communauté. Dans une lettre adressée à une personne cherchant de l'aide, Bruno Gröning écrivait entre autres :

> « Comparez-vous tout au long de votre vie à une batterie (...) en veillant à ce que votre corps toujours rechargé en énergie nouvelle, soit prêt ou puisse se mettre à tout moment à tirer profit de cette énergie vitale non seulement pour lui-même, pour être en capacité de vivre et d'affronter l'existence, mais aussi pour qu'il puisse comme une batterie donner de l'énergie aux autres, c'est-à-dire à tous ceux de son entourage, qui ont présenté des signes de manque d'énergie. »

Beaucoup de personnes se réunissent aux heures de communauté avec le cœur ouvert et en ayant la foi. C'est alors qu'on peut capter la force curative de manière amplifiée. Plus les personnes sont nombreuses à faire le Einstellen, plus grande est cette force.

Une œuvre d'amour du prochain

Bruno Gröning attachait beaucoup d'importance à ce que les hommes se rassemblent dans l'harmonie. Il rappelait sans cesse le commandement d'amour du prochain :

> « Vous devez savoir que vous appartenez à la même famille. Vous devez aimer votre prochain comme vous-mêmes. C'est mon souhait, c'est ma volonté, que cela se passe ainsi et que les hommes se retrouvent ensemble, c'est ainsi que la possibilité de recevoir de l'aide sera accordée à tous ».

La plupart des hommes viennent chercher de l'aide dans la communauté de Bruno Gröning, poussés par le désir de recouvrer la santé. Cependant avec le Heilstrom, ce n'est pas uniquement la santé qu'ils peuvent ressentir en eux, mais aussi une nouvelle perception de la vie. Le cœur s'ouvre, la sérénité, la paix et le bonheur inondent l'homme, et un amour de la vie jusque-là ignoré saisit son âme.

De ce ressenti résulte chez beaucoup de personnes guéries le souhait de retransmettre le bonheur nouvellement reçu. Elles veulent contribuer à l'œuvre de Bruno Gröning, afin de permettre à d'autres personnes d'accéder à la possibilité de la guérison et de la transformation intérieure.

L'œuvre de Bruno Gröning est une œuvre d'amour du prochain. Comme lui-même ne prenait précisément jamais d'argent pour une guérison, personne aujourd'hui ne reçoit un seul centime pour son travail. Toutes les tâches sont faites bénévolement dans le Cercle des Amis. Seuls les frais afférents sont remboursés.

Bruno Gröning insistait toujours sur le fait que Dieu est amour et qu'il veut agir à travers l'homme. Mais le véritable amour, on ne peut l'acheter, ni se le faire payer, c'est un cadeau du ciel. Quand les rapports entre les humains seront régis par cet amour, la paix deviendra réalité sur la terre.

Utilité des heures de communauté

Un point important de l'enseignement de Bruno Gröning est que le fait que l'être humain soit personnellement actif. Il ne faudrait pas qu'il soit là assis passivement en se laissant « inonder », mais il devrait participer à sa guérison en accomplissant sa conversion intérieure. Il devrait orienter sa volonté et ses efforts en menant sciemment le combat contre le mal, en n'acceptant plus le mal et n'accueillant que le bien en lui. C'est un combat incessant. Satan fait tout ce qu'il peut pour détourner l'homme du bon chemin divin. Celui-ci doit apprendre à édifier une forteresse intérieure face à tout ce mal auquel il est confronté dans la vie quotidienne.

Bruno Gröning explique comme suit ce qui est important dans une heure de communauté :

> « Il ne s'agit pas seulement d'assister à l'heure de communauté, mais il s'agit vraiment de rester sur le droit chemin et à partir de là, de ne pas vous en écarter, car tout cela vous sera bénéfique. »

Les heures de communauté aident les amis dans leur combat quotidien à ne pas sombrer dans le désordre des pensées et des expériences mauvaises. Tant que l'homme est rempli de bonnes forces, il pourra déjouer les pièges du malin. Il ouvrira son âme au Divin et ne la laissera pas sous l'emprise du malin.

> « C'est par l'âme que l'homme s'ouvre à la pure réception divine, qu'il reçoit l'émission divine. Si l'homme lui-même qui n'est véritablement qu'un esprit, vit avec le dessein de faire le mal, alors son âme se ferme et sa relation à Dieu est totalement perdue. C'est alors qu'il est privé de Dieu ! »

Les heures de communauté représentent une grande aide pour chaque être humain. C'est là que d'une part, il peut recevoir l'énergie nécessaire pour être toujours rempli de bonnes forces, et que d'autre part, il apprend comment reconnaître le mal, comment s'en protéger et préserver la santé qu'il a recouvrée. Bruno Gröning expliquait en des termes simples comment ceci est possible :

« Ce que vous captez, ce que vous acceptez, vous l'avez. Si seulement vous n'acceptiez que le bien en mettant le mal de côté, vous garderiez toujours le bien. »

Quand l'homme est sans énergie, il capte en lui tout le mal qui se présente dans son quotidien. C'est alors qu'il tombe malade, qu'il est déçu et qu'il se laisse envahir par des sentiments de colère, de jalousie, d'envie ou de rage. Il y a tant d'occasions de capter le mal. Imaginez la quantité de maux psychiques qui se multiplient avec le temps. Mais quand l'homme tombe malade, en tout cas il y voit un méchant coup du sort ou bien il n'en pense rien du tout. Ce n'est pas lui qui prend en charge sa maladie, mais le médecin. Il ne réalise absolument pas, que c'est lui-même qui a accumulé tout le mal en lui et que ce mal a tout simplement trouvé dans la maladie son expression visible.

Au cours des heures de communauté, les amis ont l'occasion de déposer tout le mal par la voie spirituelle, et de vider la coupe de leur âme. Ils peuvent capter suffisamment de bonnes forces pour rester plein d'énergie dans les épreuves de la vie quotidienne et pour juguler le mal.

Cela devrait être le but de chaque homme de ne plus rien avoir de commun avec le mal. Mais pour y parvenir, un chemin d'évolution est cependant nécessaire. L'homme doit apprendre à distinguer le bien et le mal, à reconnaître ses propres fautes et à mener le combat contre le mal. Pour cela, il a besoin de force. C'est seulement quand il est rempli d'énergie qu'il peut consolider sa foi dans le bien et remporter la victoire sur le mal. Bruno Gröning disait simplement :

« Celui qui tient bon, celui qui garde fermement la foi en Dieu, celui-là est vainqueur ! »

Chapitre 6 :
Organisation du Cercle des Amis

Lorsque Grete Häusler créa le Cercle des Amis de Bruno Gröning en 1979, celui-ci ne comptait plus qu'une dizaine d'amis. L'ensemble avait un caractère plutôt familial. Mais plus le cercle s'agrandit, plus il s'ensuivit de tâches diverses.

Il fallait absolument que les nouvelles communautés aient leurs propres guides de communauté et leurs propres trésoriers. Pour confirmer les aides et les guérisons qui avaient lieu, on a constitué des groupes de témoignages de réussite. Des cercles de médecins furent créés. L'impression des recueils de formation, la duplication des cassettes de formation, l'organisation des congrès, la technique, la chorale, le travail de vidéo, la traduction en langues étrangères : toutes ces tâches, qu'on remarquait à peine au début, prirent de plus en plus d'extension.

Entre-temps, l'œuvre a pris une ampleur qui exige une restructuration d'ensemble selon des principes bien déterminés. Le fait que tous ceux qui apportent leur concours le fasse bénévolement et exclusivement pendant leur temps libre suppose clarté et transparence de l'organisation ; comme par exemple, le fait que le Cercle des Amis se finance uniquement par des dons volontaires et qu'aucune cotisation, aucun droit d'entrée ou autre chose semblable ne soient demandés. Même le matériel de formation est remis gratuitement aux amis, conformément aux paroles de Bruno Gröning :

« Je ne vends pas la force divine ».

Guides de communauté, cercles de travail et cercles restreints

Comme le Cercle des Amis dans son ensemble, chacune des communautés a aussi son guide responsable. Celui-ci a pour tâche de prendre en charge les amis, d'initier à l'enseignement de Bruno Gröning les nouveaux amis cherchant de l'aide et de les soutenir par des conseils à mettre en pratique.

Le guide de communauté est responsable de tout ce qui se passe dans sa communauté. Non seulement il prépare les heures de communauté et les tient, mais il se charge aussi de faire enregistrer les aides et les guérisons qui surviennent et veille à ce que la trésorerie soit tenue en ordre et le travail des relations publiques bien effectué.

Il est évident qu'une personne ne peut à elle seule mener à bien toutes ces tâches. Le guide de communauté a besoin de personnes pour l'aider. La première s'occupera de la rédaction des témoignages de réussite, la seconde du travail des relations publiques et la troisième ira chercher chez eux les amis qui n'ont pas la possibilité de venir en voiture aux heures de communauté. Toutes ces bénévoles se regroupent en cercles de travail et en cercles restreints. Ils se réunissent à intervalles réguliers, discutent des tâches qui se présentent et font le Einstellen ensemble pour celles-ci. Jamais le travail ne doit devenir une fin en soi, il faut toujours que l'on reste conscient de l'aspect spirituel et de l'amour divin, bases de l'œuvre. Le plus important est que la personne cherchant de l'aide soit aidée.

Les groupes de témoignage de réussite

Bruno Gröning attachait une importance particulière au fait que les aides et les guérisons soient confirmées par écrit. Le seul remerciement qu'il acceptait d'une personne guérie était un compte-rendu du témoignage de réussite qui soit fidèle à la réalité. Les témoignages de réussite sont les pierres de construction de son œuvre, témoignages de l'action divine et grands soutiens pour les personnes cherchant de l'aide.

Aujourd'hui encore, on accorde beaucoup d'importance au travail de témoignages de réussite. La plupart des communautés ont leurs propres groupes de témoignages de réussite dans lesquels on travaille sur les témoignages des amis. On pose des questions précises : combien de temps l'affection a-t-elle duré ? Quel type de douleurs ? Quel nom le médecin a-t-il donné à la maladie ? Quels médicaments ont été prescrits ? Qu'y a-t-il eu effectivement comme amélioration ou éventuellement comme guérison par le contact avec Bruno Gröning ? Depuis que la personne est guérie, que peut-elle faire et ne pouvait pas faire auparavant (par exemple monter l'escalier, faire du vélo, du jardinage etc…) ? Une visite médicale de contrôle a-t-elle été effectuée ? etc.…

Cela demande souvent des heures de travail assidu et quelques entretiens avec la personne guérie avant de pouvoir présenter le témoignage de réussite au cercle de médecins.

Le groupe médico-scientifique spécialisé (MWF)

Le premier groupe de médecins du Cercle des Amis vit le jour en 1986. Quelques médecins se mirent à examiner les guérisons à l'aide d'une expertise médicale. Ils posèrent des questions complémentaires aux personnes guéries, mais également aux médecins traitants, et demandèrent les attestations du malade, ainsi qu'une visite de contrôle. Il fut ainsi possible que tous les témoignages de réussite soient dotés de documents et d'examens de contrôle.

Entre-temps à partir de ce groupe de médecins s'est constitué un groupe intitulé « groupe médico-scientifique spécialisé (MWF) » dont font partie quelques centaines de médecins, de Heilpraktiker et de guérisseurs. Il est vrai que tous n'y travaillent pas activement, mais par rapport à la démarche de guérison de Bruno Gröning, ils s'avèrent intéressés et bienveillants. Certains d'entre eux font le Einstellen pour leurs patients ou bien conseillent à ceux qu'ils ne peuvent pas aider de se rendre dans un Cercle des Amis de Bruno Gröning. Depuis le printemps 1992 ont lieu régulièrement des congrès de médecins qui s'occupent du « phénomène Gröning ».

Le docteur H. G., qui travaille dans le cercle des médecins, a écrit dans la première édition du livre « Faire l'expérience de la santé, voilà la vérité », contenant dix témoignages de réussite documentés, entre autres :

« C'est seulement après avoir parcouru un grand nombre de témoignages de réussite que j'ai pu en saisir la signification : par pure coïncidence des guérisons peuvent se produire après le premier contact avec l'enseignement du petit Gröning et l'entrée dans la communauté, comme par exemple dans le cas de Madame Jakobs, le gros ulcère qu'elle avait à la jambe depuis des années, s'est refermé en très peu de temps. Cette guérison rapide n'est pas explicable médicalement, elle s'est produite parce que des amis de Bruno Gröning ont fait le Einstellen pour elle. Madame Jakobs n'a même pas été introduite à l'enseignement, mais elle a été reliée au Heilstrom par l'intermédiaire des amis et c'est ainsi qu'elle a pu être libérée de cette maladie douloureuse. [...]

Qu'entend Bruno Gröning par le mot guérison ?

Pour lui, la guérison est purification. Quand un homme s'ouvre à la bonne force avec un cœur confiant, le Heilstrom peut couler en lui. Il faut que tout ce qui est mauvais soit écarté. Il s'en suit une purification au niveau du corps et de l'âme, de sorte que les maladies physiques et psychiques sont éliminées. En outre, l'homme fait alors l'expérience d'une purification qui le place dans une situation de transformation spirituelle lui permettant de se tourner vers Dieu. C'est la grande conversion dont parlait Monsieur Gröning. Ainsi la guérison va dans le sens que lui donnait le petit Gröning, d'un processus qui va beaucoup plus loin que la libération d'une maladie et qui peut avoir une orientation décisive pour la suite du chemin de vie de la personne concernée, dans la mesure où celle-ci est disposée à suivre aussi l'enseignement à l'avenir.

Qu'entend la médecine par le mot guérison ?

La guérison s'est produite quand l'état pathologique antérieur a disparu.

Lorsque l'état pathologique n'existe plus, la cause de la maladie peut néanmoins persister chez l'individu. Ce qu'il est possible de prouver quant à l'origine de la maladie dépend de la méthode d'évaluation retenue, de la façon de l'appliquer et de son degré de précision. J'aimerais bien expliciter ceci à partir d'un exemple en trois points :

Cause de l'ulcère à l'estomac :

1. Le gastro-entérologue qui mesure le taux d'acidité de l'estomac explique que l'origine de l'ulcère réside dans le déséquilibre entre l'acide et les capacités de défense de la paroi gastrique.

2. Le somato-thérapeute qui analyse l'état psychique du patient en se fondant sur ses connaissances spécifiques, explique que la cause de la maladie réside dans la situation conflictuelle où se trouve l'intéressé. Il suit ses patients jour après jour, voyant ainsi comment agissent en lui les pensées et à quel point soucis et peurs peuvent engendrer la maladie.

3. Monsieur Gröning explique que la cause de l'ulcère à l'estomac n'est autre que le mal et que n'importe quel médecin peut constater qu'un ulcère à l'estomac est quelque chose de mauvais. Mais je voudrais encore une fois insister sur le fait que cette maladie, comme toutes les autres provient d'une force essentielle. N'importe quel scientifique qui réfléchit de manière objective peut bien chasser de son esprit de pareils raisonnements. Néanmoins cette force constitue une partie de ce savoir originel, qui, dans l'agitation de notre société moderne orientée vers la performance, a été enfoui. [...]

Le gastro-entérologue mène la lutte pour la santé physique. Pour combattre la maladie, on a recours aux médicaments. Le somato-thérapeute agit au niveau du psychisme. Ici on va prescrire un training autogène par exemple. Monsieur Gröning soutient le combat pour la santé en se plaçant à un niveau purement spirituel. Faire le choix de considérer la maladie comme la conséquence du mal, c'est le bon moyen de le combattre : par le Heilstrom divin. Si on les considère comme représentatives du bien et du mal, la santé et la maladie prennent une signification beaucoup plus profonde. (…)

Quand la médecine s'ouvrira à la force curative divine, elle sera en mesure d'aller bien au delà de ses limites actuelles. C'est pourquoi, compte tenu des nombreuses guérisons obtenues, les confrères devraient exploiter le pouvoir de la foi dans leur pratique médicale et ne pas se fermer plus longtemps à la guérison par la voie spirituelle. »

Dans ce même ouvrage, Matthias Kamp montre comment les médecins peuvent concilier l'enseignement de Bruno Gröning avec leur travail.

« Quand nous voyons la horde de malades, j'ai du mal à croire que le corps médical puisse craindre d'être au chômage à cause de Bruno Gröning. N'est-ce pas une satisfaction pour un médecin d'avoir à tout moment à sa disposition quelque chose qui peut réellement aider à traiter toutes les maladies grâce à l'enseignement de Bruno Gröning ? Le médecin peut prier pour son patient avec foi, il peut faire le Einstellen afin que les médicaments qu'il a prescrits n'aient pas d'effets secondaires. Il peut, lors des interventions chirurgicales délicates, demander aide et guidance et, en faisant le Einstellen pour capter cette force, il peut obtenir les réponses à beaucoup de questions. J'ai appris que par ce chemin on reçoit ce que l'on a demandé, un retour à l'instinct naturel, un ressenti intérieur qui aide chacun à trouver et à clarifier les réponses à beaucoup de questions.

Bruno Gröning ne veut rien enlever aux médecins, mais au contraire leur apporter quelque chose. Il voudrait donner

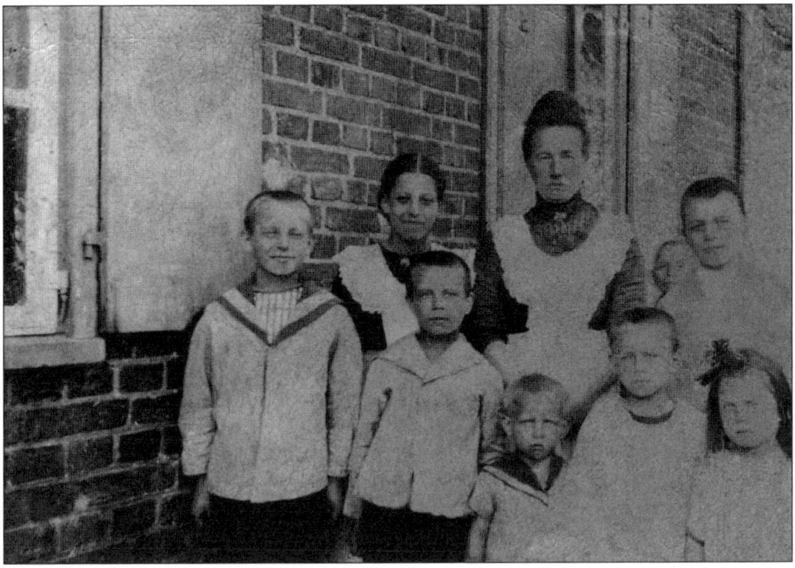

Au milieu de ses frères et soeurs

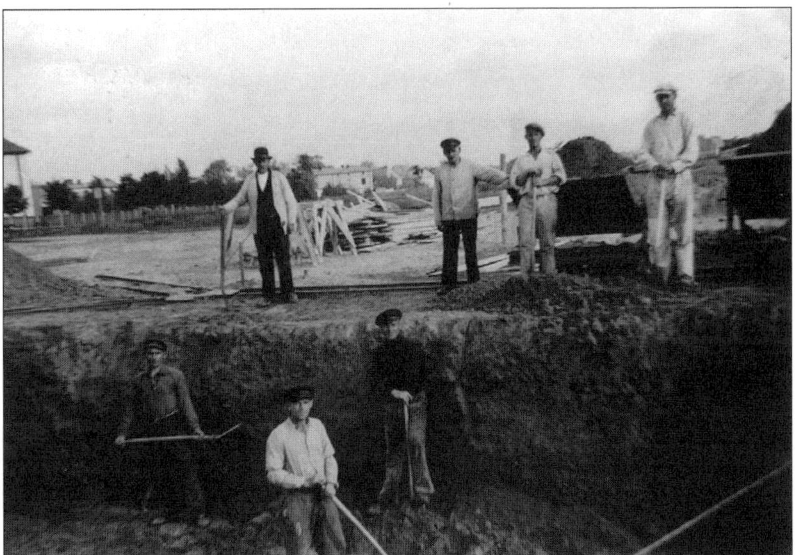

Le simple ouvrier (2ème en haut à droite)

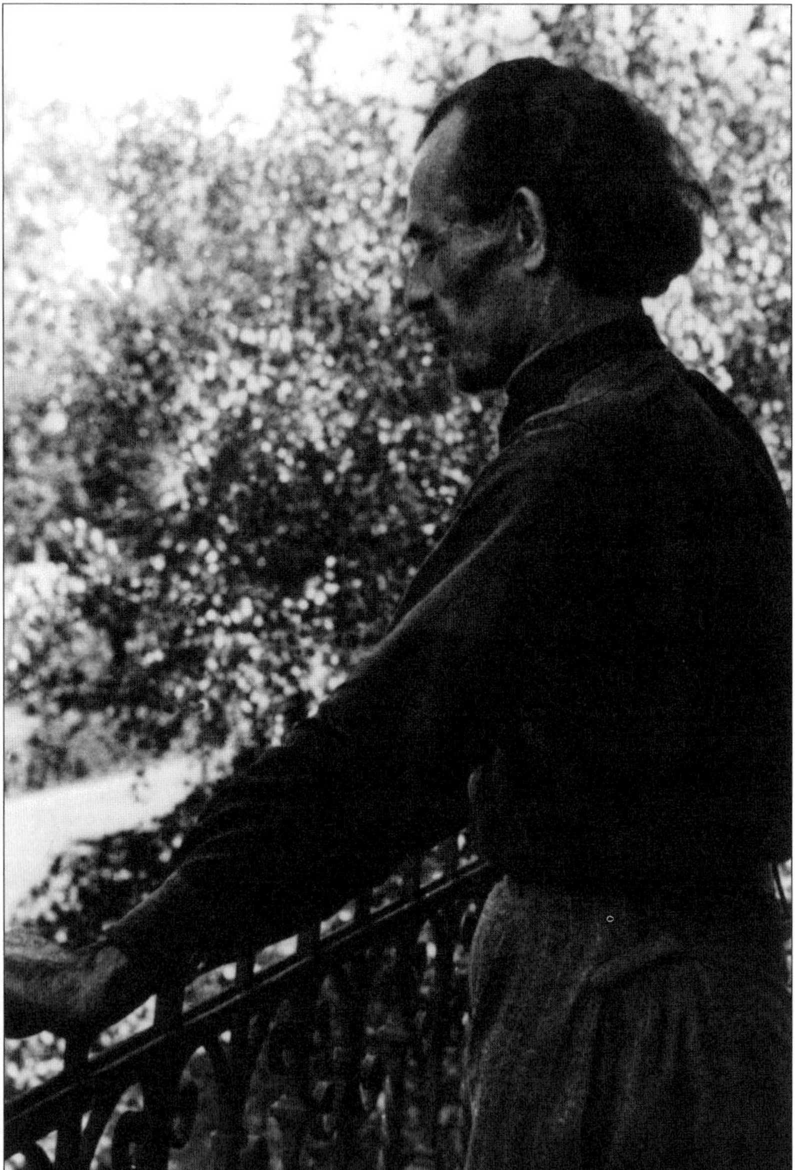

Sur la place Wilhelm de Herford

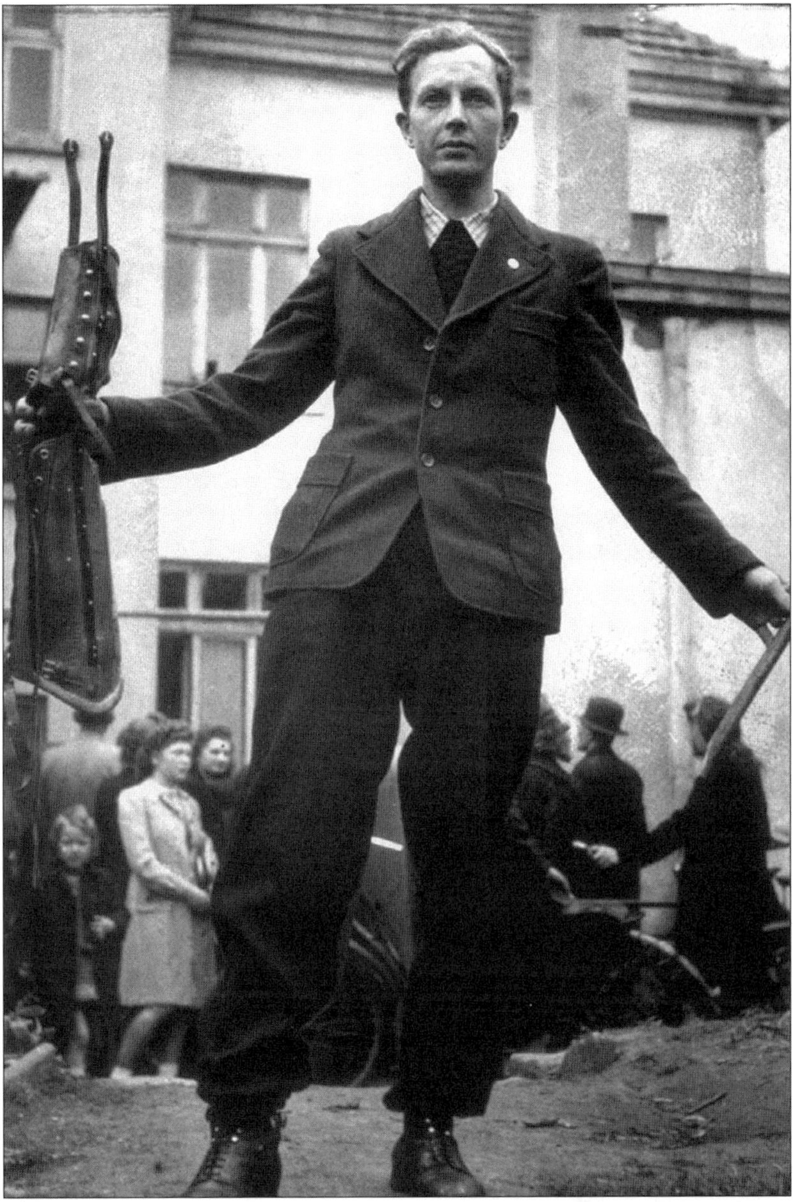

Des paralysés marchent …

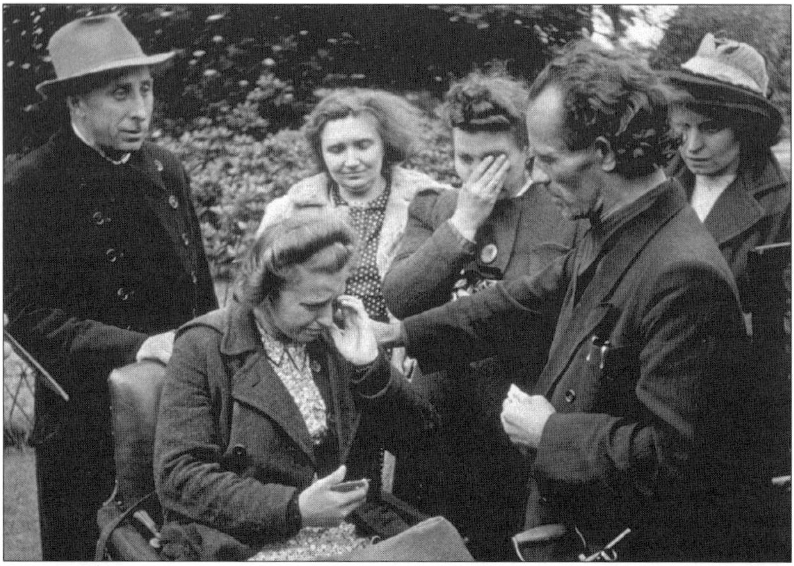

Le dernier espoir …

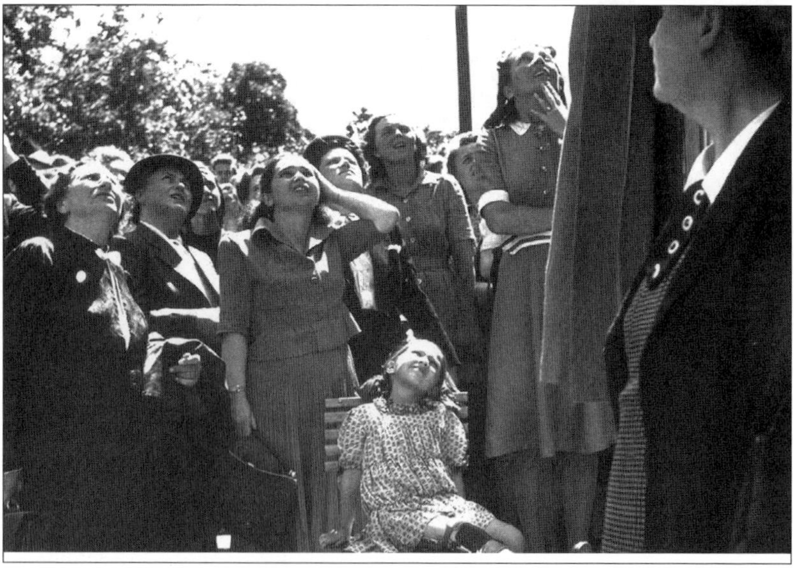

… d'innombrables personnes en souffrance

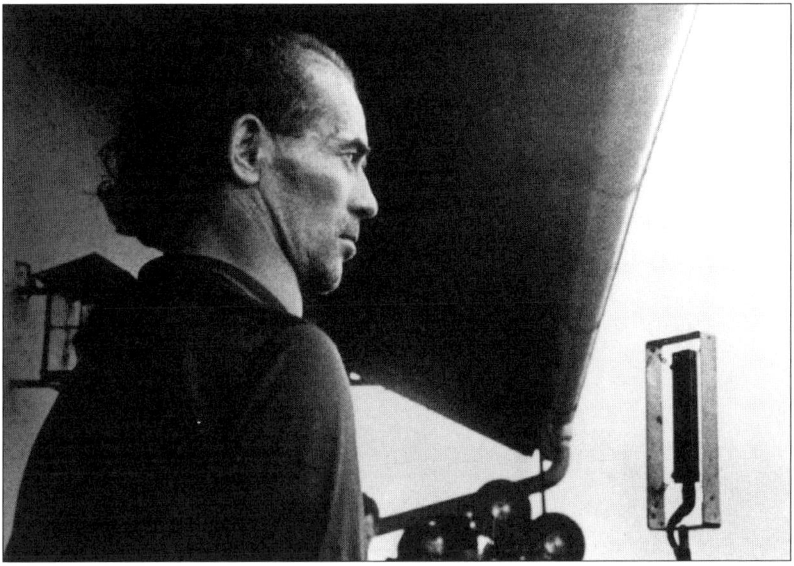

Au Traberhof de Rosenheim

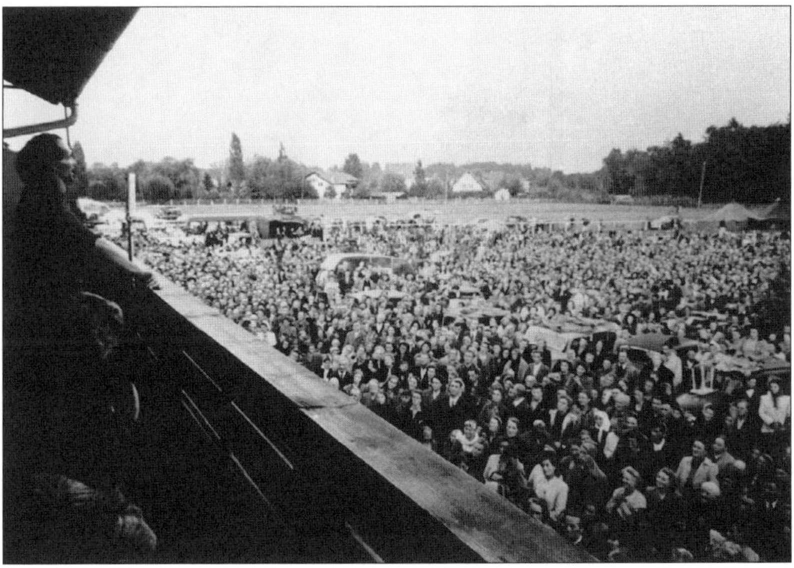

Déferlement de masses vers Gröning

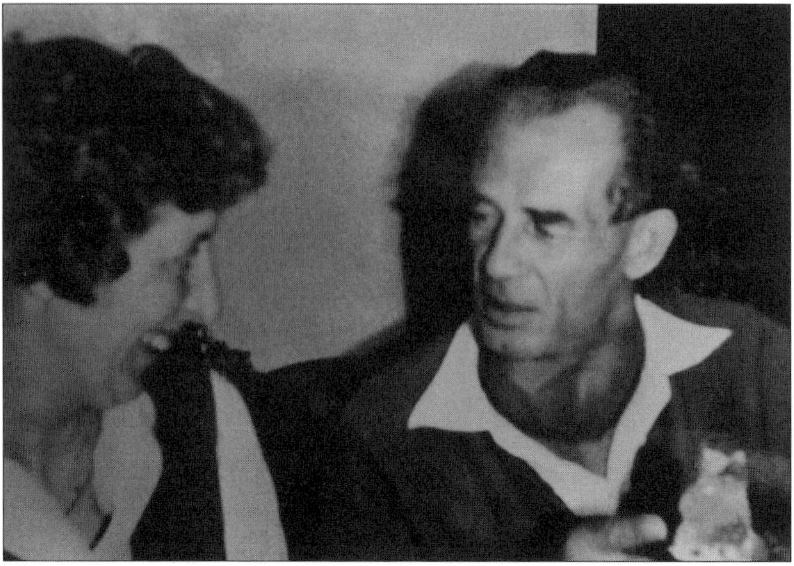

Avec Grete Häusler

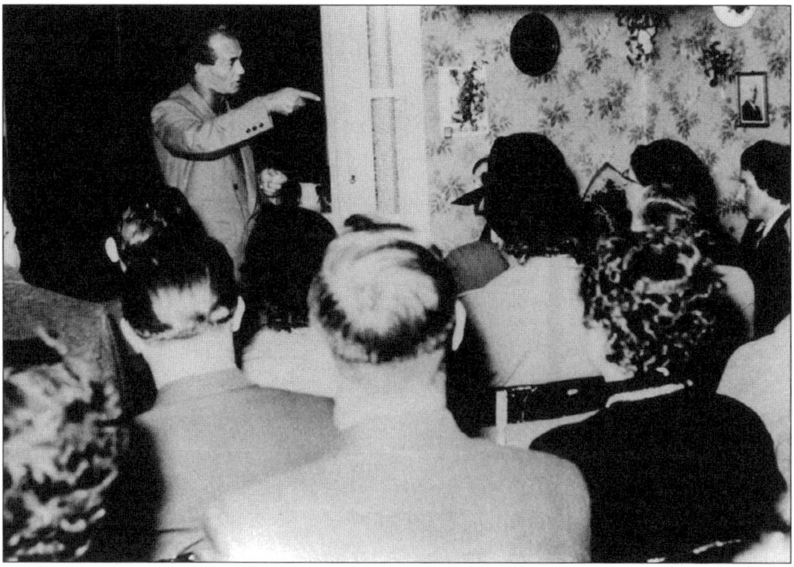

Une heure de communauté

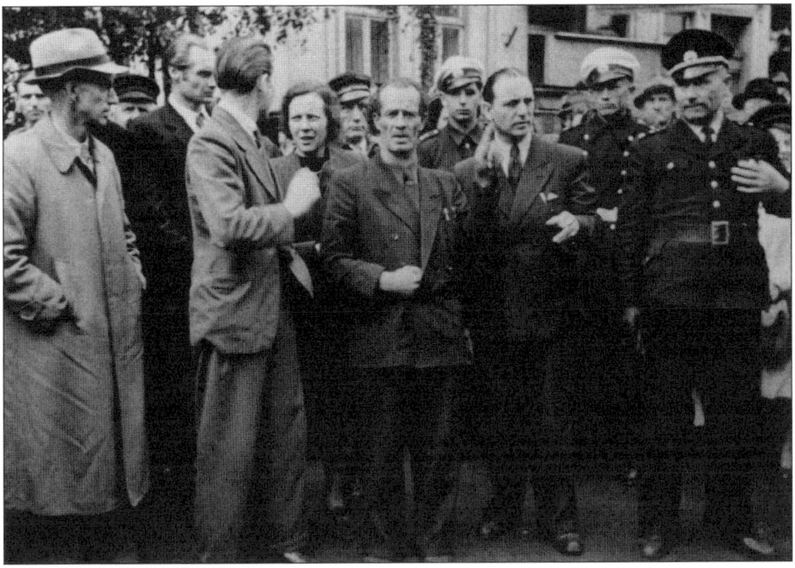

Interdiction de guérir

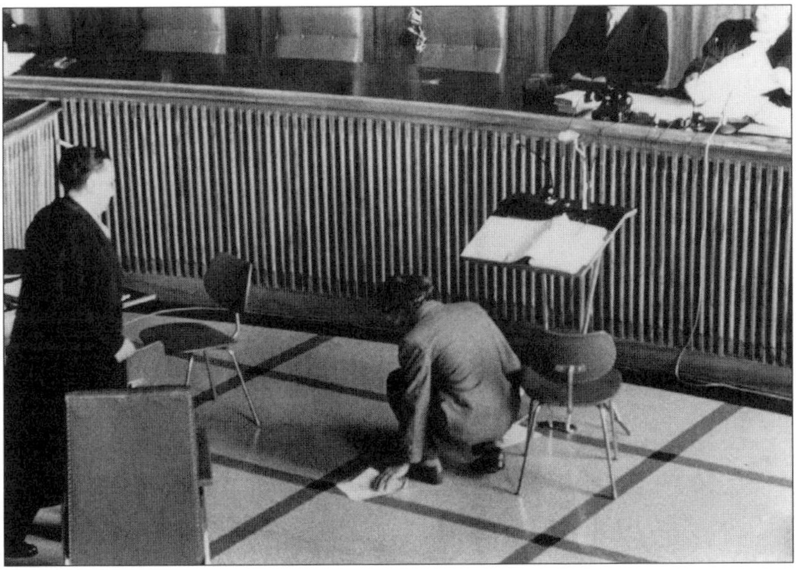

Au tribunal

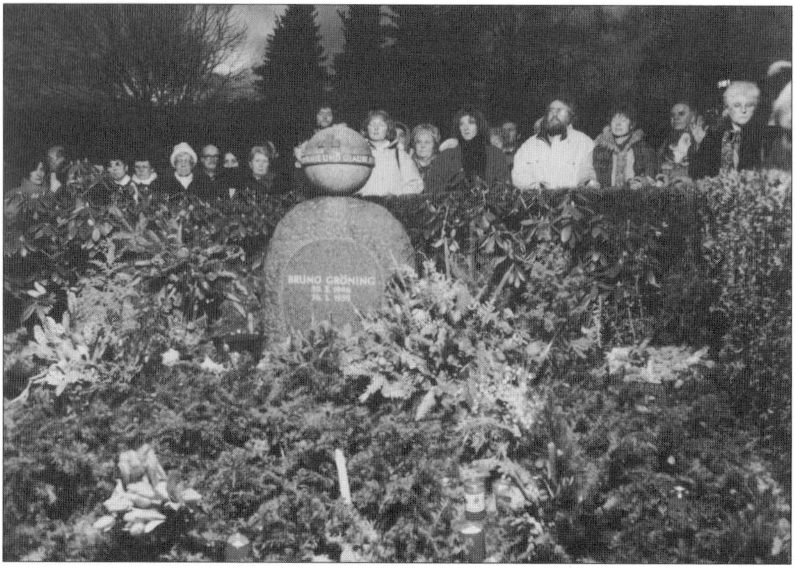

La tombe de Bruno Gröning

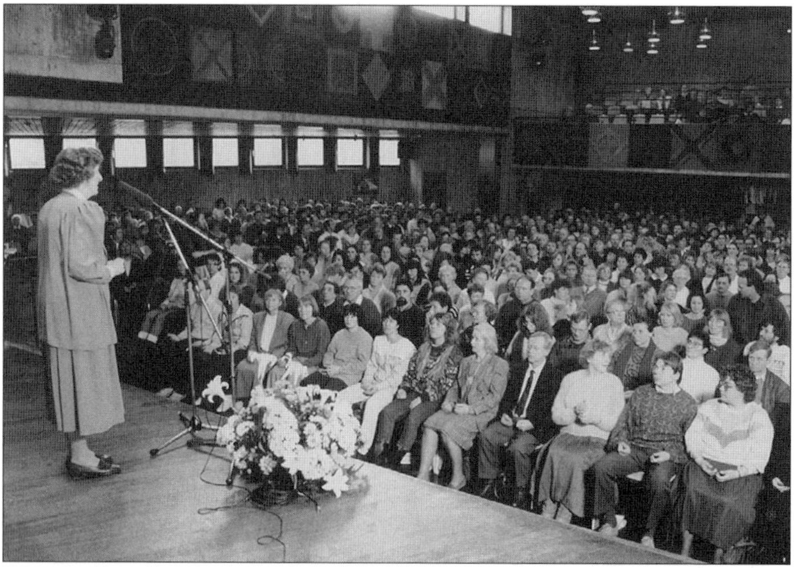

Le Cercle des Amis de Bruno Gröning

des éclaircissements sur les interactions existant dans le corps humain et sur les raisons spirituelles profondes de la maladie. (…) Le médecin qui s'adresse à Bruno Gröning sera largement gratifié d'une force et d'un savoir qu'il ne peut imaginer pour le moment. Il ne se retrouvera pas au chômage. (…)

J'espère et je souhaite que tous les hommes, en particulier tous mes confrères qui entendent parler de cet enseignement, puissent n'avoir aucun préjugé afin de se persuader de la véracité de l'enseignement du petit Gröning. »

Les archives de Bruno Gröning

De son vivant, Bruno Gröning avait créé ses propres archives. C'est là que sont rassemblés des copies de ses discours, des lettres de requêtes, des témoignages de réussite, des articles de journaux et des correspondances.

Grete Häusler conserve les archives qui sont les pièces maîtresses de tout le Cercle des Amis. Les amis peuvent y puiser la « nourriture spirituelle » : discours de Bruno Gröning, sources d'information sur les événements de cette époque, expertises, documents du procès, certificats de moralité des amis d'autrefois etc…Tout est là dans ces archives pour mettre en évidence la vérité sur la personnalité de Bruno Gröning et sur son œuvre et pour réfuter les compte-rendus diffamatoires de presse et autres calomnies.

Le chemin de la connaissance dans la lumière de la Rédemption

Pour amener les amis à l'enseignement de Bruno Gröning, on distribue gratuitement des recueils de formation quatre fois par an. Les amis rapportent des expériences et des connaissances qu'ils ont accumulées en suivant l'enseignement de Bruno Gröning.

Il est clair que la pensée de Bruno Gröning, en conduisant les hommes à l'éveil spirituel, dessinent des cercles de plus en plus larges.

Voici quelques extraits issus des rapports des recueils de formation :

« L'homme doit orienter sa vie en fonction des lois divines, s'il ne veut pas être totalement livré au mal ! »

« Un véritable enfant de Dieu se conforme toujours à la volonté de son père. Et plus les hommes vivent selon la volonté divine, plus le paradis pourra naître sur la terre, bénissant ainsi toute la création. »

« Avec le temps, le bien, le divin finira par s'imposer. N'est-ce pas la vérité que ce proverbe : ‹ Dans les moulins de Dieu, le blé est moulu lentement, mais sûrement. › Naturellement, le combat doit être mené jusqu'au moment où la grande conversion entraînera un grand changement dans l'humanité, arrachant celle-ci à l'emprise des mauvaises habitudes, de l'intellectualisme, de l'outrecuidance et de tout ce qui porte la marque de Satan. Pourtant c'est seulement de cette manière que la Rédemption pourra s'accomplir. »

« Extérieurement, le bien ne peut pas être reconnu de façon dogmatique, mais c'est par l'esprit d'amour, d'unité, de foi qu'il nous est révélé. »

« Je me trompe en faisant un exposé sur les sphères spirituelles, si ma conscience n'a pas encore accès à ces sphères et si j'ai acquis tout mon pseudo-savoir uniquement par la lecture au lieu de le constituer à travers mon vécu. »

« Retenons bien ceci : il faut constamment contrôler ses pensées et ne pas plaisanter avec le malin, c'est à dire ne pas méconnaître son existence car il a eu du pouvoir ! Retenons donc ceci : Dieu est tout puissant ! »

« Tout amour vient de notre Père du ciel. Sans Lui, nous ne serions pas capables de vivre. Il est la source d'où jaillit tout amour et Il est la mer dans laquelle tout amour aboutit. Il est le seul à donner l'amour, c'est Lui qui le fait couler dans notre cœur. »

« Croyons du plus profond de notre cœur, que le bien l'emportera définitivement sur le mal, sur cette terre, peu importe la manière dont Satan se cabrera une dernière fois encore dans toute sa cruauté. »

« Oublions une fois pour toutes cette façon de penser qui a tant de poids et qui est si courante dans notre société actuelle. Reconnaissons le Divin en chaque homme et apprenons de plus en plus à aimer ce dernier et à estimer chacun, c'est ainsi que nous pourrons devenir un avec Dieu et avec les hommes. »

« Chaque jour, chaque heure, nous pouvons faire le bien ou le mal. C'est là le destin des hommes. »

« L'enseignement de Bruno Gröning est un baume exquis, précieux pour le cœur blessé ; pour le cœur endurci, le cœur égoïste, c'est pourtant une pierre d'achoppement qu'il s'agit d'écarter du chemin. Ils ont voulu écarter Bruno Gröning, ils semblaient avoir réussi : interdiction de guérir, procès, mort. Cependant, ils n'avaient pas pris en compte le fait que les lois divines sont irrévocables pour l'éternité, qu'on ne peut pas les supprimer en combattant, en faisant consumer le corps dans lequel ces lois habitaient. Oh non ! et pourtant aides et guérisons se produisent. La lumière de la Rédemption rayonne de son éclat le plus vif ! »

Travail de relations publiques

Tout comme la prise en charge et la formation des amis, un travail de relations publiques bien ciblé est également nécessaire pour toucher les hommes. Après qu'il ait été pratiquement impossible pendant des dizaines d'années de faire passer Bruno Gröning dans les médias, ce veto est levé depuis 1989. Le trentième anniversaire de sa mort a été l'occasion pour plusieurs journaux et revues de parler du « Docteur Miracle » d'autrefois et de ses amis d'aujourd'hui.

C'est ainsi qu'a été divulgué par l'agence de presse dpa. un article de Peter W. Fischer que plus de quarante journaux ont repris non seulement en Allemagne, mais aussi à l'étranger. Le « Deutsche Zeitung » de Sao Paulo a écrit à ce sujet le 28 janvier 1989 :

« le 26 janvier 1989 est le trentième anniversaire de la mort de Bruno Gröning.

L'époque de ses grandes guérisons se situe entre 1949 et 1959, entre autres à Herford et à Rosenheim où des milliers de personnes pour la plupart incurables, ont trouvé la guérison dans leur corps et dans leur âme.

Bruno Gröning, né le 31 mai 1906 à Danzig, n'est ni un docteur miracle ni un guérisseur comme les autres, il est beaucoup plus ! Les guérisons obtenues par son Heilstrom continuent aujourd'hui comme il l'a promis :

‹ Chaque homme devient son propre médecin !

Il n'y a pas d'incurable ! ›

Preuves en sont les nombreuses expertises et rapports documentés médicalement, provenant de son Cercle des Amis actuel, en constante expansion. »

Depuis ce moment là, on peut trouver sans arrêt des publications dans des journaux et des revues sur le Cercle des Amis de Bruno Gröning. La radio et la télévision manifestent aussi un intérêt grandissant. Il faut remarquer que Bruno Gröning annonçait déjà de son vivant :

« Un homme doit reposer trente ans sous la terre avant de devenir célèbre ! »

Voici encore quelques exemples de publications que l'on peut lire de nos jours. Le journal « Aktuelle » relatait entre autres dans la dixième séquence de la série : « les élus – Guérison par l'énergie cosmique » le 27 avril 1991 :

« ‹ J'ai jeté mes béquilles ›, s'écrit, rayonnante, Elisabeth Winter (66 ans) de Blankenberg près de Bonn. ‹ Je n'en ai plus besoin ! ›

Celui qui écoute son histoire, a du mal à y croire : des années durant, cette veuve souffrait d'une hernie discale. Une opération ne servirait à rien, c'est ce que lui expliquaient les médecins. Elisabeth Winter ne voulait cependant pas se résigner. Par l'intermédiaire d'amis, elle se rendit au ‹ Cercle des Amis de Bruno Gröning ›. C'était en 1987. C'est le 23 octobre de l'année dernière que se produisit alors le miracle d'Elisabeth Winter. ‹ Ce soir-là, alors que je me trouvais avec le groupe, un sensation s'empara de moi, c'était comme si une brise d'été me traversait tout le corps. Après, je me suis levée, en jetant mes béquilles et depuis je marche sans, › se souvient la retraitée. (…)

Beaucoup de personnes qui se rendent chez Grete Häusler et au ‹ Cercle des Amis de Bruno Gröning › vivent l'expérience de la guérison. Dans tout cela, Grete Häusler se considère seulement (…) comme la responsable qui a hérité de l'enseignement que le guérisseur Bruno Gröning a laissé après sa mort en 1959. ‹ Moi-même, j'ai pu le connaître et vivre l'expérience de la guérison grâce à lui ›, raconte Grete Häusler. Et elle reconnaît, qu'à l'époque, elle était venue le voir avec beaucoup de scepticisme et qu'à vrai dire elle voulait préserver une amie de l'influence de ce ‹ charlatan ›. Aujourd'hui, elle est plus convaincue que jamais de son pouvoir de guérison. Elle s'en tient fermement au leitmotiv de Bruno Gröning : ‹ Aie confiance et crois, la force divine aide et guérit. › »

Le 12 avril 1991, on pouvait lire entre autres choses dans le « NWZ » de Nordenham :

… « ' Pendant des années, j'ai souffert d'un zona latent. Les médecins disaient que je devais vivre avec cela. Je suis allé voir un thérapeute et j'avais toujours quelque part un petit flacon de médicament homéopathique. Mais rien n'y faisait !' Le jeune homme qui parle de l'histoire de sa maladie avec tant de simplicité dans un café au milieu d'un groupe d'auditeurs, est membre du ‹ Cercle des Amis de Bruno Gröning ›. Il raconte que grâce à la communauté, il a vécu l'expérience du Heilstrom et a été libéré de ses souffrances.

D'autres membres du Cercle des Amis rapportent qu'ils ont été délivrés de migraines qui les torturaient depuis des années et qu'ils ont été guéris de dépression et de fortes douleurs dans le dos. L'un d'eux dit que ses douleurs disparaissent quand il met une photo de Bruno Gröning à l'endroit douloureux [...].

Ce soir-là, quelques membres du Cercle des Amis se sont réunis à ‹ l'hôtel de la Poste › pour une réunion d'information relative à Bruno Gröning et à la communauté. C'est Detlef Römer, un habitant de Nordenhamer, qui assure la réunion. Il raconte comment lui, septique et athée, est arrivé à la communauté il y a de nombreuses années. Il souffrait à l'époque de pénibles maux de dos, de dépressions et de complexes et il avait étudié à fond l'enseignement de Bruno Gröning pendant deux ans en retournant les mots dans tous les sens. Puis, il avait ‹ vécu l'expérience de la guérison dans son propre corps. › »

Le travail de traduction

Cela fait plusieurs années qu'on a commencé à traduire en langues étrangères les écrits concernant Bruno Gröning. Cette activité s'est d'abord limitée à l'anglais et au français mais très vite, d'autres langues se sont ajoutées. Les amis parlant une langue étrangère se sont efforcés de traduire des livres et des recueils de formation, les rendant ainsi accessibles à leurs compatriotes.

Depuis que des communautés existent même dans des pays non germanophones, par exemple aux Pays-Bas, en Belgique, en Roumanie, en Hongrie et en Pologne, le travail de traduction s'étend de plus en plus. La possibilité de guérison par voie spirituelle par l'intermédiaire de Bruno Gröning doit être offerte à tous les hommes. Elle n'est pas liée à l'appartenance à une nation ou à une religion. Les activités du Cercle des Amis n'ont pas d'autre objectif que le désir de venir en aide à ceux qui sont dans la détresse. A cette époque-là, on traduisait en douze langues.

Les éditions Grete Häusler

Peu avant la fin de sa vie, Bruno Gröning avait fait savoir qu'il voulait écrire un livre. Mais il n'y parvint pas, seuls le titre, le plan d'ensemble et un seul paragraphe rédigé se trouvaient là dans les archives. En 1984, Grete Häusler se mit à écrire un livre dans l'esprit de Bruno Gröning : « Voici la vérité sur et autour de Bruno Gröning ». Elle reprit le titre et le plan et elle fit le récit détaillé de l'histoire de cet homme qui faisait des miracles.

Comme elle ne trouva aucun éditeur, elle fut obligée de le faire paraître dans sa propre maison d'édition. C'est ainsi que furent créées les éditions Grete Häusler avec un seul ouvrage. Depuis, il existe un large éventail de livres, cassettes, vidéos et cartes illustrées.

L'objectif de la maison d'édition se définit comme suit :

> « Les éditions Grete Häusler se sont données pour tâche de faire connaître à un large public la personne de Bruno Gröning et son enseignement pour donner à toutes les personnes intéressées la possibilité de se convaincre elles-mêmes de l'importance de son action ».

Voici ce qu'a écrit Grete Häusler dans l'introduction de son livre « Voici la vérité sur et autour de Bruno Gröning » :

> « Qui était Bruno Gröning ? Un charlatan, un docteur-miracle ou un envoyé de Dieu ? Telles sont des questions qui ont fait pendant des années la une des journaux et, depuis ce jour, toute personne prétendant avoir un savoir sur le sujet, se fait une opinion définitive sur ce ‹ petit Gröning ›, comme il se désignait lui-même. Celui qui veut savoir qui était véritablement Bruno Gröning, doit rechercher lui-même qui il était et ce qu'il a fait, ainsi qu'il est dit dans la bible : ‹ C'est à leurs actes que vous les reconnaîtrez. › »

Tous ceux qui travaillent à la maison d'édition le font bénévolement. Personne ne reçoit d'argent pour ce qu'il y fait. Les bénéfices servent à financer de nouvelles parutions et éditions et à effectuer de nouveaux achats. Il n'aurait pas été possible autrement de créer cette maison d'édition. Entre-temps, elle a été présente plusieurs fois à la foire aux livres de Francfort ainsi qu'à d'autres foires aux livres. Il existe une séparation très nette sur le plan financier entre la maison d'édition et le Cercle des Amis. La maison d'édition est un moyen important de faire connaître au public l'œuvre de Bruno Gröning et de diffuser son enseignement.

L'œuvre de Bruno Gröning est une œuvre d'amour du prochain. C'est quelque chose qui ne rapporte rien à personne. Tous ceux qui aident le font bénévolement, sans aucune rémunération et pendant leur temps libre. C'est uniquement le désir de venir en aide aux autres qui les pousse à faire ce travail ensemble. Toute l'œuvre a pour but de montrer un chemin à ceux qui sont dans la détresse, à ceux qui sont malades ou infirmes, un chemin qui permet à l'homme de se débarrasser de ses souffrances et qui lui offre la santé en cadeau. Cette expérience que les amis ont vécue, ils ne veulent pas la garder pour eux, mais au contraire la retransmettre à d'autres.

Chapitre 7 : Le Cercle des Amis de Bruno Gröning est-il une secte ?

Le Cercle des Amis de Bruno Gröning est une communauté non confessionnelle au sein de laquelle on dispense un enseignement spirituel. C'est pourquoi se pose bien évidemment la question de savoir s'il s'agit d'une secte. Est-ce que pour être accueillie dans le Cercle des Amis, la personne cherchant de l'aide doit renier sa foi et renoncer à ses attaches religieuses ?

Rolph Zachau s'est exprimé sur cette question dans le livre : « Bruno Gröning – Introduction à l'enseignement » :

> « Tout d'abord, nous ne sommes pas une secte. Nous ne voulons pas constituer de communauté comme alternative aux églises et groupements religieux existants. Personne ne doit renier ses convictions religieuses en venant à nous. Il n'y a pas de cérémonie d'admission ni de rituel quelconque. Vous n'avez pas à signer de formulaire d'adhésion ni à payer de cotisation. Chacun de nous travaille tout à fait normalement et exécute bénévolement durant son temps libre toutes les tâches qui se présentent. »

Aucun lien avec une religion

L'oeuvre de Bruno Gröning n'est pas liée à une religion ou à une confession. Elle ne demande pas aux personnes cherchant de l'aide d'adopter une nouvelle confession. Au contraire : Bruno Gröning exhortait ses auditeurs à rester fidèle à leur foi et fréquenter les édifices religieux. Peu importe que l'on soit chrétien, musulman, juif, hindouiste ou bouddhiste. L'essentiel, c'est que la personne porte en elle la foi en Dieu ou qu'elle soit prête à l'accueillir.

> « Tous les hommes sans distinction de nation, de race ou de religion méritent d'être aidés. »

Bruno Gröning exhortait les êtres humains à se conformer à leur foi et à la mettre en pratique. Il avait bien identifié toutes les causes des désordres de son époque et il savait que beaucoup d'hommes portaient en vérité la foi sur leurs lèvres, mais pas dans leur cœur. C'est pourquoi il disait souvent :

> « N'allez pas à l'église [au sens de mosquée, temple, synagogue, édifice religieux], pour débiter vos prières ! Non ! Mettez en pratique les prières que vous avez balbutiées ! ».

Il exhortait les hommes à prendre au sérieux la foi en Dieu :

> « Prouvez que vous êtes réellement un homme croyant en Dieu ! Allez dans la maison de Dieu et priez avec recueillement ! Pas comme jusqu'à présent, pas comme certaines personnes, ou peut-être même plusieurs qui n'y sont allées que pour voir les habits que l'un ou l'autre portait ou pour parler de lui et de beaucoup d'autres choses peu reluisantes ; j'ai vu ceci de mes propres yeux et j'ai entendu de mes propres oreilles. On ne doit pas faire cela. Lorsqu'on se rend à l'église (ou à la mosquée, au temple, à la synagogue, dans un édifice religieux), il faut pieusement remercier Dieu pour tout le bien qu'il a fait aux hommes. »

Du fait de son ouverture d'esprit, Bruno Gröning était un personnage gênant pour beaucoup de ses contemporains, avant tout parce qu'il combattait avec détermination les habitudes de pensée traditionnelles. C'est ainsi qu'il refusait énergiquement l'idée que la maladie soit une punition de Dieu. Il affirmait de manière explicite que Dieu ne punit pas. Tout le mal auquel l'homme est confronté dans sa vie, ramène au principe de la cause à l'effet.

« Chacun est artisan de son bonheur, car l'homme récolte ce qu'il a semé ».

Pour Bruno Gröning, il ne s'agissait pas d'occuper le devant de la scène ni d'être vénéré. Il se caractérisait constamment lui-même comme « le petit Gröning » et exhortait les personnes cherchant de l'aide, « à se tenir aux côtés de Gröning », à se convaincre exclusivement de la vérité de ses paroles. Les déclarations qui sui-vent, témoignent de la façon dont il se considérait lui-même :

> « Je ne suis rien, le Seigneur est tout. »

« Que celui qui a le grand bonheur de recouvrer la santé par mon intermédiaire, remercie sans cesse Dieu de tout son cœur, moi je ne suis que Son instrument et Son serviteur. »

« Au fond de moi, je suis fier d'être un petit serviteur de Dieu. »

« Je veux aider l'être humain à obtenir une guérison, en lui indiquant le bon chemin, qui ne peut être que le chemin divin. »

La souffrance est dévoilée

L'apparition de Bruno Gröning, quatre après la fin de la 2nde guerre mondiale, a dévoilé la misère et la souffrance des hommes et l'a fait connaître au monde entier. Les médecins et les directeurs de conscience n'ont pas pu remédier à tous les dégâts causés par la guerre. En juin 1949, M. A. Kaul, Docteur en philosophie, a écrit quelque chose sur les évènements de l'époque dans sa brochure « Le miracle de Herford » :

« Les malades et les infirmes arrivent par milliers dans la petite ville de Westphalie qui abrite le Docteur Miracle dans ses murs. Ils arrivent en autobus, en camion, en voiture, à bicyclette, sur des charrettes, des chariots, dans des fauteuils roulants et des ambulances (…).

La détresse humaine qui se révèle là est bouleversante et sans limites. Dans les jardins et les parcs avoisinants, les malades sont assis, les chaises longues et les civières sont alignées. Jour et nuit, de nouveaux arrivants attendent la guérison (…). Ils affluaient de toutes les régions d'Allemagne, des désespérés et des affligés, des jeunes et des personnes âgées, des femmes, des jeunes filles, des enfants, des gens issus de toutes les classes sociales. Ils étaient Américains, Anglais, Belges, Suisses, Suédois, Hongrois, Polonais, même des Bohémiens (…). Des paralysés, des aveugles, des sourds, un rassemblement de personnes dans la détresse et la misère. Des pauvres gens, qu'ils soient en voiture de luxe ou qu'ils avancent péniblement en s'appuyant sur des béquilles. Qu'ils soient sans espoir, fatigués ou abattus, ils n'avaient qu'un seul souhait multiplié par cent ou par mille : trouver la guérison ! »

Kurt Trampler décrit cette horde de miséreux du Traberhof de Rosenheim dans son livre : « La grande conversion » :

« Les personnes souffrantes, abandonnées, abattues par le destin, qui affluaient avec le dernier espoir de trouver là consolation et guérison portaient toutes l'accusation contre le matérialisme, dont elles représentaient dans leur misère noire, un témoignage indéniable de son échec mortel. Abattues par la guerre et porteuses de milliers de blessures et de souffrances, chassées de leur pays natal, seules dans le doute et la misère, elles sont venues à Gröning (...).

Les tableaux apocalyptiques des grands peintres du Moyen Age semblaient devenir réalité quand on se laissait pénétrer par l'horreur qui avait amené ici toutes ces personnes. Que de maladies et de blessures incurables, d'épaves psychiques et d'angoisses existentielles, restées cachées dans les maisons, se montraient là, au grand jour, de façon inexorable et inévitable ! Des femmes et des enfants aux visages blafards, consumés par la fièvre, dans lesquels brillaient des yeux tourmentés qui n'avaient même plus la force de pleurer ; des amputés et des paralysés n'étant plus capables du moindre mouvement ; des personnes aux visages grimaçants et couverts de bave, agitées d'affreuses convulsions nerveuses ; d'autres encore, secouées par des pleurs sans retenue ; c'est par milliers et par milliers qu'on les avait transportés ici et qu'ils s'y trouvaient rassemblés.

Tout ce qu'ils avaient possédé en eux de force de vie, de force de travail, de bonheur et de confiance, tout cela était enterré derrière les barbelés des camps de prisonniers, détruit sous les ruines des maisons bombardées, resté derrière eux dans la patrie perdue.

Durant ces jours et ces semaines, je n'ai rencontré personne qui ne soit pas profondément touché et impressionné par cette démesure de la misère et de la souffrance, personne qui n'ait jamais pu imaginer qu'elle pût être aussi terrible. Celui qui de surcroît, avait pu jeter un coup d'œil sur les innombrables requêtes exposant les doléances des demandeurs d'aide qui, en raison de leur état de santé ou de leur manque de moyens, ne pouvaient se rendre auprès de Gröning, celui-là comprenait clairement que ces personnes, dont la longue attente dans une foule compacte était le dernier espoir, n'étaient que les représentants d'une grande masse de malades, de mutilés et de désespérés, que l'on trouve partout là où la guerre et la raison d'Etat, la haine et la méfiance décident du destin des peuples. Bien sûr, parmi toutes ces personnes, il y en avait beaucoup dont les maladies se seraient également déclarées en temps de paix. Cependant la majorité de ceux qui cherchaient de l'aide étaient les victimes de l'anéantissement de l'humanité scientifiquement très développée et du stress psychique presque insupportable du monde moderne. »

La guérison est une grâce

Bruno Gröning disait toujours que toute guérison est un cadeau, une grâce divine. La vie est régie par des lois agencées de telle sorte que l'homme puisse obtenir la guérison grâce à l'aide de Dieu, et retrouver l'ordre divin.

« Un homme guéri est un homme béni de Dieu. »

La guérison est une bénédiction et une grâce que Dieu veut offrir à chaque homme. Souffrir n'est pas la volonté de Dieu. Dieu veut que ceux qui souffrent soient aidés. Partout où l'œuvre de Dieu se manifestait de façon visible, c'était d'abord aux pauvres, aux malades et aux personnes accablées que son aide était accordée. Quand l'homme est prêt à se convertir et à vivre dans l'ordre divin, il peut faire l'expérience de la grâce de la guérison.

« La volonté de Dieu est déterminée, Dieu veut que l'homme soit aidé, afin qu'il reconnaisse que le mal l'avilit. Dieu l'aide, Dieu le guide, et Dieu pardonne aussi. »

Pas une secte !

Pour terminer, il convient d'insister sur le fait que le Cercle des Amis de Bruno Gröning n'est pas une secte. Tous ceux qui aident le font bénévolement, personne ne reçoit d'argent pour son activité. On ne demande pas de cotisation ni de droit d'entrée. Le Cercle des Amis n'est pas une communauté religieuse. Il s'agit seulement d'aider les hommes qui sont dans la détresse. A notre époque, c'est exactement comme en 1949. La misère est toujours présente.

Les hôpitaux sont pleins, on construit de plus en plus de cliniques et les médecins sont surchargés. De nouvelles maladies apparaissent, le pourcentage de suicide s'élève de manière effrayante, une ambiance de tristesse et de dépression plane au-dessus des hommes, et l'homme considère ainsi la vie comme un tourment permanent, malgré les biens matériels qui l'environnent.

A une époque au cours de laquelle les mauvaises nouvelles ne font que se suivre, il est nécessaire que l'humanité réfléchisse à quelque chose de meilleur et commence à changer sa façon de penser, à se tourner vers Dieu. C'est dans ce sens que le Cercle des Amis de Bruno Gröning veut donner sa contribution, en faisant connaître l'enseignement de Bruno Gröning et en permettant à un maximum de personnes d'obtenir aide et guérison par Bruno Gröning. C'est pourquoi il s'agit de montrer aux hommes comment ils peuvent recouvrer la santé.

> « Faudrait-il que je vous mente, que je vous dise que cela ne dépend que d'une personne, de moi ? Non, les amis, la façon dont vous captez le bien dépend de vous-mêmes ! Quand pouvez-vous capter le bien ? Pas avant que vous vous soyez vous-mêmes détachés du mal, avant que vous n'ayez plus rien de commun avec le mal. Avant, vous ne capterez rien ! Avant, ce n'est pas possible ! Donc, maintenant, ouvrez votre cœur, séparez-vous vraiment de tout, chassez tous vos soucis et toutes vos misères ! »

Chapitre 8 : Témoignages de réussite

Ce sont les rapports qui sont faits sur les aides et guérisons qui sont survenues qui constituent la matière première de l'œuvre de Bruno Gröning. C'est à partir de ces rapports que les personnes cherchant de l'aide peuvent puiser courage et foi.

Documentation médicale

Maintenant, de nombreux témoignages de réussite sont documentés grâce au travail du groupe de médecins. On y présente des documents médicaux et des résultats d'examens. Les guérisons sont des faits avérés. Dans un recueil de témoignages de réussite du Cercle des Amis de Bruno Gröning, le médecin, Matthias Kamp, écrit en 1989 sur le travail du cercle des médecins :

> « C'était le souhait de Bruno Gröning de son vivant, que les médecins s'intéressent aux guérisons qui se produisent dans son œuvre. Mais pourtant, c'était difficile pour le corps médical des années cinquante d'accepter l'activité de cet homme. Les idées et les actes de cet homme étaient trop étranges pour ces gens qui pendant des années avaient vu dans une médecine de traitement et de médicaments la vraie voie de guérison pour leurs malades. Certains ont sans doute reconnu la lumière et la vérité de l'esprit divin derrière les guérisons dites miraculeuses qui se produisaient dans l'entourage de Bruno Gröning, et pourtant ils ne voyaient pas la réelle importance d'une documentation médicale. (…)
>
> Dans les années qui ont suivi le retour au Père de Bruno Gröning [il a employé le terme ‹ retourner au Père › au lieu de mourir], Madame Häusler s'est constamment efforcée de recueillir les rapports de réussite des amis et de les classer. Depuis 1986, les rapports étaient en plus vérifiés médicalement. Il se forma le groupe de médecins, dans lequel aujourd'hui en 1989, plusieurs médecins du Cercle des Amis, dans le cadre d'un groupe de travail, ont

assumé la tâche de clarifier les termes médicaux des témoignages de réussite recueillis dans les différentes communautés et d'en vérifier l'exactitude. On s'efforce également d'obtenir des documents et de demander des visites de contrôle auprès des médecins traitants en vue de précisions supplémentaires ».

Par ailleurs, Matthias Kamp écrit en 1992 au sujet du groupe médico-scientifique spécialisé qui venait de se constituer :

« Dans le groupe spécialisé, les médecins, les Heilpraktiker, les guérisseurs entre autres, désirent faire passer leurs connaissances afin de faire comprendre le pouvoir de la force divine aux hommes qui ne la connaissent pas en raison de leur attachement à la science pure, à leur transmettre courage et foi, à chercher pour eux-mêmes la guérison par voie spirituelle et à indiquer en même temps le chemin du salut. Des documentations, dans lesquelles l'état de la personne avant la guérison ne fait pas le moindre doute, et où la santé recouvrée se reflète de manière claire et nette dans les résultats des contrôles, se trouvent être le fondement de la conversion spirituelle et du renouveau de l'être humain. »

La guérison devient quelque chose de sacré

Dans son livre « Parmi nous se trouve QUELQU'UN que personne ne connaît », Grete Häusler écrit ceci concernant les guérisons :

« Les aides et les guérisons continuent à arriver. Le Heilstrom est là. Dieu l'envoie toujours et partout. Ce courant, il suffit seulement de le capter, c'est alors qu'il agit.

Celui qui l'a capté par Bruno Gröning, qui a obtenu la liaison avec la grande centrale électrique, peut rétablir la liaison. Toutes les personnes guéries peuvent retransmettre leur guérison. C'est ainsi que de nombreux amis ont pu faire état d'aides et de guérisons auprès de beaucoup de personnes. Des milliers de personnes font tous les jours le Einstellen pour recevoir la force curative divine et celle-ci agit. »

Dans le livre : « Expérimenter le salut, c'est la vérité », elle écrit ceci :

« Le combat contre le mal est tellement simple : ne pas accepter le mal, croire au bien et demander l'aide. Bruno Gröning dit : ‹ Demandez à Dieu qu'il aide, seul l'homme est trop faible ! › Cela, je l'ai fait. Le mal s'est écarté et a dû cesser d'agir, parce que je ne croyais plus à ‹ l'incurable ›, ni à la maladie, aux soucis et au malheur. Le combat intérieur consiste simplement pour l'homme à se séparer mentalement. Et c'est ainsi qu'il peut arriver, sans que la grande aide Divine soit manifeste et que le salut puisse saisir l'être humain, le saisisse complètement, l'âme et le corps. La guérison devient quelque chose de sacré.

Voici la nouvelle voie que Bruno Gröning nous a indiquée pour pouvoir recouvrer la santé perdue. C'est pour cela qu'il a vécu, c'est pour cela qu'il est mort, et nous nous sommes les héritiers. Acceptons ce suprême héritage, et c'est alors que nous irons bien sur terre ! »

Les témoignages de réussite cités ci-après doivent nous donner un aperçu de l'activité de Bruno Gröning de nos jours. Il ne s'agit pas exclusivement de rapports documentés et pourtant chaque rapport est attesté par la signature de la personne guérie et a passé l'épreuve du groupe de médecins.

Guérison d'asthme

Robert Busse, 22 ans, communauté de Schwerin, souffrait depuis son enfance de crises d'étouffement. Diagnostic : bronchite spasmodique. Après l'apparition de la crise d'étouffement, une seule fois par an au début et son arrêt au bout de deux à trois semaines environ grâce à la prise de médicaments (antibiotiques), les crises d'étouffement s'amplifièrent au fil des années.

« L'année précédant mon introduction, les crises d'étouffement me réveillaient la nuit. La respiration était alors très difficile, je prenais un médicament, l'Aminophyllin (100 mg). Et environ une heure après, je pouvais me rendormir».

Les douleurs ne cessaient d'augmenter. Depuis le mois d'octobre 1989, il devait prendre des médicaments plus forts (Theophyllin retard). Mais ni l'augmentation de la dose à quatre fois le cachet de 280 mg, ni les deux séries d'antibiotiques sur dix jours n'ont donné de notable amélioration. Jusqu'à son introduction, il a dû prendre :

> «Quatre fois deux doses d'Allergosjasmin en spray et la nuit une capsule d'Aerobin forte (400 mg de Theophyllin). Avec cela, j'étais alors soulagé de mes douleurs et j'étais moins accablé.
>
> Mais je ne pouvais me faire à l'idée que j'allais devoir prendre des médicaments à vie et j'essayais sans arrêt de diminuer les doses. Quand je laissais passer une heure - une heure et demie entre deux prises de médicaments, ma respiration devenait si difficile que je sentais qu'il était plus que temps pour moi de prendre des médicaments.»

Son attention a été attirée vers Bruno Gröning début juin 1990 à un stand d'information et il décida rapidement de se rendre à une conférence d'information.

> «Lors de cette soirée d'information, j'ai ressenti immédiatement le Heilstrom. J'ai eu des picotements dans les mains ; j'ai eu des douleurs lancinantes dans le dos et je ressentais désagréablement les contours de ma langue. Après, j'ai continué à prendre mes médicaments normalement.
>
> Le lendemain, malgré la prise de médicaments, j'ai eu des crises d'étouffement et j'avais à nouveau cette sensation désagréable dans ma langue. Je ne pouvais faire aucun effort et c'est pourquoi je restais assis la plupart du temps. J'ai pensé alors que ce devait être les Regelungen. Ces Regelungen ont duré environ une heure. Le soir, j'ai repris les médicaments habituels.
>
> Un ou deux jours plus tard, j'ai arrêté spontanément le spray. Je n'ai pas eu de crises d'étouffement. J'en parlais à mon méde-

cin, celle-ci a dit que je pouvais essayer mais qu'elle ne croyait pas à une guérison.

Comme j'avais toujours peur que des crises d'étouffement puissent apparaître la nuit, ce n'est qu'une semaine plus tard que j'ai supprimé les médicaments à prendre la nuit (quelques jours plus tard, une crise est encore apparue la nuit). Je pensais seulement que c'était sans doute des Regelungen, j'ai utilisé encore une fois le spray et me suis rendormi.

Depuis, je suis totalement libéré de toute crise d'étouffement. Je n'ai plus besoin de médicaments et je peux porter quelque chose de lourd sans avoir de douleurs. Je peux par exemple monter l'escalier sur plusieurs étages rapidement et sans m'arrêter (j'habite au 4ème étage) et monter quatre à quatre sans avoir de troubles respiratoires. Autrefois, quand j'avais cette affection, cela m'était impossible, même avec les médicaments.

Je remercie Dieu de m'avoir offert la guérison par l'enseignement de Bruno Gröning. ».

Plusieurs contrôles médicaux effectués au cours des mois suivants ont attesté qu'il n'y avait plus aucune maladie, et plus rien à constater sur le plan médical.

Disparition des paralysies

Andreas Ermisch, 36 ans, communauté de Lübeck, souffrait depuis 1976 d'une paralysie du pied gauche. Celle-ci fut provoquée par une hernie discale au niveau des vertèbres lombaires. Dans un commentaire médical, Matthias Kamp écrit ceci :

« Dans le cas d'une hernie discale, on observe un épaississement du tissu du disque intervertébral dans le canal de la moelle épinière. Dans la moelle épinière, il y a des nerfs qui contrôlent les muscles. Ces nerfs sont endommagés par la pression exercée par le tissu proéminent du disque. Si cette pression dure depuis un certain temps (environ un an), ces nerfs sont détruits et les paralysies des muscles concernés alimentés par ces nerfs subsistent en permanence. »

Monsieur Ermisch témoigne lui-même de son affection :

« La première [hernie discale] est apparue en 1976, puis il y en a eu deux en 1977 et deux autres respectivement en 1979 et 1980. Au cours de toutes ces années, j'ai été opéré après chaque hernie, on n'a pas pu faire disparaître les paralysies. J'avais besoin d'un déambulateur pour marcher en dehors de la maison et depuis l'opération de 1979, je devais porter un corset qui allait des hanches jusque sous les aisselles et qui devait maintenir droite la colonne vertébrale ».

Chez Monsieur Ermisch, ces hernies discales provoquaient de fortes douleurs dans le dos. Il avait même dû renoncer à la natation. Après que son pied droit fut atteint de paralysie en 1983, il fut déclaré invalide à 100% le 8 septembre et mis en pré-retraite en 1985. Les paralysies des pieds étaient liées à une insensibilité de la partie externe des jambes et des cuisses.

« Ce furent alors les deux pieds qui étaient paralysés ; ceux-ci étaient devenus insensibles dans quelques endroits précis. Je ne pouvais pas lever les doigts de pied vers le haut, ni les pieds au niveau de l'articulation de la cheville. Il m'était impossible de marcher sur les talons et marcher sur la pointe des pieds ne m'était que très difficilement possible. En dehors de la maison, je devais me déplacer à l'aide d'un déambulateur et ne pouvais pas faire plus de 200 mètres. (…)

Sur le plan médical, on me déclara que je devais vivre le reste de ma vie avec cette paralysie des pieds. Après cinq opérations dans différentes cliniques universitaires et spécialisées dont aucune n'avait apporté la guérison, les médecins avaient refusé une nouvelle intervention. ».

A Noël 1983, Monsieur Ermisch est venu à la communauté du Cercle des Amis de Bruno Gröning de Lübeck. Comme il était fortement dans le mental, il lui était difficile de s'ouvrir à la foi. Ce n'est que peu à peu, impressionné par d'autres guérisons, que la foi en sa propre guérison a pu naître chez lui. Il lui a fallut beaucoup de patience. Les Regelungen ont duré des années, mais il ne renonça pas à la foi qui venait de renaître en lui. Le 12 mai 1990, l'inconcevable se produisit :

« A la fin de l'heure de communauté, pendant le Einstellen, j'ai soudain remarqué que je pouvais bouger mon pied droit. Depuis, la paralysie du pied droit a disparu. Je peux le bouger comme je veux.

Bien sûr, j'avais souhaité très fortement la pleine guérison, mais si intenses que fussent mes efforts et mon Einstellen, cela ne marchait pas. C'est alors que j'ai lâché prise, que j'ai tout simplement eu confiance et que j'ai cru que tout irait bien.

Et c'est arrivé : le matin du jour de l'Ascension, douze jours après la guérison du pied droit, je suis sorti du lit du pied gauche d'abord. Et je ne sais plus exactement, quelque chose se trouvait sur mon chemin, j'ai donc mis mon pied gauche sur le côté et j'ai pu constater à ma grande joie que j'étais soudain capable de bouger le pied gauche !

Depuis, je peux bouger les deux pieds tout à fait normalement. Je peux à nouveau marcher sur les talons tout autant que sur la pointe des pieds. Je n'ai plus besoin de déambulateur ou de canne. »

Depuis août 1990, il n'a plus besoin de corset non plus. Un examen neurologique effectué en novembre 1990 confirma que les paralysies avaient complètement disparu. Les douleurs dans le dos et l'insensibilité dans les jambes avaient évolué vers une nette amélioration. Il est à nouveau capable de nager sans avoir mal. Depuis novembre 1990, Monsieur Ermisch a de nouveau un contrat de travail et il peut subvenir aux besoins de sa famille. Commentaire des médecins :

« Comme pour toutes les guérisons qui ne peuvent s'expliquer sur le plan médical, je ne peux donner aucune explication en tant que médecin, mais seulement constater les faits et encourager tous ceux qui sont encore dans la détresse à se convaincre eux-mêmes. ».

L'arthrose veineuse

Adolf Schmitz, 66 ans, communauté de Roermond/Pays-Bas, souffrait depuis 1972 de douleurs au niveau de l'occiput et de la nuque, séquelles lointaines d'un accident, ainsi que le médecin le constata. Arthrose cervicale, tel fut le diagnostic.

« On me fit des piqûres contre la douleur. Comme elles n'apportaient aucune amélioration, je n'en ai plus voulu. J'ai utilisé aussi des onguents qui eux non plus, ne m'apportèrent aucun soulagement. J'ai arrêté aussi de prendre les antalgiques qu'on me donnait, car ils ne servaient à rien. On m'a fait aussi des massages pendant sept ans, sans obtenir de résultat perceptible.

Je pouvais à peine encore tourner la tête. Quand je voulais regarder quelqu'un qui se trouvait derrière moi, j'étais obligé de me tourner complètement.

En outre, à cause d'une certaine usure, j'avais continuellement des douleurs dans les genoux. Ces douleurs, je les avais depuis 1976. Je ne pouvais plus rester debout plus de dix minutes. Mon médecin parlait d'une gonarthrose bilatérale. »

En décembre 1990, c'est par un stand d'information que Monsieur Schmitz entendit parler de Bruno Gröning et fut introduit à son enseignement.

« J'avais déjà assisté à environ 5 heures de communauté quand j'ai constaté en janvier 1991 que je pouvais à nouveau bouger la tête sans difficulté. Maintenant, je n'ai plus besoin de me tourner complètement lorsque quelqu'un m'appelle dans la rue. De plus, mes douleurs ont complètement disparu.

De même les douleurs que j'avais dans les genoux ont disparu au bout de trois semaines. Avec le Cercle des Amis de Weert, je me suis retrouvé par exemple tout près de la cloison et j'ai pu rester debout sans problème de 9 heures du matin jusqu'à 2 heures de l'après-midi ».

Peu de temps après, Monsieur Schmitz est allé voir son médecin de famille pour une visite médicale de contrôle. Le médecin constata ceci :

« Je certifie par la présente que Monsieur Schmitz souffre depuis de nombreuses années de douleurs chroniques consécutives à une ostéochondrose CWR avec dégénérescence des disques C5 – C6 et à une grave spondylose lombaire. Plus tard, les douleurs se sont étendues jusqu'aux genoux en raison d'une gonarthrose. En 1982 : les examens révèlent une grave spondylarthrose des disques cervicaux C5-C6 avec discopathie et rétrécissement bilatéral jusqu'à la partie supérieure du thorax. Il a reçu des traitements pendant de nombreuses années sans résultat durable. Mais aujourd'hui, je dois dire qu'il est délivré de ses douleurs. »

Disparition d'un handicap

Eve-Marie Weidig fait un témoignage en octobre 1990 sur sa fille Suzanne, 26 ans, gravement handicapée par suite d'une lésion cérébrale.

« Dans l'expertise d'une clinique neurologique, on a décrit cet handicap de la manière suivante : ‹ Ces troubles du système nerveux central datant de son enfance ont provoqué plusieurs handicaps dans les fonctions essentielles de la motricité. › Diagnostic : Paralysie cérébrale datant de l'enfance avec tétraplégie plus forte à droite (en allemand : lésion cérébrale datant de la petite enfance avec paralysie de tous les membres, plus forte à droite qu'à gauche).

Comment ceci s'est manifesté ? Elle ne pouvait marcher que lentement, sur la pointe des pieds, les pieds tournés vers l'intérieur, si bien qu'elle faisait souvent des chutes.

Elle se plaignait de ne plus avoir de force dans les bras ni dans les jambes, elle ne pouvait faire que deux ou trois kilomètres (environ une heure), après elle sentait ses jambes se dérober sous elle. Elle ne pouvait lever le bras droit au-dessus de sa tête. Il ne lui était pas possible de se laver les cheveux, d'utiliser le sèche-cheveux et de se coiffer. Bien qu'elle ne puisse absolument pas jouer au tennis, son coude droit était depuis des années constamment enflé et lui faisait très mal ; ceci fut qualifié de ‹ tennis-elbow › par les médecins (tendinite par sollicitation excessive d'une musculature trop faible dans le cas présent).

Ses mains étaient sans force, les doigts et les articulations molles, d'une extrême laxité, la poignée de main molle (elle pouvait plier le poignet vers l'arrière à un point tel que l'extrémité des doigts pouvaient toucher l'avant-bras).

En raison de la lésion cérébrale, elle souffrait de crampes, celles-ci étant particulièrement fortes à la main droite, c'est ce qu'a révélé le diagnostic. ».

Sa main se crispait souvent sur des objets qu'elle voulait tenir ou auxquels elle voulait s'agripper. C'est la raison pour laquelle elle avait beaucoup de mal à écrire. Quand elle avait des dictées à l'école, elle devait laisser des « blancs », car il lui fallait un certain temps pour détendre sa main.

« En plus, sa hanche droite se déboîtait fréquemment (subluxation de la hanche), d'où les violentes douleurs, et ce n'est qu'à la suite d'un mouvement brusque involontaire que tout se remettait en place. Elle ne pouvait fléchir sa cuisse droite vers la hanche que très faiblement (entre 30 et 40°) sans avoir de douleurs. Elle ne pouvait pas décoller le pied du sol de plus de 30 cm environ.

En raison des paralysies, elle a pris l'habitude d'avoir un dos rond au fil des années. Elle se penchait en avant pour marcher, elle ne pouvait tourner la tête que jusqu'à l'épaule, et son menton restait alors collé à l'épaule (…).

En raison de sa lésion cérébrale, elle avait souffert toute sa vie de troubles de l'équilibre jusqu'à son introduction à l'enseignement de Bruno Gröning. (Sur le plan médical, ceci a été qualifié de trouble de coordination statique et dynamique). Un coup léger suffisait à faire tomber Suzanne. Elle tombait toujours vers la droite, ce qui a eu pour conséquence une lésion du ménisque dans le genou droit. Ce genou était enflé la plupart du temps et lui faisait constamment mal.

Elle souffrait aussi d'importantes malformations du pied (le spécialiste en orthopédie parle d'arthopathie des articulations des deux pieds et des voûtes plantaires, elles-même affaissées des deux côtés) et c'est pourquoi elle devait toujours porter des chaussures particulièrement larges et ne pouvait pas rentrer dans des chaussures normales. Evidemment, la malformation du pied lui causait aussi des douleurs pour marcher.»

Le calcul lui semblait difficile. De plus elle souffrait de maux d'estomac d'origine nerveuse et avait des phobies : par exemple, elle avait peur du noir, de l'orage, des ascenseurs, des changements, de la solitude, des voyages en train ou des personnes qui lui étaient étrangères.

Après avoir entendu parler de Bruno Gröning début novembre par le journal et avoir pris contact avec le Cercle des Amis, la mère et la fille Weidig ont vu une transformation s'opérer dans le corps de Suzanne. Sa mère décrit ce qui s'est passé :

«Le samedi 11/11/1989, une brûlure est apparue au bras droit, à l'articulation du coude, ce bras se raidissant ; puis le tennis-elbow dont elle avait souffert depuis treize ans a disparu ; depuis, elle a pu bouger le bras droit facilement et le lever au-dessus de sa tête, ce qu'elle ne pouvait pas faire depuis des années. Suzanne a remarqué cela elle-même et me l'a dit. De plus, Suzanne a pu se servir de ses mains avec beaucoup plus d'assurance. Elle avait de plus en plus de force dans ses mains qui se consolidaient. Elle ne pouvait plus plier ses doigts vers l'arrière car l'articulation de la main était redevenue normale.

Sa poignée de main, toujours molle autrefois car elle n'avait pas la force de la serrer, est devenue ferme. (...) Elle peut à nouveau se servir de ses mains (...) Il n'y a plus de paralysie des bras, plus de crampes. Elle n'a plus de difficultés pour écrire non plus. (…)

Jusqu'à présent, tout s'est passé avant l'introduction à l'enseignement, nous avions simplement fait le Einstellen pour capter le Heilstrom selon les instructions de Mme Bette.

Au cours de l'introduction le lundi 13/11/1989, Suzanne a senti son visage devenir insensible et elle a eu de fortes douleurs dans les deux jambes et les deux pieds. Puis des douleurs apparurent à la tête. Nous avons pu vraiment croire que ces douleurs étaient des douleurs régulatrices qui nous mèneraient à la guérison. »

Le jour suivant, Suzanne a pu lever les deux jambes sans difficultés et marcher normalement. Depuis, la hanche ne s'est plus déboîtée. Suzanne peut effectuer tous ses mouvements sans avoir mal. Le dos-rond aussi a disparu, après de courtes Regelungen. Elle peut à nouveau tourner la tête et peut passer le menton au-dessus de son épaule.

« C'est alors que des douleurs régulatrices ont commencé dans les pieds. Elle a surmonté les douleurs dans la foi et la confiance dans les paroles de Bruno Gröning, et lorsqu'elles avaient diminué, on a pu reconnaître d'après une empreinte de pied dans la neige la forme normale d'un pied, il n'y avait plus de voûte plantaire affaissée. Ses anciennes chaussures sont aujourd'hui trop grandes pour elle. Elle peut même porter des bottes western pointues qui étaient toujours étroites pour elle autrefois.

Les troubles de l'équilibre sont tout simplement partis. Une semaine avant que nous ayons eu connaissance de l'existence de Bruno Gröning par le journal, elle voulait sauter par-dessus la poutre sur le terrain de sport. Je devais la soutenir et bien la tenir, mais elle souhaitait surtout que je puisse la laisser seule !

Trois jours après l'introduction à l'enseignement, elle a sauté pour la première fois toute seule par-dessus la poutre. Ses troubles d'équilibre ont disparu depuis.

Presque toutes ces guérisons sont apparues dans les 24 heures qui ont suivi l'introduction. »

La paralysie des jambes a disparu et Suzanne peut de nouveau marcher quatre ou cinq heures et même monter des côtes. Le calcul lui semble facile et les autres affections ont disparu, elles aussi.

« Le 19/11, Suzanne a eu la guérison de ses douleurs d'estomac d'origine nerveuse au cours de sa première heure de communauté. Du début à la fin de l'heure de communauté, elle a fait des renvois constamment. Depuis, elle n'a plus jamais eu de douleurs à l'estomac. (…) Les peurs ont fait place à l'assurance et à la joie que je ne connaissais pas du tout chez elle. (…)

Je ne peux pas comprendre du tout ce qui s'est passé en si peu de temps pour mon enfant. Pour les médecins, elle était gravement handicapée et aucune guérison n'était envisageable sa vie durant, car les cellules du cerveau ne peuvent pas se renouveler, m'a-t-on dit.

Pendant des dizaines d'années, elle était handicapée, cataloguée par la société compte-tenu de son état de santé. En un temps record, elle a recouvré la santé par le Heilstrom.

Un médecin que j'ai consulté pour un contrôle en novembre 1990 ne pouvait pas comprendre ce qui était arrivé à ma fille. En l'examinant, il n'a pu constater aucun trouble et a écrit entre autres dans son rapport : ‹ Il est étonnant de constater cette gigantesque transformation… La tétraplégie existant autrefois a disparu… Je ne peux que constater que la patiente est actuellement en bonne santé et n'a plus besoin de soins… ›

Je remercie Bruno Gröning et Dieu le Père de tout cœur pour cet événement extraordinaire. »

Cela valait la peine d'attendre

> «Je dois faire revivre ce qui était mort depuis longtemps. On ne sent pas toujours immédiatement qu'on entre dans une nouvelle vie. Souvent, il faut attendre longtemps, puis cela arrive brusquement. Quand on ne se laisse pas toucher entre-temps par le mauvais esprit du doute et de l'incrédulité».

Renate Opitz, 36 ans, communauté de Wegberg, a expérimenté combien les paroles de Bruno Gröning étaient vraies. Elle explique que la prise prolongée d'un contraceptif a provoqué chez elle un arrêt général des règles.

Depuis l'âge de 16 ans, elle prenait régulièrement la pilule et à l'âge de 22 ans, elle a constaté que le cycle des règles était suspendu et ne pouvait être provoqué qu'artificiellement à l'aide d'un médicament. Personne ne pouvait l'aider.

> «Aucun médecin ne s'est donné la peine de trouver la cause. Comme ceux-ci étaient perplexes, ils ont résolu le problème en lui disant que tant qu'elle ne désirait pas d'enfant, ce serait tout à fait pratique comme cela.
>
> Un médecin m'a dit avec indignation en apprenant quelle pilule j'avais prise des années, qu'elle était beaucoup trop forte pour moi et qu'elle n'était normalement prescrite aux femmes qui étaient plus corpulentes et qui avaient déjà plusieurs enfants. A cette époque-là, je ne pesais pas 50 kilos.»

Le dernier médecin traitant fit faire tous les mois des contrôles hormonaux, mais ne put rien trouver et il craignait qu'une opération ne soit nécessaire. Lors de l'un des nombreux contrôles, soucieux, il avait constaté que l'utérus était sur le point de s'affaisser. En 1982, on a relevé la température sur plusieurs mois. Résultat: aucune ovulation n'a pu être constatée. Le médecin a diagnostiqué une «stérilité primaire».

En octobre 1982, Renate Opitz est allée pour la première fois à une heure de communauté du Cercle des Amis de Bruno Gröning. Elle a cru vraiment que le Heilstrom allait faire disparaître le désordre existant dans son corps et l'aiderait.

« J'ai alors mis de côté les médicaments et je savais que l'arrêt des règles était des Regelungen. Pendant près de cinq ans, il ne s'est rien passé. Parfois, des idées de doute naissaient et il n'était alors pas si facile que cela de croire. Pourtant, j'ai alors parlé à un ami de Bruno Gröning qui m'a redonné la force de lâcher prise sur tout et de continuer à croire et à faire confiance que tout rentrerait dans l'ordre.

Au cours des cinq années, je n'ai jamais renoncé à ma foi, je me suis concentrée de plus en plus sur l'enseignement de Bruno Gröning et j'ai suivi son enseignement. J'ai totalement lâché prise et je n'ai pas pensé à l'affection, sachant que celui qui suit l'enseignement a des résultats.

Le dimanche de Pentecôte 1987, j'ai eu la chance de vivre la guérison. De légers saignements sont réapparus pour la première fois. Cela a été pour moi comme un miracle. Je suis guérie. Depuis ce jour-là, j'ai eu régulièrement mes règles.

Cela valait la peine d'attendre. Nous ne devons jamais être impatients, ni abandonner notre foi ».

Elle s'est mariée en 1988 et début 1989, des relevés de température confirmèrent la reprise d'une ovulation. Peu de temps après, elle fut enceinte. Aujourd'hui, elle est mère de deux enfants et comblée de bonheur d'avoir eu une grande aide.

Pour Dieu, rien n'est impossible

En 1949, un journaliste du « Süddeutschen Sonntagspost » écrivit sous le titre :

« Herford, destination pour des milliers de personnes : Je ne peux pas en croire mes yeux ! Bruno Gröning guérit des paralysés, des aveugles, des muets (...)

3 heures du matin : de la cour de la maison, on apprend qu'un paralysé s'est soudainement levé. Je m'y précipite. Adelbert Schneider de Derschlag, totalement paralysé des jambes depuis trois ans, s'est levé avec l'aide de sa jeune femme et a marché une vingtaine de mètres.

‹ Il y a une heure déjà, je ressentais des picotements dans les jambes ›, raconte-t-il. ‹ Depuis trois jours et demi je suis là, je me suis concentré en pensant : Bruno Gröning va m'aider. Maintenant, çà y est. Je remercie le Seigneur ! ›

Au cours de cette nuit-là et le samedi suivant, je note encore les guérisons suivantes qui se sont toutes passées en la présence de Bruno Gröning : Cäsar Zilinski de Lottinghof qui, en raison de troubles circulatoires, avait la jambe gauche et le bras droit paralysés, fut guéri en l'espace de trois minutes. Regina Schmidt, 14 ans, de Porz, paralysée depuis onze ans, peut de nouveau bouger son pied qui était raide. Albine Strauss de Minden, souffrant gravement de diabète, du système nerveux et du cœur, séjour de plusieurs années en sanatorium, déclarée incurable par les autorités médicales, peut à nouveau monter l'escalier : ‹ Je me sens parfaitement bien maintenant. ›

Willi Horstmann de Schlangen, complètement aveugle de l'œil gauche, peut à nouveau distinguer la lumière de l'obscurité, et peu après, il recouvre une vue tout à fait normale. »

Ce qui a été déclaré comme miracle et rapporté tout autour de la terre, ce qui a fait accourir des centaines de milliers de personnes et occupé les esprits d'une multitude plus grande encore, Bruno Gröning considérait tout cela comme un phénomène naturel allant de soi.

« Ce n'est pas un miracle, c'est l'homme qui entre dans l'ordre divin, quand il a retrouvé le lien avec Dieu ».

« Mes guérisons reposent sur une force inhérente à l'ordre divin de la nature, sans enfreindre les lois. Alors on ne doit pas, par conséquent, les considérer comme un miracle, même si en l'état actuel des connaissances, on ne peut que difficilement les expliquer. »

Bruno Gröning rendait les lois de la nature, sur lesquelles reposaient ses guérisons, accessibles à tous les hommes par des mots simples. Chacun peut les utiliser pour lui-même. Ici, chaque corps humain réagit individuellement à la force divine. C'est ainsi qu'on peut expliquer qu'une personne puisse guérir en quelques minutes ou en quelques jours comme le cas pour Susanne Weidig, mais qu'une plus longue période de Regelungen est nécessaire pour d'autres, comme par exemple pour Andreas Ermisch ou Renate Opitz.

Guérisons successives

Je voudrais vous résumer ci-après quelques témoignages de réussite sous forme succincte, afin de mettre en évidence la multitude des guérisons qui surviennent.

Jutta Röder, 31 ans, communauté de Sauerland, a témoigné en février 1990 : guérison de quinze ans de troubles du sommeil, de dépressions apparues depuis la plus tendre enfance et d'une irritation des yeux provoquée par les éclairages-néon, qui dure depuis des années.

Anke Helsper, 25 ans, communauté de Wegberg, a témoigné en janvier 1990 d'une guérison d'acné qui durait depuis un an et demi.

Peter Grommès, 27 ans, communauté d'Eupen/Belgique, a témoigné en mars 1990 d'une guérison de verrues et en juin 1988 d'une guérison de fortes douleurs inguinales qui ne disparaissaient pas avec des massages. Ne sachant plus que faire, on allait utiliser une méthode réservée aux quinquagénaires uniquement. Après avoir connu l'enseignement de Bruno Gröning, capté le Heilstrom et cru aux Regelungen, ses douleurs ont disparu et ce, depuis mars 1988.

Wilfried Ruhland, 44 ans, communauté du Sauerland, souffrait depuis l'âge de 4 ans de rhume des fois, il a été sept fois en tout en cure au bord de la mer du Nord, ce qui n'engendra aucune guérison. En raison de ces rhumes des foins, il attrapait des bronchites. Depuis l'âge de 34 ans, il souffrait de troubles du rythme cardiaque. Les trois affections, tout comme une légère irritabilité et une consommation d'alcool élevée, disparurent grâce à l'enseignement de Bruno Gröning. Il n'a plus aucune douleur et c'est aujourd'hui un homme équilibré.

Frieda Stoiber, 60 ans, communauté de Munich, a témoigné de ceci en juillet 1990 :

> « En 1980, un examen radiographique révéla une coxarthrose. Au cours de plus longues marches, j'avais mal dans les articulations des hanches. Depuis 1987, j'avais ces douleurs jour et nuit. Je ressentais aussi bien en période de repos qu'en période de travail une douleur lancinante. (…) Le médecin m'avait déjà conseillé en 1987 de me faire poser une prothèse ».

Après avoir pris connaissance de l'existence de Bruno Gröning en octobre 1989 par une revue et avoir été introduite à son enseignement en novembre, elle a vécu la guérison à Munich à l'heure solennelle de Noël :

> « J'ai pu rester assise cinq heures durant sans ressentir de douleurs. D'abord, je n'en étais pas du tout consciente, ce n'est que lorsque j'étais assise dans le métro, que j'ai été frappée de voir que je n'avais plus mal. C'est alors que j'ai poussé un tel cri de joie que les gens ont regardé ! Durant tout ce temps, et même lorsque j'ai couru prendre le métro, je n'avais plus de douleurs ! C'était incroyable pour moi.
>
> Depuis, je suis totalement libérée, je peux bouger, me mettre debout sans aucune douleur ! Je suis tout à fait libérée ! ».

Richard Sachs-Jürgens, 84 ans, communauté de Hannovre, après avoir entendu parler de Bruno Gröning en mai 1989 dans un stand d'information, pouvait à peine tendre l'annulaire de la main droite depuis neuf mois. Le médecin a parlé d'inflammation de la gaine synoviale tendineuse inéluctable :

« C'est ainsi que je finis par ne plus bouger toute la main. Je pouvais la fermer, mais ne pouvais plus l'ouvrir. L'annulaire était complètement raide et restait constamment dans cette position de préhension. Je sentais au milieu de la paume de la main de grosses excroissances qui selon le médecin, devaient rendre une opération inéluctable. Mais mon aversion vis-à-vis des chirurgiens et de leurs scalpels m'a toujours incité à reculer l'intervention. De plus, on ne me donnait aucune garantie de réussite ».

Au cours de l'heure solennelle de Noël de la communauté de Hannovre, Grete Häusler lui a donné une petite photo de Bruno Gröning, en lui conseillant de la mettre sur la main, ce qu'il fit.

« Et deux, trois jours après, j'ai remarqué que je pouvais à nouveau tenir ma canne. Mais c'était toujours douloureux. Mais cela s'est amélioré progressivement jusqu'à aujourd'hui, après que de fortes douleurs soient apparues encore une fois à Noël – comme nettoyage – c'est ainsi que je veux nommer cela. Maintenant, je peux ouvrir et fermer la main sans peine.

Je remercie mille fois ! »

Témoignages de réussite dans la presse

Dans le reportage de presse relatant les évènements du Cercle des Amis, on accorde une importance considérable aux témoignages de réussite. C'est ainsi que la revue « Goldene Gesundheit » a rapporté ceci dans son édition de juillet :

« Que disent les personnes guéries ?

Karin Teipel (47 ans), de Meschede : ‹ J'ai souffert de la maladie de Crohn pendant seize ans. Au cours de trois opérations, on m'a retiré à chaque fois un morceau du gros intestin. J'avais perdu la foi en Dieu. Il y a trois ans, une amie m'a forcée à aller à une heure de communauté Gröning. J'étais extrêmement septique, toutefois j'ai ressenti d'étranges picotements dans tout mon corps. Le jour suivant, pour la première fois depuis seize ans, je n'ai pas eu de diarrhée. Quatre mois plus tard, j'ai arrêté tous mes médicaments. Je suis guérie. Mes médecins l'ont confirmé aussi. ›

Pour Karim Teipel et les gens qui ont été guéris par l'intermédiaire de Bruno Gröning, il n'y a aucun doute : Bruno Gröning guérit encore aujourd'hui depuis l'au-delà.

Ferdinand Duwe (43 ans), de Lennestadt, souffrait depuis l'âge de 15 ans d'une inflammation chronique du duodénum. A 18 ans, on a diagnostiqué le premier ulcère à l'estomac. Finalement, il fallait même qu'il subisse l'ablation de l'estomac. En 1988, un collègue de travail l'emmena dans une communauté Bruno Gröning. Il ressentit tout de suite le Heilstrom et depuis, il est en bonne santé.

Jutta Schneider (27 ans), de Lennestadt, avait une névrodermite depuis 14 ans, les bras et les joues, particulièrement atteints, la démangeaient horriblement. Rien ne pouvait aider la jeune femme. En octobre 1989, elle lut un article sur Bruno Gröning dans un journal local. Elle se rendit à une heure de communauté et en l'espace de six mois, elle a été guérie. »

Le « Neue Wochenschau » de Vienne relata le 27 novembre 1991 :

« Les enseignements du guérisseur miracle Bruno Gröning continuent d'agir après sa mort. Des malades qui y croient, sont guéris. Cette revue était convaincue des résultats obtenus. (...)

‹ Pendant plusieurs mois, j'ai eu des douleurs très intenses, allant de l'articulation de l'épaule jusque dans les bras, et irradiant jusqu'aux vertèbres cervicales et dorsales ›, raconte Margit Hitzenthaler, de Linz, ‹ c'était si grave que souvent je ne pouvais même plus écrire. Après avoir fait une ligne, il fallait souvent que je pose mon stylo et que j'attende jusqu'à ce que la douleur la plus forte se soit atténuée. Et pourtant, en captant le Heilstrom divin au cours des heures de communauté du Cercle des Amis de Bruno Gröning, les douleurs ont diminué de jour en jour, elles ont même disparu à l'épaule pendant la nuit ! ›

Aussi incroyable que cela puisse paraître, ce qui est arrivé à Mme Hitzenthaler est loin d'être un cas unique. Peter Schlager de Faistenau a également bénéficié d'un soulagement de ses douleurs par la force curative de Bruno Gröning : ‹ J'ai souffert pendant environ douze ans de maux de tête si violents qu'il m'était souvent impossible de me rendre à mon travail ou de tenir tout simplement sur mes jambes. J'avais déjà consulté plusieurs médecins et Heilpraktiker, mais aucun n'a pu trouver l'origine des douleurs ni les soulager.

Ma femme aussi souffrait depuis des années d'une très forte allergie au pollen, lorsque nous avons entendu parler du Cercle des Amis de Bruno Gröning. Très vite, peu après les heures de communauté, l'incroyable se produisit : en un temps record, nous avons été libérés de nos douleurs, aussi bien ma femme que moi. Ma famille et moi-même faisons partie du Cercle des Amis depuis longtemps déjà et sommes heureux d'y être. › (...)

Mme Marie Aichinger (72 ans) de Vienne, qui devait être opérée d'un cancer du sein, il y a quatorze ans, sait elle aussi, témoigner de manière émouvante. A cause de ses métastases, elle pouvait à peine tendre et bouger la main droite. Lorsqu'une amie lui a parlé du Cercle des Amis, elle y est allée et y a retrouvé l'espoir. Dès la première heure de communauté, elle a pu soudain bouger à nouveau les doigts ! ‹ C'était incroyable, à ce jour je ne suis certes pas complètement guérie, mais je sens une nette amélioration. Je me sens à nouveau mieux et la certitude d'être aidée, me rend plus forte. ›

De plus en plus de témoignages positifs nous parviennent d'Allemagne également : c'est ainsi que Mme Christa Fortmann nous écrit qu'elle se trouvait dans une situation grave. ‹ A cause des troubles chroniques de digestion et une hyper-acidité de l'ensemble de l'organisme, j'étais au bord du désespoir. D'après le diagnostic du médecin, le risque de cancer n'était pas exclu non plus. Puis, j'ai pu expérimenter et vivre la présence du Heilstrom qui a redonné à mon âme toutes les énergies qu'elle avait perdues ; car la maladie est à mon avis un manque d'énergie. La guérison du corps s'est déroulée lentement , mais une foi solide en la toute puissance divine l'a rendue possible ! › »

Les douleurs cessent

Willi S., 43 ans, communauté de K., souffrait depuis sa tendre enfance de douleurs dans le dos. Au cours de sa quinzième année, le médecin a diagnostiqué la maladie de Scheuermann. La situation n'a fait que s'aggraver, et les cinq séjours de cure n'ont apporté aucune amélioration.

« Au fil des années, les douleurs n'ont cessé de s'amplifier, les pires étant dans la colonne vertébrale où elles rayonnaient jusqu'aux épaules. Elles étaient toujours présentes. Tout mouvement effectué au niveau du dos entraînait une aggravation. Il fallait que je marche courbé ; en raison des douleurs, je ne pouvais pas tenir mon buste droit.

Il y a deux ans, on m'a parlé d'une réduction de 30% de mon activité professionnelle. »

En raison d'une mauvaise position de l'articulation de la hanche et d'un problème à la colonne vertébrale, il avait des douleurs à la jambe droite, pour lesquelles il prenait des antalgiques. Il avait refusé l'opération sur le conseil de son médecin traitant. L'année dernière, sa cuisse était devenue insensible. De plus, en raison d'un tennis-elbow, il souffrait de fortes douleurs au bras droit.

En avril 1989, il fut introduit en Allemagne à l'enseignement de Bruno Gröning.

« Sur le chemin du retour, j'avais des douleurs si fortes au genou, que je voulais me faire remplacer par ma femme au volant. Je ne sentais plus du tout mon pied droit qui ne réagissait plus.

Depuis, les affections se sont comme envolées. Je n'ai plus mal au dos et j'ai pu bêcher mon jardin moi-même dès le jour suivant mon initiation. J'ai poussé des brouettes lourdement chargées et pendant des heures j'ai travaillé, courbé, dans mon jardin.

Depuis, je suis libéré de mes douleurs, je n'ai plus besoin d'antalgiques, ni de bains, ni de massages, encore moins de surveillance médicale.

Il est surprenant aussi de constater que ma façon de me tenir a changé depuis. Je me tiens beaucoup plus droit et grâce à cela, je me suis redressé de deux à trois centimètres. (...)

Depuis, ma jambe est redevenue parfaitement normale. Ma cuisse a retrouvé toute sa sensibilité et je n'ai plus mal à la jambe non plus. Je peux à nouveau bouger sans problème.

Le tennis-elbow a disparu depuis mon introduction. Là, je n'ai pas eu de Regelungen. Je peux bouger à nouveau mon bras aussi sans avoir de douleurs. (...) Je suis en bonne santé et libéré. J'en remercie Bruno Gröning. »

C'est à leurs actes que vous les reconnaitrez

Ceci est un bref aperçu de la multitude de guérisons qui se sont produites par Bruno Gröning. Depuis 1988, le Cercle des Amis de Bruno Gröning publie chaque année pour les amis un volumineux recueil de témoignages de réussite. En 1989, avec le livre : « Vivre le salut, c'est la vérité », on a transmis pour la première fois au public une série de témoignages de réussite documentés médicalement. Presque tous les livres de la maison d'édition Grete Häusler contiennent des témoignages de réussite. Les guérisons continuent à se produire, maintenant, toujours, partout. L'action du Heilstrom ne connaît pas de limite.

L'incroyable qui s'est produit en 1949 à la place Wilhelm de Herford, perdure jusqu'à nos jours et ne s'arrêtera plus. Tant qu'un homme demande de l'aide à Bruno Gröning avec foi et du fond du cœur, celui-ci sera là et il aidera.

Dieu a destiné pour les hommes une vie saine et heureuse. C'est la tâche de Bruno Gröning de les amener à cette destinée. Il n'est autre qu'un serviteur de Dieu qui a accompli sa tâche avec amour et compassion, et continue à le faire. Il ne faut pas le flatter, ni enjoliver son œuvre. C'était un homme comme nous tous et pourtant complètement différent. Il fut doté de capacités, devant lesquelles même des maîtres indiens se sont inclinés avec respect au Traberhof de Rosenheim.

Matthias Kamp écrit dans son livre : « Bruno Gröning – Introduction à son enseignement » :

« ‹ C'est à leurs actes que vous les reconnaîtrez ›, ces mots (...) me sont souvent venus à l'esprit. Les actes de cet homme consistaient à aider et toujours aider. Il m'a prouvé que Dieu vivait. Les philosophes,(...) les médecins, scientifiques et chercheurs qui L'ont oublié, tous ceux-là doivent regarder cet homme qui a parlé en 1949 à Rosenheim devant des milliers d'hommes et constater : les hommes ont recouvré la santé. »

Grete Häusler écrit ailleurs dans le même livre :

« Tout ceci est tellement incroyable, mais vrai. Cette action divine par Bruno Gröning est merveilleuse et pourra subsister éternellement, parce qu'elle n'a rien d'humain. Bruno Gröning a déjà dit à Herford :

'Un homme ne peut pas faire de miracle, mais personne ne sera en mesure de pouvoir réaliser ce que vous voyez ici.' »

Bruno Gröning répétait ceci :

« Aucun homme ne peut guérir, il n'y en a qu'Un qui puisse le faire : c'est Dieu ! ».

3 ÈME PARTIE

BRUNO GRÖNING DONNE-T-IL DES POSSIBILITES DE SOLUTION AUX PROBLEMES ACTUELS DE NOTRE TEMPS ?

En tant que « guérisseur de Herford », Bruno Gröning fit sensation dans le monde entier en 1949. Partout où il apparaissait, des guérisons avaient lieu. Même dans le Cercle des Amis d'aujourd'hui, il s'agit d'abord de guérison. Pourtant, son rayon d'action peut-il être limité à ce domaine ? Cela ne serait-il pas ignorer sa mission de ne voir en lui que le « guérisseur miracle » ?

D'après ses propres indications, les guérisons ne représentent que cinq pour cent de son action. La vraie dimension de sa vocation transparaît clairement dans les paroles suivantes :

> « Mes actes servent uniquement à remettre tous les hommes de cette terre sur le bon chemin, le chemin divin. »

Un but ambitieux ! Les chapitres suivants vont le justifier et le prouver.

Chapitre 9 : L'ordre s'installe partout

Par l'intermédiaire de Bruno Gröning, les hommes font l'expérience non seulement de la guérison de maux corporels, mais aussi de celle de souffrances morales. Les peurs et les dépressions, les manies et les dépendances disparaissent. La joie de vivre, l'équilibre et la confiance emplissent le cœur. L'homme est libéré de tout mal et peut revivre l'état paradisiaque originel. Les couples désunis retrouvent l'harmonie. Les athées découvrent la foi et on peut faire l'expérience de l'aide de Dieu dans tous les domaines de la vie.

Le sentiment d'être protégée a remplacé la peur

Grete Wessels, 39 ans, communauté de Bochum, a souffert pendant douze ans d'angoisses et de dépressions qui la persécutaient. En Juin 1990, elle racontait comment son chemin de souffrance prit la voie du bien.

« A partir de 1977, ma vie se mit à se dégrader à toute vitesse. En janvier, mon père est mort, ce que je n'ai pas pu vraiment accepter. Je vivais depuis quelque temps déjà séparée de mon mari, avec mes deux enfants et ne pouvais compter que sur moi. La mort de mon père m'accabla tellement que les tâches quotidiennes dans la famille et au travail me semblaient insurmontables.

Je voulais continuer à bien faire pour tout le monde et ravalais en plus toute la misère que je vivais dans ma profession ; j'étais de service de nuit dans un foyer pour personnes handicapées mentales. J'étais surmenée.

En Juin 1977, je tombai en dépression. J'avais des angoisses, surtout dans le noir et une sensation de vertige continuelle avec des nausées qui apparaissaient toujours en même temps que les angoisses, en particulier quand je faisais quelques pas, seule devant la porte, je ressentais alors une peur panique de ne plus pouvoir faire le chemin dans l'autre sens ; également quand on me faisait du mal ou qu'on me critiquait, je me mettais à me faire mon ‹ cinéma ›. C'est ainsi que les vertiges m'accompagnèrent presque constamment pendant douze ans.

Des dépressions s'ajoutèrent à cela et tout s'aggrava de jour en jour. Les vertiges étaient par moments si forts que je ne pouvais pas aller seule aux toilettes.

Il était impensable que j'accomplisse les travaux ménagers. C'étaient mes enfants qui faisaient tout, même les courses, parce que je n'osais plus m'éloigner de la maison, ne serait-ce que de cent mètres. Car c'est alors qu'apparaissait cette peur indescriptible de ne plus pouvoir ni avancer ni reculer. Je me mettais à trembler de tous mes membres, mon pouls s'emballait, ma tension chutait, si bien que je frôlais souvent la perte de connaissance.

A cette époque là (1977), j'abandonnai aussi complètement la conduite automobile.

Quand la peur arrivait, et c'était tous les jours, j'étais à peine capable de courir au téléphone pour demander de l'aide aux enfants, ou de prendre un comprimé de Tavor pour me sortir de cette détresse. Je croyais que j'allais mourir sans ce médicament. Il m'accompagnait partout. La dose augmenta au cours de toutes ces années de 1 à 2,5 (3 à 4 comprimés par jour et bien souvent encore un la nuit).

Même si j'étais si surmenée dans ma profession, c'est pendant mon temps de travail que je me sentais le mieux. Là bas, je n'étais pas seule et j'étais sûre d'avoir toujours de l'aide à proximité. Mais, dès que j'étais de nouveau seule chez moi, la dépression revenait. Je ne faisais pratiquement que pleurer, je me recroquevillais dans mon lit et m'endormais après avoir pris un comprimé de Tavor, en attendant que quelqu'un vienne.

Ce qui me raccrochait à la vie pendant ces douze années c'était le travail et l'objectif de la vie : élever mes enfants. C'est pourquoi je pouvais chasser les fréquentes idées suicidaires. De temps en temps, il y avait un léger mieux au niveau du moral, par exemple quand, après la séparation d'avec mon mari (…), je fis la connaissance de mon nouveau compagnon. Mais cela fut de courte durée.

La détresse morale m'avait enlevé toute joie et tout courage. Même un traitement chez le neurologue, une cure en 1983 et un séjour en clinique (psychothérapie) en 1986 n'apportèrent pas d'amélioration durable.

Lorsqu'en 1989 mon état s'était tellement aggravé que je dus même abandonner mon métier que j'avais pourtant aimé, je perdis mon dernier soutien, si bien que cette dernière année avant mon introduction fut la plus sombre de ma vie- si tant est que l'on puisse encore parler de vie. Je ne faisais plus que végéter. Au programme de chaque journée, il n'y avait plus que la peur, les vertiges et ‹ l'humeur pleurnicharde ›. J'avais complètement perdu le courage de vivre et à cela s'ajoutait le sentiment horrible de n'être qu'un fardeau pour tout le monde parce que je ne pouvais plus remplir mes tâches moi-même. Je ne sais pas combien de temps j'aurais encore pu supporter cela si je n'avais eu connaissance de la communauté de Bruno Gröning ».

En Août 1989, elle entendit parler de Bruno Gröning et se fit intrduire à son enseignement. Comme elle était aussi handicapée physiquement (maux d'estomac, migraines, angine de poitrine latente, douleurs dans les cervicales), de fortes Regelungen physiques apparurent dès l'introduction. Elles ne durèrent qu'une journée, ensuite toutes les douleurs disparurent.

« Je constatais que je ne souffrais plus – un état que je ne connaissais plus depuis des années.

Ma joie était immense et je fus envahie par un tel dynamisme que je pris la décision de me rendre à un congrès en Suisse. Je ne pensais plus du tout à mes peurs. Je me sentais si libre et heureuse.

Pourtant, une semaine et demie avant le congrès de Suisse, j'eus des régulations si violentes que je n'aurais certainement pas pu m'en sortir seule. L'abattement et l'agitation s'emparèrent à nouveau de moi, si bien que je ne trouvais plus le sommeil, je n'avais plus la force d'aller jusqu'au téléphone et que je songeais sérieusement à me suicider. Cet état dura toute une semaine.

Ma fille qui faisait partie, elle aussi, du Cercle des Amis de Bruno Gröning, fit exactement ce qu'il fallait : elle appela un ami du cercle sans que je le sache. Aussitôt, quelques amis firent le Einstellen pour moi et quand Diana vint me voir, en ayant retrouvé toute son énergie après cette conversation, je retrouvai mon calme et je pus à nouveau dormir.

Le jeudi suivant, j'allai à l'heure intermédiaire de communauté à Dortmund où je pus me rendre compte clairement du jeu que jouait le malin pour m'empêcher d'aller en Suisse.

Et c'est alors que je compris : plus jamais avec moi ! Je pus aller en Suisse et en suis rentrée complètement libérée. Depuis ce temps, je suis délivrée de mes angoisses et de mes dépressions. Je n'ai plus besoin de médicaments. Tout ce que mes enfants ont fait pour moi pendant tant d'années, je peux maintenant à nouveau le faire moi-même.

Cela ne me fait plus rien d'être seule à la maison, même la nuit quand mon compagnon travaille. Je vais à nouveau me promener seule, je fais mes courses et tout ce que j'ai à faire. La peur a complètement disparu.

Quelques semaines après mon introduction, j'ai repris ma voiture pour la première fois avec ma fille. D'abord, j'ai eu quelques hésitations, mais elle m'a encouragée. Depuis, je reconduis ma voiture, même en ville et j'en suis très heureuse. Mes enfants ne me reconnaissent pas. »

Les vertiges ont disparu ainsi que toutes les douleurs physiques. Elle n'a plus de maux d'estomac. Les migraines, les malaises cardiaques et les douleurs au niveau des cervicales n'ont pas réapparu.

« Avec Bruno Gröning à mes côtés, tout me semble si facile. Je me sens en sécurité et ne suis plus seule. J'ai eu avec moi pendant tant d'années mon sac avec tous les médicaments pour avoir toujours ce qu'il fallait en cas de nécessité. Je n'oubliais jamais mon sac. Il était vital pour moi. Aujourd'hui je n'en ai plus besoin ! »

Depuis Juin 1990, Grete Wessels a repris ses activités en tant qu'infirmière de nuit. On lui en demande autant qu'avant, physiquement et moralement, et elle maîtrise tout avec joie et avec force.

Manque d'énergie

Angoisses et dépressions sont très répandues aujourd'hui. Beaucoup de gens n'arrivent pas à accomplir les tâches quotidiennes. Il suffit souvent de peu de choses pour déclencher une dépression nerveuse. Bruno Gröning disait que cela provenait d'un manque de force :

> « L'être humain qui a perdu son énergie, règle le problème en disant qu'il est nerveux. C'est ainsi, par cette nervosité, par cette instabilité qu'il perd la compréhension du monde qui l'entoure et surtout de lui-même. Ceci vient du fait que le corps est sans arrêt mis à contribution et dépense de l'énergie mais n'est jamais mis en situation de gagner de nouvelles énergies, c'est à dire que l'homme n'a jamais été en mesure de le faire parce qu'il ne dispose pas des connaissances nécessaires sur la façon dont fonctionne son corps et dont il peut retrouver de nouvelles énergies. »

Bruno Gröning procure à ceux qui lui demandent de l'aide la force qui leur manque et leur indique la façon dont chaque personne peut « refaire le plein » de ses énergies consommées et les conserver dans cette lutte quotidienne pour la vie.

> « Dieu Lui-même n'a rien oublié pour nous, les hommes : il a muni notre corps de tout ce qu'il lui faut pour que nous puissions accueillir en lui, ce qui lui est destiné. L'homme peut prendre les précautions nécessaires, s'il sait comment profiter du temps et des occasions pour lui-même et pour son corps afin de disposer d'une quantité suffisante de bonnes forces pour ne plus avoir à craindre le mal, pour que ses réserves de force soient telles, qu'il puisse mener le combat contre le mal en toute quiétude. C'est ainsi que l'homme vit dans l'ordre divin. »

Par Bruno Gröning, tous les êtres humains ont la possibilité de recouver la santé et de la conserver. Celui qui est prêt à mener sa vie selon les lois divines, à se détacher de tout mal et à croire au bien vivra le salut. Bruno Gröning disait ceci :

« Je vous rappelle à l'ordre ! Je veux que vous meniez une vie saine, une vie bonne, une vie telle que Dieu l'a voulue, que vous ne vous occupiez plus de l'esprit malin, du mal et que vous ne l'acceptiez pas, que vous ne le tolériez plus, non, écartez-le de vous ! Si vous faites tout cela, vous serez convaincus que tout sera différent, beaucoup mieux ; c'est alors que commence la vie, c'est à dire que Dieu commence à agir en l'homme. »

Il a trouvé la foi

Grâce à Bruno Gröning, Rolf Zachau a retrouvé la foi qu'il avait perdue :

« Je n'avais aucune souffrance physique avant d'entrer, il y a environ dix mois, dans la communauté des amis de Bruno Gröning, mais j'ai vécu à cette époque là une transformation intérieure dont j'aimerais vous parler.

Jusqu'alors, je ne croyais pas en Dieu. Malgré tout, je sentais que l'humanité pouvait vivre en paix et que toutes les souffrances et misères n'étaient pas nécessaires. Comme je n'étais pas croyant et ne me sentais pas non plus attiré par les choses spirituelles, je m'efforçais, depuis mes seize ans, de concrétiser mes idéaux sur le plan politique.

Mais, mes opinions choquaient à l'école et je fus bientôt qualifié de ‹ gauchiste ›. Certains se moquaient de moi, d'autres me critiquaient. Avec le temps, je remarquai que je n'arrivais pas à toucher les gens et que toutes mes activités restaient sans effet et même que, précisément ceux dont j'attendais qu'ils transforment la société, ne faisaient que m'injurier. Je constatai aussi que les gens qui avaient les mêmes opinions que moi étaient divisés en groupes et groupuscules et se disputaient entre eux.

Au cours de toutes ces années consacrées à la politique, je fis l'expérience de ma grande impuissance. Nous ne pouvions pas atteindre les ‹ masses › et nous étions trop faibles pour obtenir quelque chose par nous-mêmes. C'est pourquoi je vivais une période de grande tension. D'une part, je savais très bien que le monde pouvait être différent, d'autre part, je ne pouvais absolument rien mettre en branle.

Cela me faisait souffrir. Je me constituai alors une épaisse cuirasse faite d'idéologies et de belles théories sur la société. Cela me mettait à l'abri des réactions impulsives, mais me rendait malheureux en même temps. Sans m'en rendre compte, j'étais devenu un intellectuel cynique qui pouvait sortir de sa manche l'explication logique correspondant à chaque événement. Et si j'arrivais, enfermé dans mon carcan, à ressentir encore quelque chose, ce n'était qu'une profonde douleur. J'en étais arrivé au point qu'une grande catastrophe écologique ou une troisième guerre mondiale dont j'avais si souvent parlé, m'apparaissait presque comme une sorte de délivrance, comme l'indique l'expression : ‹ Plutôt la fin dans la peur que la peur sans fin. ›

C'est à cette époque qu'un ami a parlé à ma femme de Bruno Gröning. Au bout d'environ un mois, pendant lequel ma femme a dû mener un dur combat avec moi, je surmontai mon orgueil, laissai tomber mes doutes et fis moi-même le Einstellen un jour. J'ouvris les mains en disant : ‹ S'il te plaît ›. Je ressentis effectivement un léger picotement dans les mains et un sentiment de joie en moi comme je n'en avais plus éprouvé depuis longtemps. Je demandai à être introduit et pus ainsi entrer dans la communauté des amis de Bruno Gröning. J'eus bientôt des Regelungen au niveau de la tête, à trois reprises ; cela dura environ une semaine chaque fois. Au début, j'étais encore sceptique, mais, au cours des mois suivants, je dus admettre que l'on disait la vérité pendant les heures de communauté, que les guérisons étaient réelles et, avant tout, que Dieu existe.

(…) Je me sens léger et libéré. Depuis que je sais que notre Père Céleste nous aime tous et prend soin de nous, tout est devenu merveilleusement simple. C'est parce que j'ai dû apprendre à faire le Einstellen et à capter le Heilstrom que Bruno Gröning a pu me libérer de ma prison intérieure et m'indiquer le chemin qui mène à Dieu.

Je lui en suis infiniment reconnaissant. Les effets du Heilstrom sont si bienfaisants que je souhaite de tout cœur à chaque homme de faire le Einstellen et de se persuader de la vérité. »

Vivre la foi avec Bruno Gröning

Moi même, j'ai vécu aussi des aides par l'intermédiaire de Bruno Gröning. Quand j'entendis parler la première fois de lui, à l'âge de 19 ans, je vivais comme beaucoup de jeunes d'aujourd'hui. Je fumais beaucoup (30 à 40 cigarettes par jour), buvais de l'alcool plus que de raison et jouais de façon excessive aux machines à sous (jusqu'à 200 DM par jour) J'écoutais aussi beaucoup de musique rock (Heavy Metal) et jouais dans un groupe de rock. Pour moi Dieu était très loin. Les questions se rapportant au sens de la vie me mettaient mal à l'aise et ma vie était très superficielle.

C'est seulement au moment où je me suis posé la question « service militaire : oui ou non ? » que je me suis mis à m'intéresser à des valeurs chrétiennes, à lire les écrits du Mahatma Gandhi ou le « Siddharta » de Hermann Hesse et à m'ouvrir à des pensées plus profondes sur la vie. Par exemple, ce que j'ai lu dans le sermon sur la montagne m'interpella beaucoup. Des notions comme l'amour du prochain, le renoncement à la violence, le respect de la vie me fascinèrent. En moi grandit le souhait non seulement de réfléchir à ce genre de valeurs mais aussi de les concrétiser. Je ne voulais plus m'adonner à une vie de plaisirs débridée mais guider mon existence sur des voies qui avaient un sens. L'alcool, la nicotine et les machines à sous devaient perdre leur pouvoir sur moi. Pourtant, plus j'essayais de renoncer à mes habitudes, plus l'attrait de chacune de ces drogues semblait augmenter. Je n'arrivais pas à me libérer de leur emprise. Malgré plusieurs tentatives, je ne parvenais pas à abandonner le tabac, lors de chaque fête, j'étais toujours aussi ivre et on me retrouvait souvent dans les salles de jeux. Je n'avais pas la force de me séparer de mes vieilles habitudes.

Cet état de fait dura encore plusieurs mois et aboutit à un dur conflit spirituel pour moi. Mon amour pour le Christ et mon désir de vivre selon son enseignement grandissaient toujours. Et pourtant, je n'arrivais pas à mettre en pratique ces bonnes résolutions.

C'est alors qu'à la Saint- Sylvestre 1984, j'entendis parler de Bruno Gröning. Tout d'abord, je fus sceptique, ne sachant pas quoi faire avec ce nom ni avec la « guérison par voie spirituelle. » Il fallut encore environ quatre mois avant que je sois prêt à me faire introduire à son enseignement.

Lorsque le 24 Avril 1985, la séance d'introduction eut lieu, j'avais repris un nouvel élan quelques jours auparavant pour arrêter le tabac et l'alcool. Et cette fois, ce qui avait si souvent échoué auparavant, a réussi. En captant le Heilstrom , j'ai senti une force entrer en moi qui me permettait de vivre comme je voulais. L'emprise qu'avaient pris sur moi l'alcool et la nicotine disparut. Même lors d'une nouvelle fête, je ne ressentis plus l'envie de fumer ou de boire de l'alcool. Je ne me sentais tout simplement pas à ma place dans cette cave enfumée et imprégnée de l'odeur de bière. En l'espace de quelques mois, la passion du jeu disparut aussi. Depuis fin 1985, les machines à sous n'exercent plus leur attrait sur moi.

Peu à peu, j'appris à mieux connaître l'enseignement de Bruno Gröning et constatai qu'il contenait exactement ce qui m'avait semblé bon et juste dans la lecture de la bible , de Gandhi etc…Je trouvais qu'il y avait une grande ressemblance avec l'enseignement du Christ et une occasion unique de diriger ma vie selon les lois divines et de mettre en pratique ma foi.

« Philosophie de la vie » dans la musique rock

Cela faisait plusieurs semaines que j'étais dans le Cercle des Amis de Bruno Gröning et je remarquai que la fascination qu'exerçait sur moi la musique rock diminuait. Ce qui représentait autrefois toute ma vie – je voulais devenir musicien professionnel – m'apparut soudain ennuyant et creux. Ecouter ou jouer cette musique n'éveillait plus en moi cet enthousiasme qui, peu de temps auparavant, me comblait. Le

Heavy Metal dont j'étais un fan, n'était plus pour moi que du vacarme ; et des textes comme : « I'm on a highway to hell » (je suis sur la voie rapide qui mène à l'enfer AC/DC) ou « We sold our soul for rock'n roll » (nous avons vendu notre âme pour le rock'n'roll, Black Sabbath) me firent réfléchir.

Avec le temps, j'ai compris que la « philosophie de la vie » contenue dans la musique rock contredisait l'enseignement de Bruno Gröning ainsi que les valeurs traditionnelles. Des textes tels que celui qui suit en sont la preuve :

> « Open up your mind and let me step inside. (...) When you are feeling down and your resistance is low, light another cigarette and let yourself go. This is your life, don't play hard to get, it's a free world, all you have to do is fall in love, play the game, everybody plays the game of love » (Queen, The Game).

> (Ouvre ton esprit et laisse moi entrer (...) Si tu te sens mal et que ta résistance est faible, allume- toi encore une cigarette et laisse toi aller. C'est ta vie, ne fais pas trop d'efforts, c'est un monde libre ; la seule chose que tu aies à faire,c'est de tomber amoureux. Joue le jeu ! Tout le monde joue le jeu de l'amour.)

Dans ce texte apparemment inoffensif, la « philosophie de la vie » de la musique rock en vient à l'essentiel pour elle : c'est un monde libre. Tout est permis. Tombe amoureux ! Ne fais pas d'efforts ! Profite de la vie !

Ce n'est pas l'amour du prochain ou les idéaux qui sont chantés. Au contraire, les auditeurs – pour la plupart des jeunes – sont appelés à une vie de jouissance débridée. On leur donne le goût d'une façon de vivre qui n'a rien à voir avec celle que Dieu a destinée pour les hommes.

La façon dont commence la chanson « The Game » devrait faire réfléchir : « Open up your mind and let me step inside » (Ouvre ton esprit et laisse moi entrer). On exhorte les auditeurs à s'ouvrir à la musique, au message qui l'accompagne et à l'accueillir en soi. Celui qui connaît les lois spirituelles, sait ce que cela signifie. Bruno Gröning dit ceci :

> « Ce que vous captez, ce que vous acceptez, vous l'avez ».

D'autres morceaux de la musique rock proclament une vie de plaisirs qui n'obéit qu'aux instincts. La vie facile, l'amour libre(« Living easy, loving free » AC / DC, Highway to hell) sont fêtés comme des idéaux auxquels on doit aspirer. La violence est glorifiée et l'enfer chanté comme la terre promise : « I'm on the way to the promised land, I'm on the highway to hell » (Je suis sur le chemin qui mène à la terre promise, je suis sur la voie rapide qui mène à l'enfer). A cela s'ajoute que, dans ces groupes de musiciens, la prise d'alcool et de drogue est à l'ordre du jour et souvent excessive. La plupart des musiciens de rock ne font pas que chanter la vie facile, ils mettent cela en pratique. Beaucoup même y succombent.

Le culte de Satan est très répandu dans le groupe Heavy Metal et pas seulement là. Voici un extrait de « Hells Bells » de AC/DC, une chanson qui était dans tous les hit-parades et qui a eu beaucoup de succès :

« Won't take no prisoners, won't spare no lives,(...). I got my bell, gonna take you to hell, I'm gonna yet ya, Hells bells, you got me ringing Hells bells (...) If you are into evil , you're a friend of mine, (...), if good's on the left, I'll stick to the right. »

(Je ne fais pas de prisonniers, ne ménage aucune vie (...) J'ai mes cloches de l'enfer, je sonne les cloches de l'enfer (...). Si tu t'adonnes au mal, tu es mon ami (...) Si le bien est à gauche, alors je me tiens sur la droite.)

De telles déclarations apparaissent souvent dans Heavy Metal (« Black Metal ») mais ne se limitent d'ailleurs pas à ce groupe. Même dans des genres dits plus « soft », des « messages » du même genre sont répandus. C'est ainsi que les Rolling Stones, devenus entre temps une légende du rock, chantaient déjà dans les années soixante leur sympathie pour le diable. Voici quelques extraits de leur chanson : « Sympathy for the devil » :

« I've been around for long, long years, stole many a man's soul and faith. (...) Just call me Luzifer, (...), if you meet me, have some cortesy, (...), or I'll lay your soul , to waste (...).Pleased to meet you, hope you guess my name, but what's puzzlin' you is the nature of my game. »

(Je parcours le monde depuis de longues années, j'ai déjà volé à beaucoup d'hommes leur âme et leur foi (...). Appelle moi simplement Luzifer, (...) si tu me rencontres, je te prie d'être poli , (...), sinon je conduirai ton âme à sa perte (...) Content de t'avoir connu ; j'espère que tu devineras mon nom. Mais, ce que tu ne trouveras pas, c'est ce qui se cache derrière mon jeu.)

Aujourd'hui, la musique des Stones est écoutée par des gens de tous âges. Depuis des dizaines d'années, ils remplissent des salles de concert et des stades dans le monde entier au cours de leurs tournées. Il ne reste plus qu'à mentionner que les Stones faisaient souvent appel au groupe de rockers « Hells Angels » (« Les anges de l'enfer ») pour le service d'ordre lors de leurs concerts. Il y avait malgré tout souvent des débordements et même parfois des morts.

Cette liste pourrait être allongée à volonté, mais cela doit suffire à ce que chaque lecteur en tire ses conclusions.

Il n'est pas dans mon intention de condamner toute forme de musique moderne comme étant satanique. Bien sûr, il y a aussi des interprètes et des groupes qui s'appliquent à faire le bien avec leur musique. Mais je crains que ce ne soient des exceptions. Je ne veux pas non plus établir de dogme indiquant quelle musique est digne d'être écoutée ou non. Je veux simplement transmettre des expériences personnelles et exhorter les lecteurs à ne pas faire que consommer de la musique , mais à en examiner le contenu.

Chaque homme a la possibilité d'observer quelles sensations fait naître en lui telle ou telle musique. Cela, chacun peut le faire pour soi-même.

Bruno Gröning conseillait toujours aux hommes de faire attention à ce qu'il ressentent. Cela est valable aussi bien pour la musique. Quelles émotions sont provoquées par quel genre de musique ? Que chaque lecteur réfléchisse aux effets que provoquent certaines musiques chez lui : édifiant ou destructeur ; apporte-t-elle calme, paix et bonheur ou stimule-t-elle au contraire l'agressivité, la violence et le stress, provoque-t-elle peut être même des douleurs ? Que chacun n'écoute plus que la musique qui lui fait du bien.

Harmonie dans le mariage

C'est aussi dans les relations humaines que beaucoup de gens reçoivent de l'aide par l'intermédiaire de Bruno Gröning. Le mariage reçoit souvent une toute nouvelle signification pour les personnes concernées quand elles reçoivent en elles le Heilstrom et font le Einstellen pour l'harmonie. Madame Christa Fortmann, communauté de Cologne, en témoigne :

« Notre mariage connaissait des difficultés depuis des années. Il y avait des rapports de force entre mon mari et moi. C'était un homme très pragmatique, il disait qu'il ne comprenait pas les gens qui agissaient en fonction de leurs sentiments et non de leur raison. Dans toutes les situations de la vie quotidienne dans lesquelles il fallait prendre des décisions, il prenait en considération d'abord les inconvénients et ensuite les avantages. Les souhaits que j'émettais n'avaient aucun poids si je n'arrivais pas à les fonder concrètement(…) Sa capacité à imposer son point de vue était si forte qu'il ne me restait souvent plus que les larmes pour me soulager. Souvent je ne me sentais pas prise au sérieux. Mes émotions me conduisaient à des accès de colère et de rage, tant j'étais désemparée. Je ne me sentais pas aimée et, parfois, j'avais l'impression d'étouffer. Je pensais à la séparation. Comme j'avais du mal à pardonner, je me défendais à ma manière en lui faisant des reproches, en me désintéressant de son métier, en ayant des idées de vengeance et cela allait jusqu'à la haine et au refus des relations sexuelles.

Avant que nous ne pensâmes sérieusement à une séparation, nous fîmes une thérapie dans un centre de consultation conjugale de la paroisse. Et là, lors d'une séance, nous dûmes nous tendre les mains et on nous demanda ce que nous ressentirions si c'était la dernière rencontre de notre vie. Ce fut comme un coup de tonnerre quand nous ressentîmes soudain l'un pour l'autre des sentiments très forts et que nous nous rendîmes compte qu'une séparation était hors de question. Lors de cette thérapie, j'appris pour la première fois à dire ‹ non › avec assurance quand il y avait quelque chose que je ne pouvais pas accepter. Cela me permit de faire un pas en avant, mais cela ne me servit pas à grand chose car je voulais avant tout être aimée. Je me glissais dans un rôle de victime et faisais souvent beaucoup plus que mes forces ne me le permettaient. Mais plus j'abondais dans son sens, plus il exigeait de moi. Et cela à tel point que j'avais le sentiment d'aller jusqu'au déchirement sans pour autant pouvoir atteindre mon but. La maladie était donc préprogrammée. Quand elle se manifesta, je fis du chantage à mon mari pour qu'il voit enfin en moi l'être humain qui faisait tout et sacrifiait tout pour lui et qui , pour cette raison, méritait tout son amour.

Le livre de Thorwald Detlefsen ‹ La maladie nous ouvre la voie › me montra que j'étais en train, lentement mais sûrement, de courir au suicide. Cela me réveilla et c'est alors que j'eus terriblement envie de vivre ! Je priais Jésus : « Si c'est vrai que Tu es le plus grand médecin, aide- moi, je veux vivre ! » Peu de temps après, l'aide arriva sous la forme d'un tract qui me fit connaître Bruno Gröning. Je fus introduite en novembre et mon mari en décembre 1989.

Depuis, tout a changé dans notre vie commune : mon mari fut alors confronté à des forces dont l'impact l'impressionna au plus haut point. Il commença à ouvrir son cœur et reconnut que la différence entre l'homme et la femme était une sage invention du créateur pour que les deux se complètent et se fondent en une unité. Pendant la période des Regelungen, j'ai appris que se blesser soi-même rendait malade, que le fait de s'apitoyer sur son sort était destructif, que la colère qui engendre la haine était due à l'orgueil, que pardonner en amour était possible pour moi aussi et que si nous avons reçu un corps aussi merveilleux, c'est pour trouver par son intermédiaire le sens de notre vie et aimer notre Créateur par dessus tout, pour se respecter et s'aimer soi-même de façon juste, envoyer à notre prochain des pensées d'amour et ne plus jamais rendre le mal pour le mal. C'est à travers ce que nous ressentons dans notre corps que nous savons toujours si nous avons suivi ou pas les lois d'amour. Ce fut pour moi une grande grâce – et je peux parler ici aussi au nom de mon mari-d'avoir eu connaissance de ce chemin et d'avoir pu enfin vivre la liberté intérieure, promise à tout être humain qui vit selon les lois spirituelles de l'amour.

Notre couple est aujourd'hui harmonieux et plein d'amour. Nous avons retrouvé le respect mutuel et reconnu que nous nous complétions merveilleusement dans beaucoup de domaines. Nous sommes reconnaissants à Bruno Gröning et notre Dieu qui désire toujours aider et guérir toutes les blessures que le mal a infligées à l'homme. »

L'harmonie au lieu de la séparation

Rolf et Waltraud Lüger , communauté de Wegberg, étaient au bord de la séparation quand tous deux furent introduits à l'enseignement de Bruno Gröning. Waltraud Lüger raconte :

« En 1982, il commença à y avoir des crises dans notre couple. Cela s'aggrava ensuite tellement jusqu'à fin 1983 que j'eus la certitude de devoir me séparer de mon mari. C'était l'enfer pour moi de ne pas comprendre ce qui se passait tout au fond de moi. L'idée que je ne devais pas être tout à fait normale montait en moi de plus en plus et je me voyais déjà atterrir dans un asile.

C'est aussi à cause des enfants (âgés à l'époque de douze ans et un an et demi) que j'étais sur le point de décider de cette séparation. Je les voyais souffrir des disputes incessantes (quotidiennes). Oui, j'étais même de plus en plus obnubilée par l'idée de ne plus vouloir vivre. Je priais désespérément pour obtenir de l'aide.

Peu de temps après, je fis la connaissance d'une jeune femme qui m'emmena avec elle, fin janvier 1984, dans la communauté. Je ne savais pas de quelle façon on pouvait m'aider là-bas mais je sentais simplement que l'on m'aiderait. Je restai dans la communauté de Bruno Gröning et mon mari, lui aussi, en accepta l'enseignement. Et nous nous y sommes tenus. Dès lors, notre relation s'améliora à vue d'œil. Quand des disputes surgissaient, je demandais de l'aide à Bruno Gröning. Pourtant, je n'arrivais pas encore à savoir si je devais rester avec ma famille ou pas. J'avais enduré trop de choses pour arriver à oublier tout cela si facilement. Je continuais donc à demander de l'aide et la guidance divine.

Je sentais que peu à peu je pouvais à nouveau éprouver de l'amour pour mon mari. Tous les deux aidés par la force divine, nous ne voulions plus accepter que le bien- et nous y parvînmes.

Aujourd'hui, fin Février 1992, je peux dire que notre mariage n'avait jamais été aussi beau et harmonieux. Au mois de Mars de cette année, cela fait 22 ans que nous avons prononcé le « oui ». Et l'on pourrait penser que la première couche de vernis est partie, comme on dit dans le jargon populaire. Mais cela n'est absolument pas vrai. Nous nous rendons compte tous les deux que cette amélioration ne peut que se poursuivre et nous sommes intimement convaincus qu'elle est durable. Parce que Dieu ne nous abandonne jamais et que Son amour est infini. Et cet amour qui nous garde jeunes à l'intérieur et renouvelle sans cesse les sentiments que nous éprouvons l'un pour l'autre peut nous accompagner jusqu'à un âge avancé. »

Trouver un logement

Même dans les petites choses au quotidien, le Einstellen pour capter le Heilstrom peut apporter de l'aide. Que ce soit pour une recherche de logement ou de travail, pour des examens ou la circulation routière, dans tous les domaines, l'homme peut faire l'expérience de l'aide de Dieu. Peu de personnes en sont conscientes, mais Bruno Gröning nous a montré que Dieu, Père de tous les hommes, veut et peut nous aider en toutes choses. Kerstin Priztcebilla, communauté de Bochum, témoigne :

« En Février 1990, mon mari et moi, nous emménagions dans un petit appartement de 47 m^2 à Waltrop. Mais, à la fin de l'année, j'appris que j'attendais des jumeaux. L'appartement allait donc être trop petit et l'espoir d'en trouver un plus grand était très faible, précisément dans cette région de la Ruhr, où tant de rapatriés et d'immigrés étaient arrivés.

Pourtant, ma mère me disait : ‹ Le Bon Dieu vous a envoyé des jumeaux, il vous trouvera aussi le logement qui convient. ›

Nous avons fait le Einstellen et avons demandé Bruno Gröning de nous aider.

Mon mari travaille à la mine ; il alla aussitôt au service du logement. Il expliqua notre situation et on classa notre dossier dans la liste d'attente d'une quarantaine de demandeurs de logement parmi lesquels des familles qui avaient encore plus d'enfants. Il y eut, quelques jours après, une réunion du comité responsable du logement parce que deux appartements s'étaient libérés. Mon mari devait se présenter à nouveau après cette séance.

Il le fit une semaine plus tard et, en effet, nous reçûmes l'accord pour visiter un grand appartement de 69 m^2, au même endroit. Le jour de la visite, tout fut conclu et, maintenant, nous pouvons emménager avant le 1er Février.

L'appartement se trouve tout près de celui de ma mère, une rue plus loin. C'est pour nous tous un grand cadeau supplémentaire parce que j'aurai certainement besoin de son aide. »

Petra Lorenzetti a vécu la même chose à Zürich. Deux mois avant leur mariage, elle se mit à la recherche d'un appartement avec son ami.

« Nous n'en avons visité qu'un car les offres étaient très rares et nous nous sommes inscrits auprès d'un gérant d'immeubles. Mais nous n'avons eu aucune nouvelle et, même dans les journaux, il n'y avait aucune offre.

Aujourd'hui je sais que beaucoup de gens cherchent un logement à Zürich pendant des années et qu'un loyer de 1500 F(1500 DM) est chose courante pour un deux pièces. Même les chambres sont rares.

Nous faisions le Einstellen tous les jours pour trouver le bon logement et attendions plus ou moins des résultats.

En Août, la mère de Mario vint nous voir et nous parla d'un deux- pièces. A l'origine, le frère de Mario l'avait réservé pour lui et son amie, mais ils s'étaient séparés pendant les vacances d'été. Nous avons pu avoir l'appartement sans problème et avons emménagé en septembre.

C'est un très bel appartement, clair, avec un grand balcon fermé et une cheminée. Nous avons de très gentils voisins et payons un prix modéré »

Aide pour les examens

Les situations d'examen stressent beaucoup de gens. On essaie tout –depuis les gouttes de valériane jusqu'à l'alcool, en passant par les calmants- pour reprendre le contrôle sur les nerfs qui lâchent. Dans ce genre de situations, les amis de Bruno Gröning ont aussi reçu des aides considérables. Yvonne Grommes de la communauté d'Eupen/ Belgique, nous a raconté en août 1990 l'aide qu'elle avait reçue pour ses études :

« Les hommes sentent que Dieu leur parle et les aide à chaque fois qu'ils le Lui demandent, Lui font confiance et croient : j'ai pu en faire l'expérience dans les situations suivantes :

A la fin de l'année scolaire, nous avions quatorze examens en l'espace de trois semaines et nous étions interrogés sur tout le programme de l'année.

Une fois, j'avais du droit à apprendre pour le lendemain (plus de cent pages) ; mais, je manquais d'énergie et je sentais qu'il m'était impossible de tout apprendre dans le délai imparti. Mais, le professeur nous avait dit qu'il interrogerait chacun de nous seulement sur un paragraphe du cours.

J'ai fait le Einstellen et j'ai prié Bruno Gröning de tout mon cœur pour qu'il me donne l'intuition de ce sur quoi j'allais être interrogée. Et ensuite, pendant que j'apprenais, j'eus soudain cette idée : « Apprends ce paragraphe particulièrement bien ! »

Lorsque je me rendis à l'examen le lendemain, je connaissais environ vingt cinq pages sur les cent et je luttais pour garder mon calme.

Dans la classe, je dus tirer une petite carte sur laquelle étaient inscrites les questions et elles portaient réellement sur ce que j'avais appris. Je trouve cela d'autant plus merveilleux que j'ai souvent entendu le contraire, au cours de conversations avec d'autres, à savoir qu'ils avaient tout appris sauf quelques pages et avaient justement été interrogés dessus.

Pour un autre examen, je n'avais pratiquement rien appris parce que j'avais un deuxième examen le même jour.

Devant la salle d'examen, d'autres étudiants m'ont expliqué quelques petites choses, et c'est justement là-dessus que j'ai été interrogée. Cela m'a bouleversée, car, en général, j'évite d'assister à ce genre de conversations pour ne pas être stressée par les autres. Mais j'ai été guidée de cette façon puisque j'ai justement parlé avec ceux qui étaient en mesure de me dire ce qui était important pour moi.

Je suis aussi très reconnaissante d'avoir pu, lors de chaque Einstellen, recevoir la force, le calme et la confiance en moi. Les heures de communauté auxquelles j'ai assisté pendant la période d'examen, bien qu'il eût été raisonnable que je sois plutôt entrain d'apprendre, le Einstellen et les bons souhaits des amis m'ont été d'une grande aide. »

Sybille B., 45 ans, communauté de B., racontait en mai 1990 :

« Je fais actuellement une formation d'infirmière en gériatrie et je vais à l'école depuis quelque temps. A cette occasion, je dois dire que l'anatomie est la matière la plus horrible que je connaisse. Notre professeur principal avait été absent et nous avons dû voir en six semaines ce que les autres classes avaient appris en six mois.

Un vendredi, une voisine est venue. Je lui ai dit que j'étais très pessimiste en ce qui concernait l'anatomie mais elle m'a redonné du courage. C'est alors que j'ai lu alors dans les recueils de formation que les jeunes reçoivent toujours beaucoup d'aides à l'école ; je me suis alors demandée pourquoi Bruno Gröning ne pourrait pas m'aider , lui aussi !

Et j'ai fait le Einstellen pour cela. Soudain –et il n'était pas question à ce moment-là d'anatomie- j'eus le sentiment que je devais apprendre l'anatomie. C'est ce que j'ai fait, mais en réalité une page à la fois, quelques pages seulement en tout.

Quelques jours plus tard, un maître de conférences qui nous enseignait d'habitude une autre matière, vint nous voir et nous dit : ‹ Oui, Mesdames, nous faisons aujourd'hui un devoir d'anatomie. ›

Quand j'ai commencé, je me suis aperçue qu'il s'agissait exactement des pages que j'avais apprises. Le maître de conférences se mit devant moi car il pensait que j'allais souffler aux autres. Mais je suis restée silencieuse, je suis allée aux toilettes et j'y ai fait le Einstellen.(…)

Une heure après que nous eûmes rendu les devoirs, il revint en disant :' Oui, Madame B., vous avez obtenu un vingt.' Je pensais tout d'abord qu'il parlait à quelqu'un qui était derrière moi. Car cela était pour moi tout simplement impensable.(…)

Maintenant, je suis en formation depuis neuf mois et, bien que je ne sois plus très jeune, avec l'aide de Bruno Gröning, je suis la meilleure de ma classe. Je me suis déjà habituée aux 20/20. Au début, j'étais même assez désemparée quand j'avais un 17 au lieu d'un 20. Cela ne me convenait pas du tout. Mais Bruno Gröning m'a débarrassée de cet orgueil, si bien que j'arrive même maintenant à me réjouir sincèrement quand une camarade de classe a un 20 et moi seulement un 17. Cela aussi est une libération. »

La protection divine

Au cours de notre vie trépidante, il arrive de nombreux accidents dans la vie quotidienne ; on peut d'ailleurs les considérer comme le tribut à payer en échange du progrès. Que ce soit des accidents de la route, des accidents sur le lieu de travail ou à la maison, partout des dangers nous guettent dont nous ne pouvons nous protéger que de façon apparemment insuffisante. Quand quelqu'un sort indemne d'un accident grave, on parle de miracle. Malheureusement, de tels « miracles » sont des cas isolés et, pourtant, ils ne devraient pas l'être. Bruno Gröning disait ceci :

« Chaque être humain a la protection divine. Encore faut-il qu'il le sache, encore faut-il qu'il sache en faire usage. C'est ce que la plupart des hommes n'ont malheureusement pas fait, c'est ce qu'ils n'ont pas su faire. »

A travers l'enseignement de Bruno Gröning, il est donné à l'homme de pouvoir se placer à nouveau, de façon consciente, sous la protection divine. C'est de cette façon que beaucoup d'amis ont déjà surmonté des situations désespérées et vécu des aides merveilleuses. C'est ce que nous confie Karl Röhrig , 67 ans, de la communauté de Wegberg :

« Le 11 Mai 1990, vers 15 h 30, j'étais en train de biner une plate-bande de fraisiers quand un bruit qui indiquait que j'avais dû toucher un objet en fer attira mon attention.

En fouillant avec ma binette, je sortis un objet long et rond, couvert de profondes entailles rouillées. Ma première pensée fut la suivante : comment cet objet était-il arrivé ici ?

Une voix intérieure m'exhorta à la prudence. Avec mon outil, je fis rouler l'‹ objet › jusqu'au bout de la plate-bande, je le soulevai et fus rempli de frayeur. Cela faisait renaître en moi le souvenir de la terrible guerre que j'avais faite, où j'étais au front. Je tenais dans la main une grenade. On ne peut pas essayer d'imaginer ce qui aurait pu arriver si… Il n'était pas pensable que je continue mon travail. Je l'emportai avec moi et appelai la police qui me promit de m'envoyer un agent.

Un jeune policier qui vint un peu plus tard, me demanda de lui expliquer à quoi j'avais reconnu l' objet. Il me promit que quelqu'un viendrait bientôt le chercher. Un appel du commissariat m'indiqua que le service de déminage était prévenu et que quelqu'un viendrait le soir même.

Ils arrivèrent à 19 h 45. Un pompier confirma mes dires et m'expliqua à quel point ce genre d'objets était dangereux. Il me montra un endroit près du détonateur que j'avais endommagé en binant et me dit : ‹ Vous avez un bon ange gardien. › Je pensais aussitôt à Bruno Gröning et à la protection divine. »

Frida Stoiber, de la communauté de Munich, vécut l'expérience suivante :

« La semaine dernière [fin Février 1990], j'ai vécu une protection : le matin j'ai fait le Einstellen, puis j'e voulais aller faire des courses. Juste avant de fermer la porte de la maison, je me suis demandée si j'avais bien pris la clé. J'ai fouillé mon sac, mais je n'ai pas pu la trouver.

Là-dessus, je suis allée chez ma voisine qui a un double. Nous avons encore vérifié dans mon sac à main , mais elle n'y était pas. Je retournai à l'appartement pour la chercher. J'ai regardé une nouvelle fois dans mon sac- cette fois, elle y était ! C'est alors que je m'aperçus que j'avais oublié d'éteindre la bougie !

Je compris pourquoi j'avais dû retourner à l'appartement à cause de la clé : car tout aurait pu brûler si je n'avais pas éteint la bougie. Comme cela aide à chaque fois que nous faisons le Einstellen pour la protection divine et pour l'ordre ! Merci ! »

Frank Henke, seize ans, de la communauté des jeunes de Sauerland, nous fait part d'une protection qu'il a eue au niveau de la circulation routière :

« Récemment, je voulais traverser la rue pour me rendre chez un ami. Oui, j'allais traverser, après avoir regardé à droite et à gauche, mais sans faire attention à une voiture.

Alors je me suis arrêté brusquement et j'ai senti que quelqu'un me retenait par les épaules. Mais, je n'ai vu personne derrière moi qui aurait pu me retenir.

Il m'avait été tout simplement impossible de poursuivre mon chemin.

Au même moment, une voiture que je n'avais pas vu venir, passa à toute vitesse devant moi. Si je n'avais pas eu cette protection, je serais certainement passé sous cette voiture. »

Therese Loose, communauté de Wegberg, raconte une protection lors d'une baignade :

« Tous les matins, sitôt réveillée, je fais le Einstellen pour la protection divine de toute la famille. Un matin de l'été 1990, j'ai eu la pensée de faire le Einstellen spécialement pour la protection de mon petit-fils, ne sachant pourtant pas exactement pour quel petit-fils Le lendemain, je reçus un appel de ma fille qui, le jour où je m'avais fait le Einstellen tout particulièrement pour mes petits- fils, était allée nager avec sa famille dans un lac de Hollande.

Ma fille et son mari avaient emporté un bateau pneumatique et naviguaient sur le lac avec leur fils Kai, âgé de 4 ans. Au milieu du lac, le canot se retourna parce qu'il n'était pas assez gonflé. Tous tombèrent à l'eau. Ma fille et son mari refirent aussitôt surface. Comme ils ne voyaient pas leur fils, mon gendre regarda sous le bateau, mais le petit n'y était pas. Ils regardèrent tout autour et ne virent rien. A ce moment, ma fille sentit quelque chose au niveau de son pied, elle plongea et remonta son fils.

Pendant ce temps, des gens étaient venus avec un canot à moteur pour les aider à retourner le bateau pneumatique. Ma fille avait encore son fils Kai dans les bras : il n'avait rien. Elle était très calme ; ce n'est que lorsque tout fut terminé, qu'ils s'assirent sur la rive en tremblant et ne rentrèrent à la maison qu'un peu plus tard.

Je sais que, par le Einstellen, mon petit-fils a eu la protection et que tout a été fait pour qu'il touche le pied de ma fille. »

Maîtriser sa vie

Avec l'aide de Bruno Gröning, chacun peut maîtriser sa vie. On peut être débarrassé de toute ses peurs, des soucis, des dépressions et des dépendances. On se rend compte que le Seigneur ne laisse pas tomber ses enfants, mais, qu'au contraire, il s'efforce de les aider. Et l'on trouve en Bruno Gröning un ami qui est capable de tout comprendre dans chaque situation et qui sait transmettre l'aide divine.

Que l'homme puisse jouir d'une liberté absolue sur terre, telle est la volonté de Dieu. Mais, pour être délivré de toutes les souffrances, les contraintes et les dépendances, il doit diriger sa vie selon les lois divines. Celui qui est prêt à le faire, ressentira la bénédiction divine dans son propre corps. Bruno Gröning disait ceci :

« Ici, sur le chemin divin, il n'y a pas d' ‹ incurable ›, pas de souffrances, pas de douleurs, pas de soucis, mais la santé, la joie, l'allégresse et la confiance. »

« L'homme doit se laisser guider par Dieu, sans cette aide il n'y a pas de vie ! »

Chapitre 10 : Mettez la Terre à votre service !

Que des hommes guérissent avec l'aide de Bruno Gröning et que des maladies disparaissent, tout cela a été prouvé. Pourtant, les effets de la force divine curative ne se limitent pas aux êtres humains, mais peuvent être bénéfique à tout ce qui est vivant. Il y a beaucoup de témoignages de réussite dans lesquels des personnes indiquent qu'en pratiquant le Einstellen avec foi, des animaux et des plantes ont été guéris également.

Guérisons d'animaux

Dès l'enfance de Bruno Gröning, on a des témoignages de personnes qui signalent que des animaux ont guéri grâce à lui ; d'autres datant de l'époque des grandes guérisons, décrivent aussi des guérisons d'animaux. C'est ainsi que l'on peut lire, par exemple, dans une édition spéciale de l'« Almfried » de fin Août 1949 :

> « A l'époque, âgé de trois ans et demi – donc pendant son enfance- il guérit ses premiers ‹ patients ›. Des chiens et chats malades de son voisinage retrouvèrent la santé en jouant avec lui (…) Souvent, il parcourait les bois de son pays natal à la recherche d'animaux malades, pour les aider.
>
> Son amour pour les animaux est resté. Très tôt, il émet le souhait de descendre dans la cour de la ferme pour être auprès d'eux. Est-ce alors un hasard si les animaux qui viennent à lui sont justement ceux qui souffrent de quelque infirmité ? C'est le cas d'un canard qui, s'étant blessé quand il était petit, n'a plus jamais marché normalement : il se dirige vers Bruno Gröning en clopinant à grand peine. Il le prend dans ses mains, lui caresse le plumage et, lorsqu'il lui dit : ‹ Allez, va ! ›, la petite bête s'en va en marchant comme tous les autres canards. Personne auparavant n'avait vu ce canard boiteux courir ainsi dans la cour de la ferme. »

Bruno Gröning expliquait le phénomène des guérisons d'animaux de la façon suivante :

« Les animaux sont beaucoup plus faciles à traiter que les humains, car ils n'ont pas cet intellect qui n'arrête pas d'émettre des pensées. Ils supportent tout. Là, j'ai pu prouver que la suggestion était exclue. Et cela déjà quand j'étais enfant. »

Abandonné par le vétérinaire, guéri par le Einstellen

Même de nos jours, il y a encore des rapports de guérisons d'animaux. En témoignent les écrits de Jürgen Kröll, cultivateur faisant partie de la communauté de Westerwald :

« Le 10 Octobre 1989, notre vache ‹ Killi › a vêlé. Le veau mâle était tout petit. Deux jours plus tard, nous dûmes appeler le vétérinaire une première fois parce que la vache n'arrivait plus à manger et avait de la fièvre. Comme le veau était très petit, le vétérinaire pensa qu'il s'agissait d'un veau jumeau et que l'autre était resté dans le ventre de la mère.

L'utérus de la vache était très enflammé. Le vétérinaire lui fit des piqûres et lui donna des bâtonnets de charbon et lui fit des lavements pour faire sortir toutes les parties mortes. Mais il ne réussit pas. L'état de l'animal s'aggravait de plus en plus. Normalement, on aurait dû l'abattre en urgence, mais comme on lui avait injecté de la pénicilline, on n'en aurait rien tiré.

Le 30 Octobre 1989, l'animal avait tellement maigri que le vétérinaire pensait qu'il ne passerait pas la nuit. Ce soir là, nous avons appelé Madame Löllgen [guide de communauté de Cologne] et lui avons demandé de faire le Einstellen avec ses amis pour cet animal ; et nous aussi, nous avons fait intensément le Einstellen pour Killi.

Le lendemain, pour la pemière fois, nous avons noté une légère amélioration et le vétérinaire était très étonné. (…)

A partir de ce moment-là, son état n'a cessé de s'améliorer. Killi s'est remise à manger, à grossir et à donner du lait.

Comme mon père n'avait jamais pensé qu'elle redonnerait du lait, le contrôleur de production l'avait effacée de son ordinateur. Pourtant, peu de temps après, Killi produisait à nouveau vingt litres de lait par jour et le contrôleur demandait à chaque fois pourquoi nous avions fait supprimer cette vache de la liste.

Plus tard, elle a même été à nouveau en chaleur, signe que tout allait bien mais ce à quoi personne ne s'attendait.

Nous remercions Bruno Gröning de nous avoir aidés, car cela nous déchirait le cœur de voir cet animal souffrir sans que personne ne puisse lui venir en aide. »

Guérison de paralysie du teckel

Elfriede Grünwald a vécu la guérison de son teckel :

« En Juin 1988, mon teckel ‹ Moritz › est tombé malade. Le diagnostic du vétérinaire était le suivant : paralysie du teckel. A l'époque, je n'appartenais pas encore au Cercle des Amis de Bruno Gröning. Les symptômes n'étaient pas encore très nets et il se remit au bout de quelques jours sans toutefois guérir complètement. Sa morosité permanente m'indiquait que quelque chose n'allait pas. Peu de temps après, j'allai pour la première fois à la communauté de Westerwald après y avoir été introduit par Monsieur Kaszub. J'emmenai mon teckel avec moi à l'heure de communauté. Quelques jours plus tard, il eut soudain de très fortes Regelungen. Il pleurait jour et nuit, ne voulait presque plus manger ni sortir pour aller faire ses besoins.

Dans ma détresse, j'appelai chez M. Kaszub qui m'expliqua au téléphone que le chien avait des Regelungen et que je devais le confier spirituellement à M. Gröning. Il ne m'était tout simplement pas possible à l'époque de ne pouvoir penser, ne serait ce qu'un instant, à ce chien si gravement atteint.

Alors j'allai avec le teckel chez le vétérinaire en espérant avoir de l'aide. Les jours suivants, l'animal alla de plus en plus mal, à tel point qu'il ne sortait pratiquement plus de son panier.

En plus de cela, Moritz se mettait à trembler de peur dès que je m'approchais de lui parce qu'il craignait que je ne l'emmène à nouveau chez le vétérinaire. Les piqûres très douloureuses et les nombreux examens le paniquaient. Au bout de quatre jours, je ne l'emmenai plus chez le vétérinaire puisque son état s'était encore aggravé malgré le traitement.

Maintenant, il n'avalait plus rien et restait vingt quatre heures sur vingt quatre au même endroit ; il ne pouvait bouger qu'au prix des plus grandes souffrances. Ma voisine me dit alors qu'il fallait maintenant que je prenne conscience qu'on ne pouvait plus rien faire pour lui.

Quand la voisine fut partie, je plaçai le magnétophone devant la corbeille où se trouvait le chien, je mis la cassette d'introduction de Mme Häusler et plaçai la photo de Bruno Gröning à côté. Je fis le Einstellen et nous écoutâmes ensemble la cassette.

Environ deux heures après, mon fils me demanda de le conduire à Bonn où il devait être à 20 h15. Avant de partir, je remis la cassette et laissai aussi la photo devant la corbeille. Je ne pouvais penser qu'à mon teckel et n'étais pas contente du tout de devoir m'absenter.

En allant en ville, j'eus une violente discussion avec mon fils et cela m'ébranla tellement que j'en oubliai Moritz pour la première fois. Sur le chemin du retour, je ne pensai pas à mon chien.

Quand j'ouvris la porte de mon appartement, Moritz était là, dans l'entrée ; il me salua en remuant la queue aussi joyeusement que quand il était en bonne santé. Tout d'abord, je n'ai rien compris et je ne pouvais en croire mes yeux. Il courait dans tout l'appartement, se mettait sur le dos, se tournait et se retournait et il était si heureux d'être délivré de toutes ses souffrances après près de trois semaines.

Je ne peux pas vous décrire ma joie. Je l'emmenai aussitôt promener pour qu'il fasse ses besoins et nous allâmes chez la voisine. Elle était tout aussi stupéfaite que moi et ne comprenait pas non plus. Moritz était guéri. Les premiers jours, il a eu encore un peu de mal à lever la patte mais, entre temps, tout est rentré dans l'ordre. »

Cela prouve que l'homme doit se séparer du mal même quand il souhaite le bien pour d'autres êtres vivants. Ce n'est qu'à partir du moment où Madame Grünwald n'a plus pensé à son teckel, ne s'est plus fait de souci pour lui et l'a libéré par la pensée que Bruno Gröning a pu agir. En un rien de temps, Moritz fut guéri.

Guérisons de plantes

A la guérison d'animaux s'ajoute celle de plantes malades, grâce au Einstellen des amis. C'est ainsi que Helga List de la communauté de Nuremberg témoigne de l'aide suivante :

> « En Avril 1990, nous avons planté dans notre serre des concombres greffés. Peu de temps après, leurs feuilles se couvrirent de taches et se desséchèrent. Ces concombres ne poussaient presque plus et les quelques feuilles nouvelles furent vite touchées, elles aussi. Nous fîmes le Einstellen avec conviction pour les plants de concombres. Je leur disais à chaque fois que c'étaient des Regelungen et qu'ils devaient tenir bon.
>
> Pendant quelques semaines, rien ne sembla changer. Mon beau père ainsi que d'autres personnes qui virent les plantes nous dirent que nous ne récolterions certainement plus du tout de concombres sur ces plants. Pourtant, les Regelungen passèrent et les plants se mirent tout à coup à pousser avec vigueur ; des bourgeons sortirent même des nervures des feuilles sèches. En été, il y eut encore quelques brèves Regelungen. Nous sommes maintenant à la mi-octobre et récoltons encore des concombres. »

Un jardinier commenta ce cas de la façon suivante :

> « Dans ce cas, il s'agit de l'araignée rouge ou plutôt d'une sorte d'acariens. Par expérience, je peux dire que des plantes annuelles (c'est le cas des concombres) atteintes à ce point, n'ont aucune chance de survivre sans traitement. Les acariens sont relativement faciles à combattre chimiquement, mais comme ici il n'y a pas eu de traitement chimique, l'intervention d'une aide spirituelle est indéniable. »

La force divine remplace la chimie

Par le Einstellen pour capter la force divine et la prière pour les plantes, on obtient des résultats qui ne seraient que de manière artificielle par de produits chimiques. Et on ne peut plus nier que les moyens chimiques causent beaucoup de dommages dans la nature. Nous entendons de plus en plus de nouvelles désastreuses. Ce qui, autrefois, était considéré comme bénéfique dans la recherche scientifique se révèle de plus en plus être une malédiction de l'orgueil humain (cf. les C.F.C.). L'homme en sait beaucoup plus qu'il ne croit. C'est ce qu'écrit le Dr Erwin Gamber dans son livre : « L'emprise de Lucifer sur les êtres vivants ».

> « D'innombrables connaissances obtenues à titre individuel dans le domaine scientifique nous permettent aujourd'hui de porter un jugement sur la vie des hommes, des animaux, des plantes, de la terre qui nous nourrit et nous maintient en vie et de l'univers tout entier. Nous intervenons dans l'ordre de la création en ayant connaissance de vérités partielles. Pourtant, la somme de toutes ces vérités partielles obtenues à titre individuel ne peut constituer un tout et encore moins s'il manque toujours les éléments les plus importants. Si je coupe un grain de blé en dix morceaux et les mets en terre tous ensemble ou séparément, ils ne pourront quand même plus germer. Ce qui semblait être une vérité hier, est aujourd'hui déjà une erreur. La vérité apparente d'aujourd'hui s'avérera être fausse demain. Et cela continuera ainsi. Le fait que les connaissances progressent, prouve bien que nous n'avons jamais de vue d'ensemble. Il n'y en a qu'Un qui puisse avoir une vue d'ensemble : Celui qui a créé tout l'univers. »

Au cours des siècles, les hommes se sont de plus en plus éloignés de ce « Un ». Il croyaient pouvoir prendre en main eux-mêmes la destinée de la terre. Le fait que cela ait été une erreur lourde de conséquences apparaît très clairement dans des phénomènes tels que la mort de la forêt, la pollution de l'air ou le trou dans la couche d'ozone.

Bruno Gröning soulignait souvent ceci :

> « Dieu est tout pour nous, et que sommes nous sans Lui ? Je le dis avec conviction – rien ! »

Dieu veut nous aider

L'homme a fait en sorte que la pollution de l'environnement devienne une sérieuse menace pour la vie terrestre. Depuis des décennies, on fait la sourde oreille aux avertissements. Même l'évidence des dégâts n'apporte aucun changement. Tout continue comme d'habitude : des hectares de forêt malade, des fleuves et des mers empoisonnés, des régions entières ravagées et rien ne bouge. La seule chose que l'on sache faire c'est discuter et expérimenter. Des milliards sont dépensés pour la recherche. Les hommes s'imaginent encore pouvoir enrayer cette destruction avec des moyens artificiels. Pourtant, en réalité, toute intervention nouvelle provoque de nouveaux dégâts.

Combien d'arbres ont déjà succombé à la destruction de l'environnement, combien de poissons disparaissent misérablement dans les eaux souillées et combien d'êtres humains meurent du cancer uniquement parce que la science croit avoir tout en mains et pouvoir tout régler. Quelle aide a-t-elle apporté ? Comment avons-nous pu en arriver là ? Bruno Gröning a mis en évidence ce qui est faux dans la façon de vivre de l'homme, en employant des mots simples :

> « Il est impossible de prendre un chemin artificiel pour pouvoir vivre. Nous les hommes, nous devons rester sur le chemin naturel, le vrai, le chemin divin. »

L'homme a coupé les liens avec la nature. Même l'agriculteur cultive ses champs avec des outils qui rappellent plutôt un chantier ou une usine que la relation à la nature vivante. L'homme doit faire demitour. Il doit prendre conscience que les animaux et les plantes ne sont pas des marchandises mais des êtres vivants. Ils ne doivent pas être soumis aux lois du marché, mais plutôt être considérés avec respect. L'homme devrait voir en eux non pas des objets mais des frères et des sœurs avec lesquels il est lié spirituellement. Il devrait reconnaître qu'il n'est qu'une partie de la nature et qu'il ne peut pas vivre sans elle. Il a besoin de l'air pour respirer, de l'eau pour boire et des fruits de la terre pour se nourrir. Sans les beautés de la nature, il se fanerait comme une rose se desséchant dans une cave. S'il veut lui assurer une longue vie, il doit la respecter et l'aimer.

Dieu veut savoir la terre et tous ses êtres vivants en bonne santé. Il veut aider à condition que nous, les humains, lui en donnions la possibilité. Nous devons croire en son aide.

Des arbres malades recouvrent la santé

Par l'intermédiaire de Bruno Gröning, les hommes peuvent apprendre à capter en eux consciemment la force divine qu'ils « transmettent » ensuite spirituellement à la nature. C'est ainsi qu'ils peuvent obtenir la guérison des plantes et des animaux. Gerta Jakobs de la communauté de Wegberg raconte :

> « Notre cerisier a vingt ans (...) En été 1984 il a soudainement été malade, juste au moment où les cerises commençaient à mûrir. Ses feuilles se recroquevillèrent , jaunirent et tombèrent. Les cerises avaient en quelque sorte mûri. Beaucoup jonchaient déjà le sol, complètement desséchées. On ne pouvait pas dire qu'il manquait d'eau car, à cette époque là, il avait beaucoup plu. »

Madame Jakobs fit le Einstellen pour l'arbre, pourtant il continua à se flétrir rapidement.

> « En l'espace de quinze jours, il avait pris un aspect épouvantable. Mon mari me dit alors : ‹ il est en train de dépérir, on peut le couper. › Mais moi, j'avais confiance et je croyais à des Regelungen.
>
> C'était juste avant nos vacances. Trois semaines après, quel ne fut pas notre étonnement. Dans notre jardin se tenait un cerisier en parfaite santé. Son feuillage était comme neuf. Les cerises qui étaient restées dessus étaient d'un rouge magnifique. Rouges foncé, grosses, juteuses, sucrées et délicieusement bonnes. Je dis merci de tout mon cœur à Bruno Gröning. »

Un jardinier commenta ce phénomène de la façon suivante :

« D'après la description, il doit s'agir très vraisemblablement de la ‹ monilia ›. Cette maladie est réputée impossible à traiter. La guérison spontanée de l'arbre me semble correspondre à une grande aide. Le jardinier recommande en principe de couper les branches atteintes et de les brûler. Lors d'une telle contamination, on ne peut prévenir qu'avec des moyens chimiques. »

Madame Jakobs poursuit son récit :

« Ce phénomène extraordinaire se produisit encore plusieurs fois, par exemple sur un petit résineux qui se trouve devant notre maison. Les aiguilles du jeune mélèze avaient bruni et étaient tombées. L'arbuste avait une triste apparence. Je fis le Einstellen et j'y crus vraiment. Mais encore le même verdict : ‹ il faut l'arracher, tu ne peux quand même pas le laisser comme ça. Cela me parait impossible ! › Je tins bon, le mélèze resta en place.

Quatre semaines plus tard, les premières pousses vertes et tendres apparurent. Je remerciai Bruno Gröning en lui exprimant ma joie profonde. Pendant l'hiver 1984/1985, nos lauriers avaient dépéri. Comme les feuilles avaient bruni et s'étaient desséchées, ils devaient être enlevés eux aussi. Je les laissai en place et fis le Einstellen.

Au début, on avait l'impression qu'il ne se passait rien. Ma patience fut mise à l'épreuve, cela pendant sept mois. Et c'est alors, qu'apparurent les premières pousses vertes en bas.(...) Bruno Gröning aide toujours et dans n'importe quel domaine. »

Autres guérisons d'arbres

Karin Optenplatz de la communauté de Wegberg rapporta une autre guérison d'arbre :

« Il y a quelques années, nos griottiers étaient malades, ils s'étiolaient et notre cerisier aussi.

Comme notre voisin est jardinier, je lui ai demandé conseil. Il m'a dit : ‹ il n'y a qu'à les enlever et les brûler, sinon la maladie va contaminer tous les autres arbres. › (…)

Puis le jardinier dit encore une fois : ‹ Enlevez-les et faites en du petit bois ! › Mais moi, je pensai en moi-même : ‹ Ah, mais non, tu es chez Bruno Gröning et tu peux faire le Einstellen pour les arbres. › C'est alors que je fis le Einstellen en tenant le tronc des arbres des deux mains pendant cinq minutes environ.

Je sentis le courant passer dans les arbres à travers mes mains. Je fis cela tous les jours avec le pommier et le cerisier.

Les feuilles qui étaient fanées sont toutes tombées du cerisier, quant au pommier, il n'avait eu ni feuilles ni fleurs au printemps. Le pommier a eu des feuilles beaucoup plus tard, mais pas de fleurs car il était trop tard ; pourtant on a vu qu'il y avait de la vie en lui.

Quant au cerisier, il a perdu la plupart des ses feuilles, même les cerises qu'ils avaient produites sont tombées : aucune n'a mûri. Pourtant j'ai cru, j'ai eu confiance et j'ai prié : ‹ S'il te plait, Bruno Gröning, aide ce petit arbre pour qu'il puisse à porter encore des fruits et à recouvrer la santé ! ›

Et au printemps suivant, le cerisier a fleuri, il était couvert de fleurs, c'était magnifique. Le pommier a fleuri aussi et il a produit de magnifiques grosses pommes

Et quand j'ai cueilli les pommes, j'ai remercié Bruno Gröning. (…)

J'ai croqué dans une pomme en éprouvant une telle gratitude ! Je savais alors que le bon Dieu nous offre tout et fait pousser tout ce qu'il peut y avoir de bon pour nous les hommes.

Nous devons penser à cela avec respect quand nous mangeons une pomme ou n'importe quel autre fruit. Qu'il y ait des fruits sur les arbres, n'est pas une évidence en soi. Dieu, notre Père a tout prévu pour nous les hommes.

Je suis si reconnaissante : cette année aussi les arbres ont fleuri. Toute cette histoire remonte à trois ans et les arbres sont restés en bonne santé. »

Un jardinier commente la guérison du cerisier :

« Il s'agit ici clairement de la ‹ monilia ›, maladie contre laquelle il n'y a qu'une chose à faire :couper et brûler les pousses atteintes. Ce champignon se propage extrêmement vite et il est impossible de traiter avec des produits chimiques. Le fait que cet arbre ait quand même survécu et qu'il ait porté des fruit, est certainement dû à une grande aide, c'est même un petit miracle. »

L'homme est responsable de la nature

Les animaux et les plantes sont dépendants du comportement de l'homme. S'il est relié à Dieu et plein d'amour pour la création, ceci aura des répercussions sur la nature. Mais s'il se détache de Dieu et passe devant les beautés de la nature avec indifférence, voire même la détruit, alors son influence sur les plantes et les animaux sera négative.

Si l'homme pratique une exploitation abusive des trésors de la terre, la nature en subit les conséquences : des animaux et des plantes sont détruits et des espèces entières disparaissent.

Mais si l'homme a un faible pour la nature, ceci aura des répercussions constructives et curatives sur les êtres vivants. Regardez comme un chien revit quand son maître fait preuve d'amour envers lui ; de la même façon, la nature dans son ensemble et finalement toute la terre a besoin de l'amour des hommes pour pouvoir vivre en bonne santé.

Des expériences scientifiques ont souvent montré comment les êtres vivants réagissent au comportement de l'homme selon que celui-ci est plein d'amour vis à vis d'eux ou pas. C'est ainsi qu'on pouvait lire le 7 Mars 1992, dans le « Pont du Dimanche », un article intitulé « De l'amour pour les plantes » :

« Les plantes ont besoin qu'on leur parle. C'est le résultat d'un test sur deux ans effectué par la rédaction de la radio ouest-allemande sous la rubrique ‹ Hier et aujourd'hui ›. Des plants de tomates traités avec amour ont produit 22% de fruits de plus que ceux qui n'avaient reçu que de l'eau et de l'engrais. »

Hans Sterneder écrit dans son livre : « L'apôtre miraculeux » :

« Ce qui compte le plus, c'est l'amour ! L'amour désintéressé et pur !

Je t'ai dit que tous les êtres sont attirés vers l'homme parce qu'ils voient en lui leur sauveur et leur Dieu. Plus tu entreras dans la nature avec un amour pur et cette ferme volonté d'aider qui jaillit de ton cœur, plus cette attirance sera grande, étant donné ce pouvoir magique de ton amour qui fait tout évoluer. Dorénavant, va dans la nature, regarde : partout tu n'as que des frères et répète sans cesse : ‹ Vous êtes mes frères et mes sœurs. Je ne suis pas plus que vous , je suis seulement un peu plus avancé sur le chemin du développement. Je vous aime de tout mon cœur et je souhaite sincèrement vous aider ! Venez tous vers moi ! Réchauffez-vous contre mon coeur, reprenez des forces dans les flots de mon amour ! ›

Crois-moi, Beatus, si tu vas dans la nature avec cette ferveur, tu vas répandre ta bénédiction ! Tu deviendras un sauveur qui élève d'innombrables êtres vivants et les délivre ! »

Bruno Gröning disait :

« Aime la vie sur cette terre ! Et si tu aimes la vie sur cette terre, c'est Dieu qui dit : qu'il en soit ainsi. »

Tel est le chemin de l'accomplissement du commandement « Mettez la terre à votre service » en aidant avec amour et non en pratiquant une exploitation sans scrupules !

Les hommes devraient se tourner à nouveau vers la nature et prier avec conviction pour sa protection. Ils ne devraient plus assister sans réagir à la mort des forêts, à l'extension du trou dans la couche d'ozone, à l'empoisonnement des mers par les pétroliers et à la pollution des terres par les déchets atomiques. La destruction provoquée par les hommes est si dévastatrice que l'homme ne peut plus l'arrêter. Dieu seul peut aider. Ayons foi en son aide ! Ne croyons pas que la forêt va mourir, croyons au contraire qu'elle va vivre ! Ne croyons pas que le trou dans la couche d'ozone va s'agrandir, croyons au contraire qu'il va se refermer. Opposons à la force destructrice des poisons chimiques la force de la foi de l'esprit humain !

Bruno Gröning a dit un jour en levant l'index :

> « Croyez toujours ! »

Il soulignait fréquemment ceci :

> « Il y a beaucoup de choses qui ne peuvent pas être expliquées mais rien qui ne puisse se produire. »

Nous les hommes, nous sommes responsables de la nature. Ne continuons pas à l'empoisonner ! Convertissons-nous et commençons à croire que nous pouvons sauver notre environnement naturel ! Si nous faisons cela, il se produira de grands miracles, dont nous commençons déjà à être les témoins à plus petite échelle ! Croyons toujours au bien et non au mal ! Bruno Gröning :

> « Le bien permanent triomphe du mal »

> « Partout où apparaît la pleine force divine bienveillante, le mal disparaît »

La terre est notre mère

Rappelons-nous que ce n'est pas à la science mais à la nature que nous devons notre nourriture et tout ce qui permet notre vie sur cette terre. Bruno Gröning disait :

> « Nous les hommes, nous sommes dépendants de la nature. Nous ne pouvons pas nous en extraire, comme beaucoup le prétendent, en disant : ‹ Fuyons la nature, entrons dans la culture ! ›

Le niveau de culture a augmenté et tout ce qui est naturel, purement humain a été mis de côté. Mais nous sommes dépendants de la nature. Nous ne pouvons subsister sans ce que le Seigneur fait pousser pour nous ! »

« Je sais qu'il y a des hommes qui ont souvent affirmé, ceci bien sûr de leur propre chef : ‹ Que m'importe le bien, que m'importe le divin, l'important c'est de posséder.' Mais si maintenant les hommes de bonne foi qui se considèrent encore comme les enfants de Dieu, leur disaient : ‹ Alors, tu n'as aucune raison d'exister, que fais-tu ici ? Tu profites pourtant constamment de ce qui est bon, de ce qui est divin ; tu respires l'air tout de même, tu jouis aussi de la lumière et des rayons du soleil, tu foules la terre divine, tu portes des vêtements, tu manges et tu bois pour pouvoir vivre. › »

Souvenons-nous du discours de Chief Seattle, chef de la tribu des Indiens Duwamish qui répondait en 1855 à la proposition du Président américain de leur acheter leurs terres :

« Si nous vendons nos terres, vous devrez vous en souvenir et 'enseigner ceci à vos enfants : les fleuves sont nos frères –et les vôtres- et vous devez dorénavant leur témoigner de la bonté comme à chacun de vos autres frères (…)

Il [le Blanc] traite sa mère, la terre, et son frère, le ciel, comme des choses à acheter et à piller, à vendre comme des moutons ou des perles brillantes. Sa faim engloutira la terre, n'y laissant qu'un désert.(…)

Apprenez à vos enfants ce que nous apprenons aux nôtres : la terre est notre mère. Ce qui touche la terre, touche aussi les fils de la terre. Quand des hommes crachent par terre, ils crachent sur eux-mêmes. Car nous savons que la terre n'appartient pas à l'homme mais que l'homme appartient à la terre- cela nous le savons. Tout est lié, comme le sang qui unit une famille. Tout est lié. Ce qui touche la terre, touche aussi les fils de la terre. Ce n'est pas l'homme qui a créé le tissu de la vie, il n'est qu'une fibre de ce tissu. Tout ce que vous faites au tissu, c'est à vous-mêmes que vous le faites. (…)

L'homme blanc, temporairement en possession du pouvoir, se prend pour Dieu – auquel la terre appartient. Comment un homme peut-il posséder sa mère ? (…)

Même l'homme blanc dont le Dieu chemine près de lui et lui parle comme à un ami, ne peut échapper au destin commun. Peut-être sommes-nous quand-même –des frères. Nous verrons.

En tout cas nous savons quelque chose que l'homme blanc découvrira peut-être un jour – notre Dieu est le même Dieu. Vous pensez peut-être Le posséder - comme vous désirez posséder nos terres- mais ce n'est pas possible. Il est le Dieu des hommes -qu'ils aient la peau rouge ou blanche. Cette terre lui est précieuse à Ses yeux – et la blesser revient à mépriser son créateur.

Même les Blancs disparaîtront, peut-être même avant les autres races. Continuez à souiller votre lit et une nuit, vous serez étouffés par vos propres déchets.(…)

Quand le dernier Peau-Rouge sera évincé de cette terre et que sa mémoire ne sera plus que l'ombre d'un nuage sur la prairie, l'esprit de mes pères sera toujours vivant sur ces rives et dans ces forêts. Car ils aimaient cette terre comme le nouveau-né les battements du cœur de sa mère. Si nous vous vendons nos terres, aimez-les comme nous les avons aimées, soignez-les comme nous les avons soignées, gardez le souvenir des terres telles qu'elles sont, quand vous les prenez. Et déployez toute votre force, votre esprit et votre cœur, en la conservant pour vos enfants et en l'aimant comme Dieu nous aime tous. Car il y a une chose dont nous sommes sûrs, c'est que notre Dieu est le même Dieu. Cette terre est sacrée pour Lui. Même l'homme blanc ne peut échapper au destin commun. Peut-être sommes-nous quand même - des frères. Nous verrons. »

La nature est Dieu

Dieu a créé la terre comme un paradis. Les hommes pouvaient profiter de toutes ses merveilles. Ils vivaient dans la plus grande harmonie et dans l'unité avec leur créateur et ils retrouvaient dans la beauté de la nature la plus haute forme d'expression du divin.

Mais quand les hommes se mirent à enfreindre les lois divines, l'harmonie avec Dieu et la nature se brisa.

Les hommes furent chassés du paradis ; ils n'eurent plus le sentiment de faire partie de la nature mais commencèrent à se sentir séparés d'elle : nous les hommes d'un côté, la nature de l'autre. L'union avec la nature était perdue. L'union avec Dieu était perdue. Les hommes durent trouver par eux-mêmes ce qui leur était nécessaire pour leur vie et extraire leurs racines de la terre-mère ; ils se mirent à dépérir. La maladie, la détresse et la misère les accablèrent.

Mais la nature, elle aussi, subit les conséquences de cette séparation. Comment un tout peut-il rester sain, s'il lui manque une partie importante de lui-même. Et, de la même façon, comment une partie peut-elle encore exister si elle se sépare de l'ensemble ?

La terre est sacrée. Elle a été créée par Dieu comme un paradis. L'homme a été placé comme un enfant de Dieu sur la terre pour l'avoir à son service au nom de Dieu. Il est responsable de la nature et de ce qu'elle produit ; il en est le gardien, il ne doit pas la détruire. Bruno Gröning veut conduire les hommes vers cette mission qu'ils pourront remplir à nouveau dans une relation d'amour et d'harmonie avec Dieu. C'est ainsi qu'ils finiront par arriver à la grande révélation que Bruno Gröning résumait en ces quelques mots simples :

« La nature est Dieu ! »

Chapitre 11 : La source de tout mal

Si l'on veut comprendre le contexte spirituel de l'action de Bruno Gröning, on doit considérer ce en quoi consiste la misère de notre temps. Qui constate que ces circonstances déplorables ont leur origine dans l'égoïsme et le manque d'amour, saisit pourquoi Bruno Gröning est capable d'apporter son aide en bon nombre d'entre elles.

Contre le matérialisme

Déjà en 1950 Kurt Trampler écrivait dans son ouvrage « La grande conversion » sur les circonstances de la venue de Bruno Gröning :

> « En 1949, aucun événement en Allemagne n'a attiré autant l'attention ni suscité autant de sympathie profonde que ceux autour de Bruno Gröning. L'apparition de cet homme n'a sa place dans aucune des visions matérialistes du monde. C'est là probablement la principale raison des débats acharnés à propos de sa personne et de ses guérisons : celui qui devient si dépendant de la pensée matérialiste qu'il ne croit que ce qu'il peut toucher de ses mains, mesurer ou prouver avec des instruments, sera face à des faits inconcevables résultant de l'action de Bruno Gröning, sans les comprendre et souvent avec intolérance. Mais celui qui a du respect pour l'insondable et le divin, et qui ne laisse pas la raison seule régir les décisions suprêmes de sa vie, essaiera consciencieusement de découvrir si la force curative de Bruno Gröning ne provient pas de ces sources éternelles qui sont au-delà de notre raisonnement. Et plus encore, il sera prêt à croire à des phénomènes qu'il aura observés précisément, même s'il n'a aucune explication relevant du domaine des connaissances acquises.
>
> Peu importe quelles seront les dernières découvertes sur lui et son oeuvre, l'apparition de Bruno Gröning force à faire le distinguo entre ceux qui sont intérieurement prêts à accepter ce qui est inexplicable comme une réalité et ceux qui s'y refusent.

Dans le monde d'aujourd'hui, le sentiment que notre époque matérialiste va vers son autodestruction se généralise. Là encore, les esprits divergent. Il y a ceux qui, se sentant abandonnés, sombrent dans la désolation et la catastrophe ou ceux qui - s'ils font partie des puissants - espèrent survivre avec une certaine moralité de prédateur. Et d'autres encore qui - en plein chaos - ont la foi inébranlable en une nouvelle ère où la vie retrouvera l'équilibre et la coordination dans un ordre supérieur d'harmonie. Parce que, partout dans le monde, d'innombrables personnes se posent ces questions et que le sens de leur vie est lié à la réponse, il n'y a pas que les yeux des malades qui se posent sur Bruno Gröning. Les bien-portants aussi se demandent si ses guérisons inexplicables ne sont pas les signes annonciateurs d'un changement d'époque. Oui, pour beaucoup de malades cette question est plus importante que leur guérison. »

La misère de notre temps

En dépit d'une grande prospérité, d'une recherche scientifique avancée et de conquêtes techniques énormes, l'humanité connaît une crise grave. La croissance économique des pays industrialisés ne peut se poursuivre indéfiniment. Le fossé entre le Nord et le Sud atteint des proportions alarmantes. On ne peut nier la grossièreté des moeurs. La violence et le sexe déterminent non seulement les programmes des médias, mais aussi la vie de beaucoup de gens. La peur et la dépression sont monnaie courante.

Les découvertes scientifiques sont utilisées à mauvais escient au profit de l'armement et dans un but lucratif. Ce qui compte, ce n'est pas de soulager la détresse du grand nombre mais de remplir les poches de quelques-uns. Ici, surabondance, là, famine.

On exploite l'environnement, on empoisonne l'air, l'eau et la terre. L'équilibre naturel est rompu. La nature est proche de l'effondrement. Dépérissement des forêts, Trou dans la couche d'ozone et changements climatiques témoignent d'une immense destruction.

L'homme anéantit son propre fondement vital et ne s'en rend même pas compte. Des poisons sont déversés dans les mers et les fleuves, des gaz d'échappement polluent l'air. Le déboisement radical d'immenses zones forestières se poursuit, l'industrie de l'emballage produit plus de déchets que jamais. L'exploitation de la nature par profit et cupidité nous montre sous quelle guidance se trouve l'humanité. Le progrès n'a plus pour but la construction, mais la destruction.

Bruno Gröning dit à ce propos :

> « Dieu est notre Père, le Créateur de notre Terre. Il a donné une mission aux hommes en disant
>
> ‹ Croissez-vous et multipliez-vous ! ›
>
> Il a créé la Terre comme un paradis ; l'homme doit la maintenir en ordre.
>
> Mais que fait l'homme depuis toujours ? Il détruit ! Et pourquoi ? Parce qu'il est sous l'influence de Satan. »

Il énonça au Traberhof de Rosenheim les causes de cette crise :

> « Il y a des siècles que l'homme s'est détaché de la nature, de la foi en Notre Seigneur. Chacun croyait pouvoir se débrouiller tout seul. Chacun croyait : ‹ Nous sommes maintenant sur cette terre, nous allons nous y installer comme nous l'entendons et nous arriverons bien à nous débrouiller. › Mais je vous fais savoir que personne ne peut être aidé sans Notre Seigneur. Et celui qui croit pouvoir se passer de la Nature que le Seigneur a si magnifiquement créée pour nous, celui-là peut aller où il veut. On a pensé qu'on arriverait à se différencier l'un de l'autre en escaladant les degrés de la culture. Là se trouve la faute, c'est l'origine de tout, c'est cela qui manque à l'homme : la Nature. Retournez à la nature ! Retournez à Notre Seigneur ! Retrouvez la foi en la bonté de l'homme ! »

L'esprit du temps

La société actuelle révèle ouvertement sous quelles formes règne l'esprit du temps : volonté de détruire, absence totale d'idéaux comme l'amour du prochain, le pardon, la charité.

L'énumération qui suit - représentant tous les côtés négatifs de celle-ci - montre l'ampleur du gouffre qui s'est creusé entre Dieu et l'humanité :

- Les maladies torturent des gens de tous âges, toutes professions et tous niveaux de revenus. De nouvelles épidémies surviennent encore et encore. La médecine est impuissante. Les hôpitaux et les cabinets médicaux sont pleins à craquer. Il n'y a pratiquement plus guère de personne en bonne santé. En dépit de dépenses se chiffrant en milliards, il n'y a pas d'amélioration. De nouveaux médicaments apparaissent certes sur le marché, mais le nombre malades ne diminue pas.

- Malgré la richesse et la prospérité, une dépression générale grandit. Le nombre de suicides augmente. Beaucoup de gens sont incapables de faire face à leur vie. Stress, agitation, pression liée à la performance, société d'arrivistes, crainte du chômage, offres excessives pour des activités de loisirs, sont des aspects de la vie moderne qui brisent de plus en plus d'humains.

- Une grande partie de l'humanité s'est laissée entraîner dans une décadence alarmante de la moralité. La perversion des moeurs est en expansion. Tout semble permis. Des concepts tels que moralité et éthique sont désuets. La vie elle-même est considérée de façon nihiliste. La plupart des gens vivent selon la devise : le sexe, oui ; les enfants, non ! L'avortement est devenu une forme de contraception tardive. Il n'y a plus trace de respect pour la vie. « Nous avons toutes ces possibilités, exploitons-les ! Profitons de la vie, sans avoir à payer la note ! »

- Le nombre de décès liés à la drogue est aussi en augmentation. De plus en plus de gens fuient dans une vie de dépendance. Par impuissance, les autorités veulent légaliser les drogues dures. L'alcool fait partie de la vie quotidienne depuis longtemps. On retrouve des personnes dépendantes dans toutes les couches sociales.

- Le recours aux comportements violents est en hausse, suite à l'exaltation de la violence dans les médias. Rambo et Terminator sont les idoles des jeunes. On donne même le goût du combat et de la tuerie aux enfants à travers les jeux vidéo et les jouets de guerre.

- La guerre est, comme par le passé, un instrument légitime de la politique. Selon les intérêts, on a même pu voir plus d'un politicien dit « pacifique » brandir l'épée et envoyer des hommes à la mort. Des sommes énormes sont dépensées chaque année pour les armes et la guerre. Le meurtre est devenu un business.
- Les chercheurs scientifiques empruntent des voies qui inquiètent bon nombre de « citoyens moyens ». Des mots tels que ‹ énergie atomique › et ‹ manipulation génétique › font peur à beaucoup.
- Des milliards d'animaux sont tués dans des laboratoires de recherches pour la médecine, les cosmétiques et les essais militaires, le bien-être de l'humanité servant de couverture pour répondre aux besoins pervers de la recherche

Le pouvoir de l'argent

Les hommes ont instauré un système social dans lequel l'argent est tout et l'être humain lui-même ne compte pas. Celui qui en possède peut acheter tout ce qu'il souhaite. Alors que celui qui en est démuni, pour quelque raison que ce soit, perd sa raison d'exister. C'est ainsi que chaque individu est obligé de veiller surtout à se procurer de l'argent. S'il ne le fait pas, il doit sombrer dans le système existant et, dans le pire des cas, même y laisser la vie. Il existe en Allemagne une couverture sociale qui prend en charge les personnes en difficultés. Mais, par rapport aux autres pays du monde entier, c'est l'exception.

Presque tous les malheurs de notre époque sont causés par le pouvoir de l'argent basé sur l'avidité des individus, voulant posséder toujours plus de richesses terrestres.

- Les forêts d'Amérique du Sud sont défrichées inutilement, des contrées entières ravagées, la terre démesurément exploitée, parce que quelques uns veulent augmenter leurs profits. La masse des travailleurs doit participer à ce crime pour pouvoir continuer d'exister dans ce système fonctionnant avec l'argent.
- L'air, l'eau et la terre sont empoisonnés sciemment. On travaille systématiquement à l'anéantissement de la nature. Chez certains

individus, la cupidité est si démesurée qu'ils ne sont pas disposés à placer l'intérêt d'autrui avant le leur. Malgré les connaissances scientifiques concernant la cause du dépérissement des forêts, le trou de la couche d'ozone, etc., rien n'est entrepris pour mettre un terme à la destruction, ni de la part du milieu politique ni de celle de l'Eglise, encore moins du milieu industriel. On gaspille beaucoup de temps dans d'interminables négociations.

- Certaines personnes font sans scrupules du trafic de drogues et entraînent ainsi leurs « clients » non seulement vers la dépendance et la ruine financière, mais finalement vers la mort. Pourquoi ? Seulement par avidité d'argent et de richesses.
- Pour avoir de l'argent, de nombreux individus sont prêts à voler, escroquer, voire tuer. Celui qui est avide d'argent ne recule devant rien. La voracité étreint tous scrupules en lui.
- Même dans les domaines où il devrait être question d'aider les autres, c'est l'argent qui gouverne. Par exemple, le secteur de la santé publique propose tant de postes de travail que ce serait une catastrophe économique si tous les malades guérissaient. Ainsi, l'intérêt des branches industrielles concernées n'est pas la guérison des malades mais bien la commercialisation de leurs produits. Sous prétexte de vouloir faire le bien, des affaires sont faites froidement aux dépens de la détresse humaine. Les expérimentations sur les animaux ont une fonction d'alibi dans ce sens et sont faites dans le seul but de découvrir de nouveaux produits à mettre sur le marché.
- Les cartels de l'armement non plus ne veulent pas assurer la paix mais vendre leurs fabrications destructrices. Ils ne sont pas intéressés par une « saturation des marchés » mais cherchent toujours de nouvelles possibilités de ventes : perversion de l'économie de marché !

L'argent régit le monde. Tout est dit. Il est impossible d'avoir une vue d'ensemble sur les conséquences néfastes de son pouvoir. L'homme s'est engagé dans ce système et livré en aveugle - que cela ait la forme d'une monarchie, dictature, démocratie ou du communisme ne joue aucun rôle.

Avec l'industrialisation a commencé un développement qui a poussé tout ce système à l'extrême. Il semble qu'il n'y ait plus d'échappatoire.

Selon la raison, il n'y a pas réellement d'alternative à ce système fonctionnant soi-disant si bien mais tellement destructeur en réalité. Toutes les différentes formes de gouvernement du passé ont abouti au même résultat : quelques individus détenaient le capital et ainsi le pouvoir d' opprimer ou de rendre docile le reste de la population, soit par la force, des promesses ou le bien-être (« pain et jeux »). Que faire ? Autant qu'on puisse en juger, est-il somme toute une solution imaginable ? Ou bien doit-on se résigner à l'existence de ce système et subir ses conséquences destructrices ?

Dieu seul peut aider

Bruno Gröning attirait constamment l'attention sur le fait que l'homme est dépendant de Dieu et tributaire de Son aide :

> « Ce que les mains de l'homme ont créé et détruit, ne peut être restauré que par elles avec l'aide de Dieu (la force divine). Mais ce qui est créé par Dieu et anéanti par l'homme ne peut être reconstruit que par Lui (voici l'authentique foi divine - la conversion). »

L'argent ne rend pas tout possible. L'homme ne peut sauver la nature menacée. La destruction progresse inévitablement. Le toxicomane ne peut se libérer de sa dépendance par sa propre force. Le malade incurable ne peut s'acheter la santé avec aucune richesse terrestre.

Bruno Gröning disait que seul Dieu pouvait aider. En ce qui concerne les guérisons, il n'y a pas de doute car les preuves existent. Mais qu'en est-il dans les autres domaines ? Dieu peut-il aider là aussi ?

Pour pouvoir reconnaître les véritables dimensions de son action, il est utile de se plonger davantage au milieu des « événements Gröning » et de savoir pourquoi cet homme fut combattu avec un tel acharnement.

Pas soumis à l'argent

Bruno Gröning ne s'est pas soumis au pouvoir de l'argent. Il n'en demandait jamais pour les guérisons. Rien que par cela il enfreignait les principes du système existant. Justement parce qu'il ne prenait rien, qu'il ne vendait pas la santé comme une marchandise, il devint un danger. Tout le système risquait de s'écrouler par sa faute.

- Si on l'avait laissé déployer complètement ses ailes, toute une branche économique se serait effondrée. Caisses de maladie, hôpitaux, cliniques, recherche médicale, pharmacie, équipement médical moderne, etc. auraient été superflus.
- Si les hommes avaient pris l'invitation à la grande conversion de Bruno Gröning au sérieux et remplacé la pensée de compétitivité dominant par l'amour du prochain, alors le système se serait désintégré.
- Si l'idéal de Gröning d'aider son prochain gracieusement avait fait école dans d'autres domaines de la vie, l'argent aurait été destitué de son pouvoir.

Ces dangers avaient été reconnus par les défenseurs du système faisant autorité et ils s'y opposèrent. Pendant plus de neuf ans, Bruno Gröning fut persécuté et traqué. On remua ciel et terre pour anéantir cet homme, pour entraver son action. La médecine, l'Eglise, la justice, la presse : toutes les forces furent mobilisées pour le mettre hors d'état d'agir. La confiance des personnes recherchant la santé devait être ébranlée. Il fut assailli de procès et traité comme un criminel, ridiculisé, persiflé.

Par ailleurs, on lui proposa de grosses sommes d'argent pour les guérisons. Plus d'un riche lui déposa sur la table une somme dont le montant comportait quatre voire cinq chiffres. Mais Gröning ne se prêta pas à l'offre. Il repoussa ce genre d'individus d'une manière brusque. Il ne se laissa pas tenter de faire un commerce de ses capacités. Il resta sur ses convictions toute sa vie :

> « On ne peut pas acheter la santé, elle est un présent de Dieu ! »

Dans la première parution de la revue « La conversion » de 1950, on peut lire :

« Si on pouvait acheter la santé auprès de lui, Gröning serait très facilement l'homme le plus riche de la Terre. Vraisemblablement, on ne lui en tiendrait pas rigueur car son activité cadrerait avec ‹ l'air du temps ›. Ne voulant pas d'argent, il attend par contre des malades qui viennent à lui une conversion intérieure, un véritable changement de comportement dans la vie, en cela il fait sauter les mesures auxquelles se réfèrent ses contemporains et se rend suspect aux yeux de ceux qui ne peuvent pas comprendre qu'un être humain du XXème siècle se désintéresse complètement de l'argent. »

L'amour triomphe sur l'égoïsme

Tout le système élaboré à partir de l'argent et de l'avidité est fondé sur l'égoïsme. Celui-ci constitue la condition sine qua non pour subsister dans cette société de prédateurs. Celui qui ne pense pas tout d'abord à lui, à ses propres avantages, n'ira pas loin. Toutes les voies sont libres pour le plus grand et le plus impitoyable égoïste. Celui qui veut arriver tout en haut ne doit pas avoir de scrupules.

L'amour du prochain, tel que Bruno Gröning l'incarnait, s'oppose à l'égoïsme. Sa pratique n'attaque pas le système en tant que tel mais le déracine complètement. S'il touchait les cœurs et supplantait l'égoïsme, ledit système perdrait ses bases existentielles. Personne ne voudrait plus faire carrière au détriment de son prochain, ne l'exploiterait, n'en profiterait plus. La pensée de concurrence disparaîtrait et l'avidité s'éteindrait.

En cela Bruno Gröning fut le plus grand danger pouvant menacer le système existant. Bien qu'il ne fût pas un révolutionnaire, ne s'exprimât pas sur les questions politiques ou économiques, il porta en lui la clef de la chute de l'ensemble du système et de ses conséquences dévastatrices. Il ne fit qu'une seule chose : aimer son prochain et même ses ennemis. Il fit tout pour aider les malheureux et les nécessiteux. Traversant épreuves et combats, il ne se laissa jamais dessaisir de cet amour. Il aima jusqu'à sa dernière heure et pardonna à ses ennemis :

« J'aime mes ennemis. Le mal est pris à son propre piège. »

Du fait que Bruno Gröning a porté l'amour en lui jusqu'à son dernier souffle et n'a jamais laissé aucune place aux pensées de haine, chaque homme peut obtenir aujourd'hui aide et guérison par lui-même. Chacun peut se convaincre que, grâce à la réception du Heilstrom, il n'obtient pas seulement la santé mais aussi que l'amour de Dieu, du prochain et de toutes les créatures l'imprègnent. Le cœur endurci, égoïste, va se ramollir. Soudain, les ennemis deviennent des amis et les personnes désunies peuvent se réconcilier.

Celui qui fait l'expérience de cette mutation intérieure est guidé par une impulsion vers un idéal et retrouve l'ordre divin, non pas par compréhension rationnelle mais par éveil du sentiment d'amour. Qui aime son prochain, ne peut ni le voler, le blesser, profiter de lui, voire le tuer. Qui aime la vie, ne peut détruire la nature, défricher les forêts, empoisonner les fleuves et les mers, torturer les animaux. Il n'a pas le cœur à détériorer ce qu'il aime.

Les personnes qui prirent des mesures contre Bruno Gröning ne savaient pas toutes ce qu'elles faisaient et qui elles combattaient. Mais celles qui avaient un pouvoir de décision, celles qui, la plupart du temps, se tiennent à l'arrière-plan (Bruno Gröning parlait d'une « clique »), savaient exactement de quoi il s'agissait. Pour elles, tous les moyens étaient bons pour combattre Bruno Gröning. Des attentats furent organisés. Des services secrets voulurent se l'accaparer et bien d'autres choses encore. Mais on ne put éliminer le « petit Gröning ».

Même si après son retour au Père, l'action de ses ennemis semblait avoir abouti, la vérité s'imposera. Le nom de Gröning fut oublié pendant plus de trente ans. Mais depuis 1989, il émerge à nouveau dans les média. L'intérêt grandit. De plus en plus d'êtres humains suivent son enseignement et captent le Heilstrom. D'incroyables évènements se produisent aujourd'hui comme il y a quarante ans. Et l'égoïsme cèdera la place à l'amour à plus ou moins long terme. Bruno Gröning :

> « Rien ne peut l'arrêter. La guérison doit s'accomplir dans le monde entier. »

Chapître 12 : Les faux prophètes

Face au phénomène Bruno Gröning, de nombreuses personnes sont perplexes. Rapidement retentit le signal : « Danger : Faux prophètes ! »

Bruno Gröning était-il l'un d'entre eux ? Ses guérisons représentaient-elles les grands présages et miracles que l'on attend d'eux. Pour clarifier ces questions nous devrions considérer les actes, n'est-il pas dit :

> « Vous les reconnaitrez à leurs fruits. Cueille-t-on des raisins sur des épines ou des figues sur des chardons ? Tout bon arbre porte de bons fruits et le mauvais arbre porte de mauvais fruits. Un bon arbre ne peut porter de mauvais fruits et un mauvais arbre porter de bons fruits ».

Quels ont été les actes de Bruno Gröning ? Qu'a-t-il fait de mal ? N'a-t-il pas toujours aidé les nécessiteux et guéri les malades ? Les guérisons attestées par les médecins seraient-elles de bons fruits issus d'un mauvais arbre ? Devrait-on reconnaître un faux prophète à ces faits-là ? Bruno Gröning disait :

> « C'est à mes actes que vous me reconnaîtrez, c'est-à-dire à tout ce que je fais. Je ne fais rien d'autre que ce que je suis sensé faire. Ainsi vous pourrez reconnaître que je me situe effectivement dans la guidance divine. »

Ce qui suit sert à démontrer où l'on trouve en réalité les faux prophètes. On peut également les reconnaître à leurs actes, non à leurs paroles. Ils sont présents dans tous les domaines de la vie et prétendent servir le bien-être de l'humanité. Je voudrais approfondir cela dans trois domaines.

a) Médecine et pharmacie : bienfaitrices ou fléaux de l'humanité ?

La médecine prétend guérir les êtres humains. Mais face aux milliards dépensés pour la santé et l'augmentation constante du nombre des malades et des maladies, on peut se poser la question : les méthodes utilisées permettent-elles vraiment de lui accorder cette prétention.

Le médecin : personne qui aide ou profiteur ?

Cela commence déjà avec le choix du métier. Pourquoi des bacheliers décident de faire des études de médecine ? Est-ce vraiment par souhait d'aider les malades ? N'est-ce pas plutôt à cause du revenu supérieur à la moyenne auquel un médecin peut prétendre ? ou bien même à cause du pouvoir qu'il a sur les patients ?

Par le biais d'un enseignement purement intellectuel, le futur médecin grandit dans l'univers du traitement des organes malades. Mais sa formation n'inclut pas les relations humaines. Ce ne sont pas ceux qui ont les meilleures qualités humaines, mais ceux qui ont les capacités intellectuelles qui ont de grandes chances de réussir, indépendamment du fait qu'ils se soucient ou non de bien-être des malades. Ils doivent seulement montrer des compétences professionnelles.

Il faut aussi se poser la question : qui sont en fait les « détenteurs du pouvoir » dans l'univers de la santé ? Les médecins ne font-ils pas finalement office de distributeurs pour les cartels pharmaceutiques ? Pour chaque maladie, il existe différents médicaments. Les médecins croulent sous l'avalanche de publicités vantant les produits des laboratoires. Hans Ruesch écrit ceci dans son livre « Histoire de la pharmacie : la grande imposture » :

> « Sans la multitude de nouveaux médicaments synthétiques aux noms paraissant mystérieux ou magiques, qui nous servent de refuge, la plupart des médecins d'aujourd'hui ne sauraient pas

comment exercer leur métier. Pourtant, leur formation universitaire en pharmacologie était très limitée, car même leurs professeurs sont dépassés pour apprécier les nouveaux médicaments qui inondent constamment le marché, pour remplacer ceux qui doivent être retirés du commerce, pour cause d'inefficacité ou de nocivité que l'on ne peut plus dissimuler.

C'est seulement lorsqu'ils ont quitté l'université, et sont effectivement en contact direct avec leurs patients, que les jeunes médecins commencent à apprendre véritablement leur métier, c'est à ce moment que débute leur réelle formation pharmacologique et elle se poursuivra pendant toute la durée de leur exercice professionnel. Celle-ci se fait par le flot des brochures publicitaires des fabricants de produits médicaux et les visites régulières de leurs agents commerciaux, avec à l'appui des stylos dorés et même des invitations pour la chasse aux canards et évidemment des pochettes pleines d'échantillons de ‹ nouvelles › préparations qu'il est conseillé de tester sur les patients pour ensuite rendre compte des effets. »

La pharmacie est orientée comme chaque branche industrielle vers le profit et l'augmentation des gains. Les cartels ne veulent pas perdre leurs clients – les gens malades – mais cherchent à vendre leurs produits. Donc ce qui intéresse de telles entreprises, c'est le plus grand nombre de personnes malades. Qui s'étonne encore que tous ces médicaments entraînent, outre des effets secondaires dont on n'entend jamais parler mais acceptés par toutes les parties (« En ce qui concerne les risques et effets secondaires, lisez la notice et adressez-vous à votre médecin ou à votre pharmacien »), mais également des conséquences nuisibles à la santé ? Hans Ruesch ajoute :

« L'énumération d'exemples qui suit est loin d'être exhaustive. Elle constitue uniquement un tout petit extrait d'une interminable liste toujours croissante.

En 1975, 1500 personnes durent être hospitalisées en Angleterre, car elles avaient consommé du paracétamol, l'analgésique ‹ sans contre indications ›. La plupart d'entre elles connurent les aggravations habituelles consécutives au traitement subi à l'hôpital.

A peu près au même moment, aux Etats-Unis, un traitement avec ‹ Orabilex › entraîna des affections rénales avec suites mortelles. Mel 29 provoqua la cataracte, Méthaqualon de graves troubles psychologiques qui furent à l'origine d'au moins 366 cas mortels par mort subite ou suicide.

La ‹ Thalidomid › allemande (Contergan) qui a provoqué des malformations chez au moins 10.000 fœtus, n'était que le premier sur la liste des médicaments tératogènes (provoquant des anomalies et ayant fait croître le chiffres des tares congénitales de manière dramatique), cette liste ne cessant d'augmenter depuis que les expérimentations sur les animaux devinrent obligatoires en vue d'une sécurité hypothétique contre ces accidents.

En 1972, le D. Paul D. Stelley, de l'hôpital John Hopkins (USA) découvrit que le spray Isoproterenol, fabriqué en Grande Bretagne, était la cause d'une mystérieuse épidémie qui, dans les années soixante, causa la mort de pas moins de 3500 asthmatiques dans le monde entier.

Peu de temps après, on découvrit que le Stilböstrol générait le cancer chez les jeunes femmes.

En automne 1975, les services sanitaires italiens saisirent l'anti-allergique Trilergan car il avait généré le virus de l'hépatite (infection du foie) donc de la maladie même que les expérimentateurs animaliers avaient promis d'éradiquer une fois pour toutes quelques années auparavant et qui pourtant se répandait toujours.

Au printemps 1976, les laboratoires Solvoxyl du consorsium suisse Sandoz, retirèrent leur Flamanil, médicament prescrit pour douleurs rhumatismales, mais dont aucune efficacité autre que celle de provoquer des pertes de connaissance n'avait été démontrée : sans doute une des méthodes pour calmer momentanément les douleurs.

Quelques mois plus tard, le géant chimique britannique ICI (Imperial Chemical Industrie) annonça que des dédommagements commençaient à être versés aux victimes (ou à leurs descendants) de son fortifiant pour le cœur Eraldin. Cette entreprise se réfugiait derrière l'alibi habituel, que le produit avait été mis sur le marché seulement après sept années de ‹ recherches intensives › en laboratoire. Bien sûr, ce remède toxique avait été testé sur des animaux pour lesquels avaient été délivrés des certificats de parfaite santé. Toutefois, entretemps, un grand nombre d'utilisateurs avaient subi entre temps de graves lésions oculaires et des troubles du transit intestinal, et beaucoup étaient décédés.

En été 1977, la multinationale suisse Giba-Geigy dut retirer du marché américain son Phenformin, qui pendant dix huit ans fut ‹ refilé › aux diabétiques. On ne pouvait plus garder secret que ses effets secondaires avaient mené à la mort 1000 personnes par an. Malgré la diffusion de cette information dans la presse, les pharmacies d'Allemagne de l'Ouest, avec la tolérance de leurs administrations sanitaires, purent vendre pendant toute une année encore, jusqu'au 1er juillet 1978, leurs stocks de médicaments anti-diabète mortels : Dipar, Silubin-retard et Sindatil en faisaient partie. Bien évidemment, la priorité n'était pas donnée à la santé des personnes mais au profit du cartel. »

Les pratiques de la pharmacie

Hans Ruesch met en évidence les pratiques de la pharmacie dans son livre. Voici quelques extraits :

« La supercherie systématique pratiquée par les cartels chimiques tout-puissants, et ceci, secrètement de concert avec l'administration sanitaire, et au détriment des êtres humains dans le monde entier, est en constante croissance. Pourtant, la vérité apparaît de plus en plus fréquemment au grand jour. Les ‹ nouveaux médicaments › (en réalité ce sont le plus souvent les anciens fabriqués avec les mêmes substances mais composés et étiquetés différemment), ne peuvent non seulement pas soigner la maladie, que la nature corrigerait elle-même si on lui en donnait une toute petite chance, mais engendrent en outre des affections toutes nouvelles, absolument inconnues il y a quelques années encore. »

« Nul besoin de donner une explication particulière à la disposition des multinationales à employer tout moyen légal ou illégal qu'elles peuvent utiliser sans risque de poursuites, pour grossir leur part de marché mondial, vu que c'est dans la nature de toute entreprise commerciale subordonnée à la concurrence. De la même manière, il est clair que ces entreprises oublient leurs rivalités et deviennent alliées lorsque c'est dans leur intérêt ou quand elles subodorent un danger commun. »

Dans la troisième partie de l'histoire de la pharmacie intitulée « Duperie sur la santé », vous pouvez trouver ces titres :

« Cancers, l'intarissable mine d'or – L'offensive du cancer - Incurabilité souhaitée ? – La motivation majeure : le profit – Vivre du cancer – Les personnes non-traitées vivent plus longtemps – Traitements mortels – Mafia européenne du cancer – Retour aux cobayes humains – Exploitation des pauvres. »

Dans le dernier chapitre, vous pouvez lire également :

« Les pays les plus pauvres sont devenus les territoires les plus convoités pour être exploités par les cartels des produits pharmaceutiques. Ils les inondent d'une armée de représentants soigneusement formés, se faisant passer pour des missionnaires de la santé ; ils soudoient et trompent les fonctionnaires gouvernementaux et arrivent de cette façon à écouler dans ces pays même des produits qui sont depuis longtemps retirés des autres marchés pour cause de nocivité. (...)

Dans un manuel qui a pour titre Mims, publié tous les mois par l'industrie pharmaceutique britannique, sont énumérées les intolérances et réactions secondaires des médicaments connus. Dans l'édition du Mims pour l'Afrique, nous trouvons cependant des médicaments qui ont été retirés des marchés en Europe et en Amérique, ou encore, y sont donnés des dosages qui dépassent les limites de prescription normalement acceptées. Il est évident qu'il n'y a aucun risque que les pauvres gens affectés dans les pays lointains aillent porter plainte contre les multinationales. (...)

Une combinaison d'antibiotiques (streptomycine – penicilline) qui s'appelle Combiotic est recommandée par une société britannique et une américaine contre n'importe quelle maladie sans exception, même contre des plaies ! Alors qu'elle est fortement toxique (agissant comme un poison) pour les oreilles et les reins et représente un très grand danger pour les personnes susceptibles de contracter la tuberculose. Elle est fabriquée sur place par la firme américaine Pfizer, bien qu'interdite en Amérique depuis dix ans. (...)

La parution de novembre 1979 [de la revue ‹ Mother Jones ›] est principalement consacrée à la pratique du dumping au sein du cartel de produits pharmaceutiques. Elle décrit comment ses membres bradent d'innombrables produits chimiques auprès de la population ignorante des pays en voie de développement. Dans leurs pays d'origine, ces produits sont interdits à la vente depuis longtemps ou vendus sans les notices de mise en garde qui doivent obligatoirement être incluses dans l'emballage.

Il y a quelques années, le D. Milton Silverman, maître de conférences de pharmacologie au centre médical de l'université de San Francisco en Californie, présenta des preuves accablantes qui ne servirent malheureusement pas à grand chose. Il fit avec deux confrères des comparaisons quant à la manière de présenter certains remèdes essentiels, délivrés uniquement sur ordonnance, aux médecins américains et latino-américains, l'Amérique latine étant devenue la lice préférée de ces cartels. Voici des exemples de l'étude authentique :

‹ Trétracychin › : un antibiotique utilisé contre différentes maladies infectieuses. Fabricant : les laboratoires Lederle. Risques et incompatibilités indiqués aux Etats-Unis : vomissements, diarrhées, vertiges, troubles gastriques, éruptions cutanées, troubles rénaux, possibilités de malformation des fœtus. En Amérique centrale et en Argentine : aucun risque ni aucune incompatibilité.

Ovules et pilules contraceptives. Fabricant : GD Searbe Co. Indication des risques et incompatibilités en Amérique : vertiges, chute capillaire, troubles du système nerveux, jaunisse, hypertension. Au Brésil et en Argentine : aucun risque ni aucune incompatibilité.

Imipramin, un anti-dépresseur – Fabricant : Ciba-Geigy. Risques et incompatibilités en Amérique : nervosité, attaque d'apoplexie, perte de l'équilibre, troubles du sommeil, insensibilité dans les membres, troubles visuels, constipation, démangeaisons, vertiges, vomissements, perte d'appétit, diarrhées, sueur. En Amérique centrale, au Brésil et en Argentine : aucun risque ni incompatibilité.'

Ces données et beaucoup d'autres du même genre furent trouvées dans ‹ The physician's Desk Reference ›, un manuel standard pour le corps médical américain qui contient les informations des fabricants de produits pharmaceutiques sur leurs produits et l'abrégé étranger comparatif.

Ainsi continue inlassablement le génocide des populations des ‹ pays en émergence › perpétré par les industries pharmaceutiques des ‹ pays développés ›. »

Contaminer le corps humain

Le 12 juillet 1949, une discussion eut lieu au 7 Wilhelmsplatz à Herford entre Bruno Gröning et quelques représentants de la société d'études « Pharmadyn. » Il fut débattu de la collaboration entre le « cercle des amis de Bruno Gröning » et cette dernière. Son président, le Dr Berndt, professeur en biologie évoqua au cours de l'entretien, entre autres ceci :

« *Berndt :* Nous avions l'intention de faire évoluer la population. Pas de combat partiel des symptômes, mais plutôt une exigence de combattre le mal fondamental de la maladie. Pourquoi ? A l'heure actuelle, nous observons une dégénérescence de la terre, des végétaux, des animaux. Et par le biais de l'alimentation, celle des êtres humains (...). Par cette méthodologie de prescriptions continuelles de poisons pour anesthésier les douleurs et pour maintenir – au bas mot – une industrie chimico-pharmaceutique matérialiste et versée dans les affaires, l'homme n'a plus du tout conscience que la nature est bien la seule à pouvoir lui procurer le meilleur pour conserver sa santé ou la retrouver. (...)

La science médicale poussée à l'extrême, permet à l'être humain de vivre plus longtemps, c'est-à-dire la mortalité recule à un âge avancé, mais l'état de santé est considérablement plus moins bon qu'autrefois. Beaucoup de maladies ne sont même pas reconnues comme telles, car nous ne recherchons pas leur origine et que le combat ne s'oriente que vers la douleur qui en découle de façon symptomatique.(...)

Nous voulons surtout attirer l'attention [celle des mères au foyer] sur le fait qu'elles donnent poisons, sulfates industriels (déjà ouvertement signalés au grand public comme cancérigènes) à leurs enfants et à leur famille par les médicaments, conservateurs pour légumes et de fruits, pesticides et insecticides. Les arbres sont traités avec des produits toxiques, les fruits mangés crus, le goutte à goutte permanent creuse le roc jusqu'à ce que l'organisme ne soit plus en mesure d'éliminer les toxines et de fabriquer lui-même les défenses immunitaires contre les maladies infectieuses.

Gröning: Le sang des êtres humains est pollué à 99%. Je transforme d'abord le sang, il est complètement coagulé, ne circule plus, il stagne, il est empoisonné.

Berndt: Les organes humains sont remplis de poisons suite à l'alimentation incorrecte. Il faut empêcher ce phénomène. C'est pour cela, que la société d'études Pharmadyn C.V. a été fondée, pour surveiller l'industrie qui n'est pas disposée à vendre aux mères au foyer des pâtes, des conserves de fruits, de légumes, etc… exemptes de ces produits toxiques. Il faut arriver à ce que ce soit la femme au foyer qui exige une alimentation absolument exempte, si nécessaire à la santé. Parce que les poisons s'accumulent, chaque gorgée contenant un colorant fait se concentrer le poison dans le patrimoine héréditaire jusqu'à ce que la quantité suffise à faire apparaître un cancer. Cela peut se faire seulement à la troisième ou quatrième génération, mais aucun couple ne met un enfant au monde dans le but de transmettre un germe mortel.

Le combat que vous menez Monsieur Gröning, et le fil conducteur que vous suivez, sont sous certains aspects, parallèles à nos aspirations (…)

Gröning: Je soutiens depuis toujours, que la cause fondamentale de toutes les maladies, tient au fait que les individus ne subsistent que par des artifices. Je n'ai pas fait d'études et je ne me suis pas référé à la science. Mais j'ai vérifié cela par mon inspiration et par ma propre expérience. J'en suis arrivé à cette certitude bien que je ne sois pas médecin. Arts et sciences disent: non à la nature, oui à la culture. Et c'est là l'origine des maladies. L'industrie est responsable. Elle a fabriqué des produits pour polluer totalement le corps humain. J'ai toujours dit aux médecins: ‹ Partout c'est le meurtre, le meurtre, le meurtre, Monsieur le Docteur! Vous êtes le point de vente des fabricants de médicaments! ›

Depuis toujours je suis partisan des plantes médicinales. Tout ce que Dieu fait pousser pour les hommes, la nature le fournit. Pourquoi donc le fabriquer artificiellement ! ?

Avec quoi ces préparations sont-elles faites ? Avec tout et n'importe quoi ! Impossible pour le corps humain de supporter cette composition. Si aujourd'hui, un malade va chez un médecin et se fait prescrire quelque chose, c'est toujours ‹ pour › au lieu de ‹ contre ! › (…)

Non aux engrais chimiques, non aux médicaments artificiels car qui était le premier médecin et quel était le premier médicament : la nature ! »

Les expérimentations sur les animaux font fonction d'alibi

Hans Ruesch dénonce l'introduction des expérimentations sur les animaux comme principale cause de la défaillance de la pharmacie. Elles ne sont qu'une assurance fallacieuse des cartels contre d'éventuels préjudices. En vérité les réactions aux tests faits sur les animaux ne peuvent pas être identiques à celles des humains.

« Deux grammes de Scopolamin tuent un être humain alors que chiens et chats peuvent supporter des doses cent fois supérieures. Une seule amanite phalloïde peut exterminer toute une famille, elle est au contraire une nourriture saine pour le lapin, l'animal préféré des expérimentateurs. Un porc-épic peut sans inconvénient avaler autant d'opium en une seule fois que ce qu'un toxicomane fume en deux semaines, il peut l'engloutir avec une quantité d'acide cyanhydrique qui empoisonnerait tout un régiment de soldats. Le mouton est capable de manger d'énormes quantités d'arsenic, jadis le poison de prédilection des tueurs. La morphine qui, chez l'être humain, calme et fait office de narcotique, provoque chez les chats et les souris des états d'agitation maniaque. Par ailleurs, nos amandes douces tuent un renard. Notre persil culinaire est un poison pour les perroquets. Et notre très estimée penicilline laisse purement et simplement un autre favori des expérimentateurs sur le carreau : le cochon d'Inde.

La liste pourrait s'allonger à volonté, cependant ces exemples cités devraient suffire pour étayer qu'il n'y a pas plus incertain que l'expérimentation sur les animaux pour tester les nouveaux médicaments, d'autant plus qu'il n'y a aucun besoin. Les prétendues autorités sanitaires et les chercheurs le savent très bien. Malgré cela, ils servent sans cesse ce plat réchauffé aux média et au grand public : voulez-vous que nous testions de nouveaux médicaments sur vos enfants ?

En vérité, tous les produits synthétiques sont nocifs et toutes les nouvelles préparations sont de ce fait essayées sur vous et vos enfants, et ceci constamment car l'expérimentation sur les animaux (nous ne le répèterons jamais suffisamment) fait seulement fonction d'alibi. Elle ne peut donner aucune réponse et pire, elle conduit à des résultats erronés en ce qui concerne leur efficacité sur les hommes. IL N'Y A AUCUNE EXCEPTION A CETTE REGLE !

Au contraire, aujourd'hui les catastrophes dues aux médicaments se multiplient alors qu'il n'y en avait pas avant que les tests de ‹ sécurité › sur les animaux ne deviennent obligatoires. Le nombre croissant des accidents thérapeutiques constitue donc la conséquence immédiate des expérimentations très répandues sur les animaux. »

Aujourd'hui, c'est légal de torturer et même de tuer des animaux. Des vies sont décimées par millions. Profits et gains font mourir tous les scrupules. Ne peut-on pas reconnaître à tous ces actes, quelle puissance se tient derrière la pharmacie et la médecine ? Ne sont-ce pas là les faux prophètes à l'œuvre ? Cela a-t-il encore quelque chose à voir avec le respect de la vie ? N'est-il pas écrit « tu ne tueras point » ?

L'expérimentation sur les animaux agit en criminelle contre la vie. Mais Bruno Gröning disait :

« Dieu est la vie même ».

Catastrophes au lieu de succès

La vie est un bien divin que nous, êtres humains, devons protéger et ne pas détruire. Les millions d'animaux tués dans les laboratoires expérimentaux de la pharmacie ne sont pas en rapport avec les succès présumés. Au contraire, la plupart des succès s'avèrent par la suite comme échecs catastrophiques. Hans Ruesch relate :

« Dans son édition du 23 février 1962, le journal Time avait rapporté, alors que les premiers signaux d'alarme s'étaient profilés à l'horizon, que la Thalidomid avait été mis sur le marché seulement ‹ après trois années d'expériences sur les animaux. ›

Le premier août 1958, le fabricant ouest-allemand Chemie Grünenthal diffusait auprès de quarante mille médecins allemands une circulaire dans laquelle il avait désigné le Contergant (Thalidomid) comme le meilleur tranquillisant pour les femmes enceintes ou allaitant, vu que son utilisation ne présentait aucun risque ni pour la mère ni pour l'enfant.

En octobre 1961, la société britannique Distillers Compagny, détentrice de la licence, avait mis la Thalidomid sur le marché sous le nom de Distaval, après avoir effectué ses propres expériences sur les animaux de manière approfondie. Et voici ce qu'elle affirma :

‹ Distaval ne présente aucune contre-indication et peut alors être administré aux femmes enceintes ou en période d'allaitement sans risques d'effets secondaires pour mères et enfants. ›

En décembre 1970, le plus long procès criminel en Allemagne se termina par la suspension des poursuites contre Chemie Grünenthal. Toute une pléiade de spécialistes médicaux reconnus sur le plan international avaient déclaré que l'expérimentation sur les animaux n'était jamais concluante pour les êtres humains, déchargeant ainsi Grünenthal de toute responsabilité dans la tragédie.

Et quand les expérimentateurs sur les animaux avaient échoué une fois de plus, avaient-ils rougi quelque peu, renoncé à leurs méthodes de recherche légères ? S'en étaient-ils allés furtivement dans la nuit ? Loin de là ! Ils s'étaient lamenté pour réclamer encore plus d'argent pour dédommagement des dégâts qu'ils avaient occasionnés.

L'affaire Thalidomid aurait dû faire abolir les expérimentations sur les animaux une fois pour toutes. Mais contre toute logique, avec le profit comme seule visée et un parfait manque d'égards pour la sécurité du consommateur, on y recourut davantage – avec un résultat catastrophique facilement prévisible.

Primodos – Amenoron forte, Duogynon et Debendox donnèrent d'autres représentations de la tragédie Thalidomid dans toute l'Europe. »

Ce n'est pas l'apanage des médecins

La santé est le plus grand bienfait des êtres humains ; chacun a droit à ce don divin et naturel. Néanmoins, la pharmacie et la médecine ont fait du bien-être ou plutôt de la souffrance des êtres humains un véritable commerce. Le facteur décisif n'est pas la santé publique, mais bien le profit. C'est pourquoi, les scientifiques concentrent leurs recherches non pas sur la santé mais sur la maladie. Même les médecins ne croient pas à la guérison mais cherchent la maladie, le mal. Bruno Gröning a dit un jour :

« Ne pas chercher ! Cherchez et vous trouverez. Si vous cherchez la maladie, bien sûr vous la trouverez. »

L'être humain doit tendre vers le bien, par vers le mal, rechercher la santé, non la maladie. Une autre fois, Bruno Gröning a dit ceci :

« Rechercher la guérison, c'est rechercher Dieu. Aider c'est aimer. »

Les médecins ne devraient pas examiner les corps des hommes par radiographies, mais croire de concert avec leurs patients à la guérison, et la chercher là où l'on peut la trouver : auprès de Dieu !

« Aucun homme ne peut guérir, Un seul le peut : Dieu, »

disait Bruno Gröning

Les médecins ne peuvent aider leurs patients que de cette manière. Toutes les autres voies finiront en queue de poisson et toutes les recherches resteront inefficaces. Comment expliquer autrement que le nombre de personnes décédées à la suite d'un cancer, par rapport au chiffre total des décès aux Etats-Unis, soit passé d'à peine 17% en 1968 à 25% en 1985 ? C'est seulement lorsque les médecins reconnaîtront que Dieu est le plus grand des médecins et communiqueront cette croyance à leurs patients qu'ils pourront réellement venir en aide à leurs patients. Bruno Gröning disait le 3 août 1949 :

> « Je ne veux pas dire par là que les médecins qui ont probablement tout mis en oeuvre pour vous aider, étaient mauvais, mais qu'ils n'en ont pas été capables. Non, le médecin a donné le meilleur de lui-même pour vous aider. Ce n'est pas l'apanage des médecins d'apporter de l'aide à tous ceux qui sont dans cette attente.
>
> Mais une chose doit être dite : que le Seigneur est le médecin unique, le médecin de tous les hommes. »

b) La génétique : l'être humain veut devenir lui-même un créateur

De même que les recherches pharmacologiques et les expérimentations sur les animaux sont prétendument menées pour être au service de l'homme, pour son bien, de même un nouveau domaine d'expérimentation, le génie génétique, s'est ouvert sous le même prétexte dans les dernières décennies.

La thérapie génique

Les chercheurs se targuent d'avoir pénétré dans des domaines qui leur offrent la possibilité d'intervenir dans l'acte de création. L'homme est maintenant sur la voie directe de déterminer lui-même quelles espèces d'animaux et de plantes et - quels types d'humains, existeront à l'avenir !

Des maladies considérées jusqu'ici comme incurables ont pu être guéries par le biais de la manipulation génétique. Des possibilités de rendre l'homme maître de la vie ou de la mort sont donc entre ses mains. Dans les régions de la planète menacées par la faim, les espèces animales et végétales génétiquement modifiées pourvoiraient urgemment aux besoins en nourriture, et tous les êtres humains pourraient envisager un futur heureux – n'est-ce pas ?

Le quotidien « Der Spiegel », daté du 24 février 1992, rapporta les informations suivantes, dans un article intitulé « Des gènes sous forme de spray dans une cannette » :

> « Dans les laboratoires de biologie moléculaire, une nouvelle méthode de traitement est en plein développement : la thérapie génique. Elle est supposée prévenir de l'asphyxie, les patients atteints de mucoviscidose et de l'infarctus ceux souffrant du foie. Aujourd'hui, et pour la première fois aux Etats-Unis, une entreprise commerciale a reçu maintenant l'autorisation d'interférer

dans la génétique humaine. Son objectif est d'utiliser la thérapie génique en prévention du sida (...).

La mucoviscidose est la maladie héréditaire la plus répandue en Europe et reste incurable jusque là.

Cependant, les experts médicaux s'attendent, dans les années à venir, à une percée dans le traitement de celle-ci grâce à une nouvelle thérapie. ‹ Le gène mortel ›, qui cause cette maladie, a été, comme le dit Time ‹ coincé ›, et Robert Beall, président de la fondation américaine pour la lutte contre la mucoviscidose, a déclaré que l'objectif ambitieux de son association était de faire disparaître ce gène d'ici ‹ à la fin de ce siècle ›.

La thérapie génique est la formule magique sur laquelle tous ces espoirs sont fondés. Dans les années 1970, les biologistes spécialisés ont développé un outil moléculaire permettant de découper le matériel héréditaire et de le recoller. Leur objectif est maintenant de guérir les maladies héréditaires chez l'homme en intervenant sur les anomalies constatées sur le programme génétique des cellules. »

La description qui suit, rend compte de la façon dont des résultats « révolutionnaires » pourraient être obtenus par la thérapie génique. De nouveaux mondes sont à portée de main des chercheurs. Le résultat sautera comme un bouchon de champagne : plus qu'une question de temps ? Le génie génétique semble ouvrir une voie par laquelle la détresse, la souffrance et la misère seront un jour éradiquées de la terre pour céder la place à un monde propre et hygiénique. Mais cette vision n'est-elle pas mensongère ? « Der Spiegel » émet les premiers doutes :

« Déjà la diversité des idées montre qu'on est encore loin de la réalisation éventuelle du rêve industriel consistant en l'emploi des gènes en terme de médication à destination des masses. Plusieurs centaines de maladies héréditaires sont connues et l'on en découvre sans cesse de nouvelles. On devrait développer une méthode particulière pour pratiquement chacune d'elles.

Pourtant, les chercheurs eux-mêmes, sont conscients du nombre de risques et d'incertitudes inhérents à leur nouvelle méthode. (…)

En dépit de tous ces doutes, la course aux futurs marchés a déjà commencé. Le dépôt de brevet concernant les gènes modifiés est une condition indispensable. Déjà l'an dernier, les chercheurs de l'Institut National pour la Santé déclenchèrent des protestations internationales lorsqu'ils le sollicitèrent pour 347 gènes.

Comme l'institut de Bethesda l'a annoncé, ils veulent maintenant remettre cela en demandant la licence pour 2.375 nouveaux gènes du cerveau humain. »

L'industrie veille derrière le génie génétique. « La course aux futurs marchés » a déjà commencé. Tout tourne autour des affaires. Pas question du bien-être de l'homme, c'est effectivement d'argent dont il s'agit ici.

La vie sous brevet

L'exploitation sous brevet des gènes (surtout du cerveau !) est une cause de préoccupation des plus sérieuses. Cette voie pourrait nous mener bien au-delà des frayeurs déjà exprimées par Georges Orwell dans son livre « 1984 ». Peut-être qu'à l'avenir des brevets seront même délivrés pour des variétés particulières d'êtres humains. On sera peut-être bientôt en mesure d'acheter des esclaves, des amants, des intellectuels ou des machines humaines de combat, fabriqués industriellement. Cela semble utopique, mais l'horreur que le cerveau humain est capable d'imaginer se révèle sans limite.

Le 13 mai 1992, le bureau européen des brevets accepta d'en enregistrer un relatif aux mammifères génétiquement manipulés : la susnommée « souris cancéreuse ». Celle-ci avait été « dotée » par génie génétique d'un cancer du sein et condamnée, y compris sa descendance, à mourir sous l'effet de cette maladie cruelle. Elle avait ainsi été

« créée » pour être torturée et cruellement tuée dans un centre d'expérimentation sur les animaux. Bien que la santé soit le but recherché, on ne fait effectivement que rendre malade et tuer. Est-ce là le respect de la vie ? le respect de Dieu ?

Bruno Gröning disait :

> « Dieu est en chaque être vivant, Dieu est vraiment partout. Il y a plus ou moins de vie en chacun - rien n'est excessif , mais il y a donc autant de vie en chacun que Dieu en a décidé ; Lui se trouve partout - partout ! »

Et les expérimentateurs de laboratoires, que font-ils de Dieu ? Assurément, ils ne peuvent pas Le voir, mais la vie qu'ils ôtent lentement et douloureusement à chaque animal - c'est Dieu.

Et maintenant les humains « inventent » des créatures qui sont condamnées d'avance à mourir, dont la vie n'a comme seul et unique sens que d'être sacrifiée pour le « bien des hommes ». C'est un meurtre, et un meurtre reste un meurtre en dépit des mots délicats apposés à cet acte.

Pour le bien-être de l'humanité ?

Le bien-être de l'humanité sert de mobile au génie génétique. Les annonces qui font l'éloge des résultats « révolutionnaires » obtenus dans la recherche sont intentionnellement formulées pour influencer l'opinion publique. Des millions sont dépensés en campagnes publicitaires.

Sans cela, comment pourrait-on venir à bout de la multitude de maladies incurables ? A cause de quelques petites hésitations, une aussi formidable opportunité ne devrait-elle pas être saisie ? Qui, alors, assumera la responsabilité vis-à-vis des personnes qui auraient pu être soignées par la thérapie génique ? Et qui répondra des pertes financières ? Le génie génétique est la technologie du futur !

Les arguments sont de cet ordre ou quasi-similaires. Des personnalités de la vie publique gagnées à cette cause en feront la réclame. Même des évêques se déclarent en faveur de la technologie génétique - et en font la promotion !

Seule une question subsiste : ces motifs ostensiblement bons, sont-ils honnêtes ? Chaque chercheur n'est-il pas, en tout premier lieu, au service de son propre cartel qui attend des résultats conséquents en contrepartie du salaire élevé versé ? Chaque cartel ne veut-il pas obtenir le plus rapidement possible des résultats bien meilleurs que ceux de la concurrence ? Chaque entreprise veut tirer le plus grand profit possible de ses produits - d'une façon ou d'une autre. Il est bien moins question du bien-être des personnes souffrantes que des bénéfices procurés aux industriels. Tout cela est avant tout une affaire qui marche.

Qui plus est, il a déjà été démontré par le passé que les nouvelles conquêtes sont toujours employées à mauvais escient et notamment à des fins militaires. Chaque chose n'est-elle pas étudiée par le côté négatif, destructeur : les armes nucléaires, biologiques, chimiques – et, à l'avenir, également les armes issues de la technologie génétique ?

Les prétendus succès obtenus dans le domaine médical atteignent le public à grand renfort de rapports. Mais pas les échecs, ni les dangers, risques et résultats de la recherche génétique militaire.

La vérité manipulée

Dans la cinquième partie de son livre « Histoire de la pharmacie », Hans Ruesch évoque la manipulation de l'opinion publique par l'industrie pharmaceutique. Sous le titre « Le grand lavage de cerveau », il démantèle une fois pour toutes la façade de charité qu'elle affiche. Il démontre comment les cartels pharmaceutiques dictent ce qui doit atteindre le public et comment les média en sont réduits à un rôle de porte-paroles. L'industrie pharmaceutique en a « acheté » la plupart par le biais des annonces, des publicités, etc. Si les journalistes veulent dénoncer les abus et faire un rapport différent de ce qu'elle souhaite voir publier, ils devront alors s'attendre, d'une part, à des représailles et d'autre part, ils ne trouveront vraisemblablement pas de journaux ou radios qui acceptent leurs articles ou leurs émissions. Abus, dommages, etc. doivent être débattus uniquement dans les limites définies par l'industrie pharmaceutique.

Sous le titre « L'achat de l'opinion publique », Ruesch écrit en conclusion :

> « C'est au moyen de fausses assertions, de distorsions ou d'omissions volontaires d'informations, systématiquement et précautionneusement planifiées par les médias, que la propagande est diffusée dans nos soi-disant démocraties, où elles échappent à la majorité du public. C'est, de fait, bien plus désolant que sous un régime dictatorial où, en dernier lieu, les médias ne revendiquent pas la liberté d'expression et où la population trouve normal que toutes les nouvelles, d'origine nationale ou étrangère, soient à considérer avec scepticisme. Par contre, la plupart des citoyens d'une démocratie sont convaincus que les informations transmises par les médias voire les sources officielles correspondent à la vérité. C'est en réalité une tromperie funeste.
>
> Dans la plupart des pays, on procède de la même manière que le New York Times, le Reader's Digest et toutes les autres publications influentes qui refusent d'apporter une argumentation contraire aux affirmations fallacieuses de l'institution médicale. Dans le Cape Times du 28 juin 1977, le docteur Christian Barnard mit les opposants aux expérimentations au défi de lui démontrer comment la science médicale avait pu, dans le passé, progresser sans ces expérimentations sur les animaux et comment elle le pourrait à l'avenir. La SAAPEA, ligue sud-africaine contre la vivisection, répondit à la question. Mais le Cape Times, qui n'avait évidemment pas censuré Barnard, fit par contre disparaître sans scrupules tous les passages essentiels de la réponse, bien qu'il eût exigé qu'ils soient mentionnés.
>
> Tous les journaux de l'establishment européen agissent de la sorte. Le 29 juillet 1977, le quotidien parisien ‹ Le Figaro › publia

un article dont le titre était révélateur d'un certain parti pris : ‹ Le cochon d'Inde ou l'être humain. › C'était signé par un certain prof. J. P. Cachera et c'était un véritable hymne aux expérimentations sur les animaux, reprenant les clichés des adeptes, tous démentis depuis longtemps. Après lecture, il était facile de tirer la conclusion que l'humanité n'avait pu être sauvée que grâce à ces expérimentations. Et les pires échecs de la médecine moderne furent interprétés comme de convaincantes réussites.

Les éditeurs furent submergés de lettres de protestation dont seulement deux d'entre elles furent publiées en étant sévèrement tronquées. L'une émanait de Jean Duranton de Magny, président de la ligue française contre la vivisection et également fondateur et directeur (depuis 1953) de la coalition mondiale pour l'abolition de l'expérimentation animale ; l'autre venait de mon humble personne. Malgré mes efforts pour formuler une réponse particulièrement courte et ciblée sur l'essentiel, afin de prévenir, autant que possible, les habituelles suppressions, des passages décisifs avaient quand même été supprimés. Parmi ceux-ci, et de façon caractéristique, une proposition d'envoyer gratuitement, sur simple demande, à chaque lecteur du Figaro, une copie du premier rapport technique du CIVIS en français, incluant entre autres informations importantes les remarques authentiques de 150 sommités médicales du monde entier ayant prouvé que les expérimentations animales sont une erreur scientifique ou les ayant condamnées comme telle.

Depuis lors, les journaux les plus en vue des autres pays européens ont en règle générale adopté cette ligne de conduite. »

L'artificiel : manipulation de la vie

Au moyen du génie génétique, l'homme essaye d'influer sur l'acte de la création. Les chercheurs croient avoir trouvé la voie leur permettant de créer eux-mêmes. L'homme semble devenu capable d'interférer directement dans les domaines de la vie. Mais où cela mènera-t-il ?

Si l'on se demande ce qui était advenu quand l'homme avait interféré dans la vie, dans la nature, alors on doit constater que ce n'était que détresse, mort et destruction. Il a essayé maintes fois d'imposer son ordre logique et rationnel à la nature, de la soumettre aux lois du marché. Et quel en a été le résultat ?

Extermination de nombreuses espèces d'animaux et de plantes (« le taux de perte écologique est estimé actuellement à trois espèces par jour ») ; destruction d'importants écosystèmes biologiques ; formation et extension des déserts ; destruction de forêts et menace relative pesant sur l'environnement montagneux, résultant de l'érosion des pentes ; empoisonnement des sols par les fertilisants artificiels et les pluies acides ; pollution de l'air et des eaux ; formation d'un trou béant dans la couche d'ozone au-dessus de l'hémisphère sud et probablement aussi au-dessus de l'hémisphère nord ; diminution du magnétisme terrestre, etc. Ne sont-ce pas là des sujets de réflexion ?

Quelle menace représente l'homme d'aujourd'hui pour la Terre et toutes ses créatures ! Et pour couronner le tout, il existe maintenant le génie génétique, summum de la folie de la recherche scientifique. La nature n'a-t-elle pas fonctionné parfaitement pendant des millions d'années jusqu'à ce que l'homme ait pensé devoir intervenir ? Et maintenant il veut interférer dans l'acte de création, manipuler les plantes, les animaux et probablement aussi les êtres humains selon son bon vouloir ! La nature sera-t-elle capable de faire front à cela ?

La science s'imagine pouvoir libérer l'humanité de toute détresse. Quoi qu'il en soit, c'est elle qui développe cette détresse et menace la vie. L'artificiel s'est substitué au naturel dans la conscience de l'homme et menace aussi d'empiéter sur la nature elle-même ; comme la structure écologique de la terre n'est pas en mesure de faire face, tôt ou tard la nature devra capituler.

Ce n'est pas simplement une vision apocalyptique terrifiante pour fomenter de l'anxiété. Ce sont les faits. La Terre en terme d'habitat est près de s'effondrer. Quelque chose doit se produire - et rapidement.

Les hommes doivent changer radicalement leur manière de penser. S'ils continuent à empoisonner l'air, l'eau et le sol comme ils l'ont fait jusqu'à présent, cette façon de vivre mènera tôt ou tard à la catastrophe.

La science est à son terme. Elle a prouvé son incompétence. Son erreur réside dans le fait qu'elle essaie de remodeler la création sans tenir compte du Créateur, c'est-à-dire sans connaître Ses lois y afférant. Elle s'efforce de remplacer le naturel par l'artificiel, la nature par la culture, elle prend la place du créateur. Par le génie génétique, l'homme se prend lui-même pour Dieu et veut faire germer l'artificiel dans les plantes, les animaux et les êtres humains. Toutefois, il ne trouvera aucun salut en regard de la détresse en empruntant cette voie. S'il veut recevoir de l'aide, il doit effectuer un revirement et se tourner vers Dieu. Bruno Gröning dit :

> « L'être humain a quitté le chemin de la nature, de la foi en Dieu depuis déjà des milliers d'années. Chacun croyait pouvoir se débrouiller seul. Chacun croyait : Maintenant que nous sommes sur cette Terre, nous allons nous y installer comme nous l'entendons et nous arriverons bien à nous débrouiller. Mais je vous fais savoir que personne ne peut être aidé sans notre Seigneur. Lui Seul est et reste notre Père. Lui Seul est et reste le plus grand médecin de tous les hommes !
>
> Et celui qui croit pouvoir se passer de la Nature, que le Seigneur a si magnifiquement créée pour nous, celui-là peut s'en aller où il veut. On a pensé que l'on arriverait à se différencier l'un de l'autre en tournant le dos à la Nature et en escaladant les degrés de la culture. Là se trouve la faute, c'est l'origine de tout, c'est cela qui manque à l'homme : la Nature. Retournez à la Nature ! Retournez à Notre Seigneur ! Retournez à la foi en Notre Seigneur ! Retrouvez la foi en la bonté de l'homme ! »

Des vérités partielles comme bases de l'action scientifique

Dans son ouvrage « Lucifer s'attaque au vivant », le docteur en médecine Erwin Gamber relate comment la science nuit à la nature, à l'homme et à la terre entière :

« Aujourd'hui la vie, l'économie, notre nourriture, la représentation de notre pays et la face de la terre sont déterminées par l'action suscitée par un savoir composé de vérités fragmentaires. La physique, la chimie et la technologie interfèrent à l'appui de ce dernier sur une large échelle avec la constitution originelle de tout ce qui est vivant. Dirigée par un esprit d'arrogance, cette machine écrase tout sur son passage. Mais où mène ce chemin ? Il s'esquisse un peu partout de façon effrayante. La science a déjà réussi à appréhender une centaine de processus vitaux. Mais mille lui sont encore inconnus. Et quand elle parvient à comprendre le millième, elle s'aperçoit qu'il en reste une dizaine de milliers à découvrir. Certes, tous les processus vitaux se déroulent selon des lois physico-chimiques. La science les conçoit et c'est heureux. Mais en même temps, chaque créature vivante y est active et c'est cela que la science ne parvient pas à saisir. Ces processus et l'activité globale ne se mettent pas en route séparément, mais simultanément et l'un dans l'autre. Et on ne peut les séparer parce que c'est simplement une loi de la vie qui demeure un éternel secret.

Il en sera toujours pour la science comme pour le fermier qui voulait faire sa propre météorologie. Alors Dieu le laissa s'occuper du temps et l'assit sur son trône. Le fermier accomplit un très bon travail. Le soleil brilla au moment idéal et la pluie vint de même. Il n'oublia pas non plus l'alternance de froid et de chaleur, l'été et l'hiver, le jour et la nuit. Il arrangea aussi la rosée et les orages, et de magnifiques cultures vinrent bientôt à maturité. Mais après qu'on les eut récoltées et voulu battre les grains, les épis étaient vides ! Pourquoi ? Le fermier avait tout simplement oublié le vent qui favorise la pollinisation et, de ce fait, la fertilisation des grains.

Mais la science ne voit pas les conséquences de son système unilatéral et mal conçu. Elle agit toujours comme si elle connaissait tous les secrets, ainsi que les rapports entre les choses. (…)

Aujourd'hui, nous traitons les gens, animaux et plantes malades en usant d'un savoir basé sur un nombre de vérités partielles au sujet du vivant. Ainsi, nous produisons notre nourriture, qui est complètement différente de celle qui nous était destinée. Nous interférons sur la constitution de la nature et du sol. Certes, nul ne peut dire que pour le fermier, le vent était plus important que le soleil et la pluie. Mais l'action aura tout son sens uniquement lorsque tous les éléments nécessaires seront requis et fonctionneront ensemble. Cette parfaite collaboration ne sera jamais l'œuvre de l'homme et nous devons le reconnaître en toute modestie. Pour que les cultures croissent réellement, il suffit amplement que le fermier laboure le champ sans s'occuper de faire la pluie et le beau temps. Le Prof. H. Mommsen dit ceci : ‹ La guérison des maladies de notre temps commence par une nouvelle attitude spirituelle, à savoir le respect pour la création. › (…)

A partir de là commence le véritable savoir. Le prof. W. Kollath affirme : ‹ Aussi longtemps que l'homme se comportera en ‹ maître ›, subsistera le danger que le principe destructeur prévaudra. Ce n'est que lorsqu'il se considèrera comme le serviteur suprême qu'il aura en quelque sorte la garantie que son activité sera parfaitement efficace : il pourra être le mandataire de toute vie qui lui est confiée. › »

L'homme est la créature, pas le Créateur

Par le biais du génie génétique, l'être humain fait un pas dans le domaine du divin ou, comme Gamber l'a exprimé, dans le domaine

« du vivant », dont les lois ne lui seront jamais complètement accessibles. Il ne sera jamais capable de prévoir les conséquences de ses actes. Ainsi « Der Spiegel » écrivit par exemple dans son édition du 24 février 1992 :

« Toute thérapie génique comporte une menace de cancer. Car il est toujours impossible de déterminer à l'avance à quel endroit des chromosomes, le virus s'implantera. S'il active un gène porteur de cancer ou désactive un gène supprimant la tumeur, il peut en résulter un cancer. Ainsi en décembre de l'année dernière, lors d'une expérimentation en thérapie génique à l'INS, on a constaté un développement rapide de tumeurs chez trois singes. ‹ Tôt ou tard ›, s'inquiète Anderson, pionnier de la thérapie génique, ‹ un être humain pourra aussi contracter un cancer de cette façon. › »

« Verbraucher-Konkret », un service d'information à l'initiative du consommateur, écrivit le 6 novembre 1991 :

« L'intervention du génie génétique dans des organismes peut donner lieu à l'apparition de substances inconnues. Ainsi, en raison de la prise du somnifère Tryptophan, de graves effets secondaires sont apparus : aux Etats-Unis 5000 personnes sont devenues des malades chroniques et 27 sont mortes, à cause de la présence d'une souche de bactéries ‹ optimisée › par le génie génétique et employée lors de la production du médicament.

Les gènes incorporés dans une plante à usage comestible peuvent se transmettre à celles qui sont sauvages. Les nouvelles plantes ainsi créées peuvent, en certaines circonstances, résister à leurs ennemis naturels et se répandre de façon incontrôlable. Il en résulte : perte de récoltes, utilisation renouvelée d'insecticides et immenses dommages écologiques. »

Dieu est le Créateur, l'être humain seulement une créature. Il ne parviendra jamais à élaborer la vie d'une façon plus expérimentée et meilleure que Dieu lui-même ne l'a fait. Mais il est appelé à maintenir la Terre avec toutes ses créatures vivantes, dans l'amour et en harmonie avec Dieu. Bruno Gröning dit :

« Dieu a créé la Terre comme un paradis ; l'être humain doit la maintenir en ordre. »

L'homme est un enfant de Dieu et il lui est permis de gouverner la Terre en Son nom, toutefois il ne doit pas avoir la prétention de savoir et de pouvoir plus que le Créateur. C'est l'erreur de notre temps ; c'est la cause de toutes les afflictions. L'homme pense qu'il peut s'en sortir seul, sans Dieu, et doit donc faire l'expérience la plus amère soit constater que ça ne marche pas. Bruno Gröning dit :

« Dieu est tout pour nous et que sommes-nous sans Lui ? Je le dis avec conviction - rien ! »

c) L'atome : pierre angulaire de la vie

Avec la recherche atomique, l'homme s'est avancé là aussi dans des domaines qu'il ne pourra jamais comprendre complètement avec son intellect. Avec l'énergie atomique, il est en mesure de provoquer un déchaînement de forces dont il ne peut contrôler ni même imaginer les conséquences. Il s'est donné la possibilité d'effacer toute vie à la surface de la terre en un rien de temps. Le pouvoir destructeur qu'il a à sa disposition est énorme.

La recherche atomique démontre, de façon impressionnante, comment la science étudie en premier lieu toutes les nouvelles découvertes pour leur côté destructeur. Longtemps avant que les premières centrales atomiques ne furent mises en service, des bombes de ce type furent lâchées au-dessus de Hiroshima et Nagasaki. Un potentiel destructeur, inconnu jusque-là, fut dévoilé et une nouvelle ère commença.

Le loup dans la bergerie

Aujourd'hui, l'usage civil de l'énergie atomique est mis au premier plan. Sans cette dernière, il serait impossible de maintenir la prospérité du monde occidental. Elle serait un moyen de produire de l'énergie « proprement » sans laisser d'impact négatif sur nos matières premières terrestres. Toutefois, l'incident de Tchernobyl de 1986 est juste révélateur du degré réel de propreté et de sécurité de l'énergie atomique utilisée ainsi !

Le lieu de l'accident présente encore un sérieux danger. Bien qu'il soit passé sous silence, c'est une épée de Damoclès au-dessus de l'humanité. Au cœur du réacteur, tout est contaminé. Le danger n'est pas écarté mais juste sous contrôle.

Mais qu'en est-il des autres centrales nucléaires ? L'homme est assez arrogant pour affirmer que les installations existantes - tout au moins celles de l'Europe de l'Ouest - sont si sécurisées que rien ne peut arriver. Mais que valent les affirmations des scientifiques ? En 1912, le Titanic aussi était considéré comme insubmersible. Cependant, en dépit des hymnes élogieux, le luxueux paquebot sombra au cours de son voyage d'inauguration en entraînant 1.500 personnes dans la mort. Aujourd'hui, la science parle de « la fiabilité » des centrales nucléaires ! Infaillibilité de la science ? Les chercheurs ont-ils entre temps reconnu et déchiffré tous les secrets de la vie ? Ne sont-ils pas là en train d'enfermer le loup dans la bergerie ? L'homme doit-il d'abord faire l'expérience de la pollution radioactive avant de devenir raisonnable ? Comment une chose peut-elle être bonne, puisqu'elle recèle un pouvoir destructeur potentiel lui permettant d'effacer toute vie sur la planète bleue, et ce, à plus d'un titre ? La destruction n'est ni bonne ni divine, elle est purement et simplement satanique. L'homme doit le reconnaître. Voici ce que Bruno Gröning disait au sujet de l'énergie atomique :

> « Je serai bref et je dis comme toujours, que le savoir humain touche à sa fin. Il a atteint son point culminant. Mon travail et de mon action peuvent aussi être produits artificiellement. Pas à cent pour cent car l'habileté humaine ne va pas aussi loin. Mais Satan a su arranger les choses de telle sorte que le bien et le mal, le faux et le vrai, se ressemblent. Il a mis ce qu'il faut à la disposition des êtres humains pour créer des artifices. La science s'est efforcée pendant des milliers d'années d'étudier les choses existant entre le ciel et la terre mais pas dans une direction naturelle. Les hommes se réjouirent comme des enfants d'avoir accompli quelque chose. Mais aujourd'hui, ils sont allés si loin qu'ils peuvent tout anéantir. Satan n'a pour but que la destruction et l'homme se laisse tenter et s'y essaye aussi. Je mentionnerai seulement un petit mot : atome. Et c'est un artifice humain, un pouvoir satanique et je lutte contre cela. »

La destruction est le principe satanique tandis que le principe divin génère croissance, expansion et vie. L'homme devrait réfléchir à nouveau aux plus hautes valeurs de la vie au lieu de s'engager dans le développement d'une plus grande force destructrice. Aujourd'hui, il existe plus de matériel explosif par personne que de nourriture. Cela ne devrait-il inciter pas à la réflexion ? On fait miroiter que les armes atomiques sont indispensables pour assurer la paix. Ce type d'argumentation a toujours cours même après la dissolution de l'Union Soviétique et du pacte de Varsovie. Mais qu'adviendra-t-il si elles tombent entre les mains de personnes mal intentionnées ? Hitler aurait-il hésité à en faire usage ? Cela n'aurait-il pas abouti à une rétorsion atomique de la part des alliés ? Qu'en feraient les dictateurs d'aujourd'hui ? Qu'auraient fait les dirigeants des Etats-Unis et de l'URSS si l'on en était arrivé à un conflit grave ? Auraient-ils renoncé à employer les armes nucléaires ? Bien des questions viennent à l'esprit et soulèvent de réelles inquiétudes. C'est ce dont parle Franz Alt dans son livre « La paix est possible » :

« Au terme de la création ?

Pour la première fois dans l'histoire, l'homme a la possibilité de mettre un terme à sa propre histoire. Outre qu'un holocauste atomique détruirait les 4,5 milliards d'êtres humains vivant aujourd'hui, il rendrait la venue de milliards de vies futures impossible et effacerait simultanément la mémoire de toute vie antérieure. Il signifierait non seulement la mort du présent mais également celle du passé et du futur. Ce serait la mort de toute naissance et celle de toute mort. Günter Anders et Jonathan Schell nomment l'holocauste atomique la « seconde mort ». Pour la première fois dans l'histoire, il n'y aurait plus aucune mémoire des premières générations et plus aucun espoir pour les futures. Nous tuerions les morts à nouveau et brandirions un pistolet sur la tempe de nos propres enfants. Il n'y aurait plus de ‹ partenariat entre les générations › (Edmund Burke).

Le crime d'annihilation de la vie actuelle serait encore dépassé par celui qui toucherait les futures générations car les embryons, qui ne peuvent pas parler, ne sont pas pris en compte par les stratèges de l'atome, mais ils seraient des milliards de fois le facteur décisif dans le calcul de notre responsabilité morale.

Nous pouvons détruire en quelques heures ce qui a mis quatre milliards d'années à se développer. Il y a actuellement - au risque d'être redondant - plus d'explosifs par personne que de nourriture. Jusqu'à présent, l'homme ne connaissait que la mort individuelle. Nous avons maintenant une notion de la mort collective. Au cours de l'histoire, il y a souvent eu une atmosphère de fin du monde mais la plupart du temps, on considérait que l'apocalypse était en relation avec Dieu. Aujourd'hui, la fin du monde est envisagée sans Lui. Les hommes ont pris d'eux-mêmes la place de Dieu, ils sont en position de mettre fin à la création. ‹ Les arsenaux américains et soviétiques actuels, qui surpassent de millions de fois les capacités destructrices de la bombe d'Hiroshima, ne remplissent pas leur fonction. Un vingtième satisferait sûrement à la plus audacieuse des théories dissuasives › (George F. Kennan).

L'holocauste atomique ne peut être décrit avec précision. Nous ne pouvons que supposer ce qu'il pourrait être. S'il pouvait être dépeint avec exactitude, alors il ne resterait plus personne pour le faire. Il n'existe pas d'endroit alternatif duquel on pourrait l'observer en toute quiétude. On ne doit pas faire d'expériences avec cette terre pas plus qu'avec l'humanité. Jonathan Schell : la terre ‹ est irremplaçable au même titre que chaque être humain, et elle est sacrée comme celui-ci. ›

Jusqu'à ce moment de l'histoire, le risque ne concernait pas la vie future. Mais la destruction éventuelle de la planète Terre menace toute vie.

Bon nombre de gens objectent que ce n'est qu'une éventualité, pas une certitude. Seulement cela ? A combien d'assurances souscrivons-nous dans notre vie privée afin de parer à tout accident éventuel ! Ceux qui réalisent que la possibilité d'un holocauste atomique peut devenir réalité doivent se défendre. Les politiques dignes de ce nom ne doivent pas jouer avec la création. Si nous perdons à ce jeu, nous n'aurons pas de nouvelle chance. Même si la destruction atomique n'est qu'une possibilité intellectuelle, celle-ci doit être considérée politiquement et moralement comme une réalité si nous voulons remporter avec succès cette bataille contre le danger. Un holocauste atomique demeure une simple éventualité seulement si nous le prenons comme un réel danger.

Le seul salut ne peut être que la délivrance de cette menace. Nous ne pouvons plus nous départir du savoir concernant la fabrication des armes atomiques. Nous devons désormais vivre avec celui-ci. Mais le danger est trop grand pour que nous continuions aussi à vivre indéfiniment avec ces dernières. Une technologie atomique de plus en plus compliquée mènera, avec le temps, à la mort. Notre seule chance de survie consiste en une confrontation consciente avec le danger.

La menace atomique en est une pour l'écologie et pour toute la création. La bombe atomique est la partie visible de l'iceberg de notre civilisation. Le progrès de cette dernière ‹ est le résultat d'une activité dirigée contre la nature › (David Carver). Nous compensons inconsciemment chaque activité naturelle que nous n'effectuons plus (…) en nous attachant à l'argent et au pouvoir. Le point culminant de cette vie de compensation est la bombe atomique, dont nous savons qu'elle existe, mais nous en avons refoulé les dangers. Mais ce que nous rejetons, rejaillira un jour ou l'autre.

Être homme signifie faire partie de la création. Aujourd'hui, les armes atomiques nous contestent ce droit. L'espoir d'entraver un holocauste nucléaire par des accords diplomatiques et par la raison est illusoire et contraire à toute notre expérience. Durant le 3e Reich on a pu constaté que la raison ne vaut pas grand-chose quand règne ‹ la banalité du mal › (Hannah Arendt). Nous empêcherons ledit holocauste par la réconciliation et l'amour de l'ennemi ou pas du tout. L'ensemble des armes nucléaires est l'expression d'une haine colossale, longuement accumulée, unique dans l'histoire de l'homme.

Notre pouvoir est destructeur. Bien qu'il nous soit possible de mettre un terme à la création et détruire l'humanité, nous ne pouvons créer un seul être humain. Que nous ne soyons pas en mesure de créer un simple brin d'herbe et ne voulons tout de même plus reconnaître de Créateur, montre ce qui nous manque le plus : la connaissance de nous-mêmes et de nos limites.

Même la force destructrice que nous possédons est prêtée. Celui qui connaît les lois de la nature est loin d'être un législateur. »

Agir contre le plan de Dieu

Comment sortir de ce dilemme atomique ? Le désarmement seul peut-il être une solution durable quand de nouvelles bombes pourraient être fabriquées en un temps record ? On ne peut plus faire marche arrière au niveau de la connaissance scientifique en matière de construction d'armes atomiques. Qu'a provoqué la science quand elle a commencé à faire des recherches sur l'atome, la pierre angulaire de la vie ? Quelles conséquences catastrophiques pour la vie terrestre résultent de la curiosité scientifique ? La science poursuit malgré tout ses recherches, avec détermination et entêtement, car elle veut percer toujours plus les secrets de la vie. Physique nucléaire, génie génétique et qui sait quoi d'autre encore sont actuellement en cours d'études derrière les portes verrouillées des laboratoires d'expérimentation.

Cette recherche va-t-elle dans le sens préconisé par Dieu ? Où donc les faux prophètes se tiendraient-ils en embuscade si ce n'est là où les hommes se vantent de savoir détruire toute vie comme si c'était une bénédiction pour l'humanité ? Comment l'énergie atomique, avec son inimaginable pouvoir de destruction, peut-elle devenir une bénédiction de par son utilisation civile et être indispensable du point de vue militaire ?

Les forces dissimulées dans les matériaux radioactifs sont destructrices et non pourvoyeuses de vie. Cela n'est pas sans raison si Dieu les a enfermées dans la matière afin qu'elles ne soient pas libérées. Cela ne cadre pas avec le plan de Dieu !

Alors, dans sa démence d'accomplir quelque chose de grandiose, la science viole continuellement les lois immuables de la création. Les faux prophètes sont à l'oeuvre, faisant plaisir aux gens avec leurs stratagèmes. Ne nous présentent-ils pas de grands miracles ? Le pouvoir destructeur d'une bombe atomique n'est-il pas prodigieux, les possibilités du génie génétique ne sont-elles pas révolutionnaires ? La science s'est élevée au rang de nouvelle doctrine de salut du XXe siècle. Elle dénie la possibilité d'aide à Dieu et tente tout pour conserver le contrôle des abus. Son discours évoque de nobles motivations, les faits cependant annoncent une destruction incommensurable. L'anéantissement de la nature sur la planète Terre est le fruit le plus brillant sur l'arbre de la connaissance scientifique.

d) La solution : une conversion radicale

Mais où pouvons-nous trouver une issue à la situation menaçante dans laquelle nous nous trouvons suite à la folie des recherches de la science ? Jonathan Schell écrit dans son livre « L'abolition. Solutions face à la menace atomique » :

> « Nous ne pourrons éviter notre destruction que si nous sommes capables d'aimer. »

Et Franz Alt écrit :

> « La politique de la paix est plus qu'une politique de sécurité. La paix, c'est bien plus que le fait de ne pas tuer. La paix suppose qu'on agisse. On ne peut séparer la paix et le développement, que ce soit ici et dans le Tiers-Monde. La paix et l'exploitation à outrance de la nature sont incompatibles. Il se pourrait bien que nous réussissions à mettre fin à cette vie, qui vaut la peine d'être vécue sur la planète bleue, même sans les armes atomiques.
>
> (…) Douceur, humilité et bonté sont supérieures à la non-violence passive. Il ne s'agit pas de paix lorsque nous cherchons à garantir des emplois en exportant des armes. Cela sème la mort. La troisième guerre mondiale a commencé depuis longtemps pour bon nombre dans le Tiers-Monde.
>
> La paix requiert un revirement général. Elle commence quand nous prenons conscience que nous devons vivre différemment, afin que d'autres puissent vivre aussi. Il n'y a pas que les armes qui tuent, notre style de vie aussi. »

Renoncer à ses habitudes

La solution consiste en une conversion radicale, disons non au matérialisme, adoptons un nouvel état d'esprit optimiste. Détournons-nous de l'égoïsme, de l'argent, du pouvoir, de l'avidité ; opérons un retour à l'amour du prochain. Substituons cette société brutale de prédateurs par celle où règnent le respect, l'amour et l'entraide. Refusons la dissension, le mensonge et la jalousie ; ouvrons-nous à la paix, à la vérité et à la générosité.

La liste pourrait s'allonger encore. Un grand revirement doit se produire, dans tous les domaines de la vie, comme Bruno Gröning l'a demandé. L'homme doit abandonner son incroyance matérialiste pour se tourner vers la foi et la confiance en Dieu, la foi en un Dieu d'amour. Bruno Gröning l'évoqua en ces termes :

> « Jusqu'ici haine et jalousie n'étaient pas seulement présentes chez les Allemands, mais parmi tous les peuples de la Terre. Cela aussi doit avoir une fin un jour. Mais cela ne cessera que lorsque tout homme aura retrouvé le chemin de la foi. Alors il n'y aura plus de haine entre les peuples de la Terre. Et la paix mondiale sera ainsi assurée. »

Finalement, l'humanité ne trouvera pas d'autre chemin, pour se sortir du dilemme dont elle est l'auteur que celui la ramenant à Dieu, qui est tout-puissant et peut réparer ce qu'elle a endommagé sur la Terre. Pour ce faire, il faut que l'homme reconnaisse ses limites, comme l'a exprimé Franz Alt, et en vienne à la reconnaissance de soi, comme le dit Bruno Gröning. Il doit admettre qu'il n'est pas le Créateur, mais une créature. Alors seulement comprendra-t-il la vérité émanant des mots suivants de Bruno Gröning :

> « Satan est puissant, mais Dieu est tout-puissant. »

> « Il y a beaucoup de choses qui ne peuvent être expliquées, mais aucune qui ne puisse se produire. »

> « Rien n'est impossible à Dieu ! »

La force inhérente à la conversion : l'amour

Lorsque l'homme aura reconnu qu'il n'est rien face à Dieu et sera prêt à se convertir, il lui faudra beaucoup de force pour se séparer de ses habitudes de penser et d'agir. Dieu a mis cette force à sa disposition, il faut seulement qu'il apprenne à la capter. Bruno Gröning dit :

« Mais la chose la plus importante est que nous nous reconnaissions nous-mêmes de telle sorte que nous puissions reconnaître notre corps, savoir ainsi ce que nous devons donner à notre corps, ce que nous devons lui offrir. Et nous faisons cela, non pas en nous renfermant sur nous-mêmes, mais en nous ouvrant à Celui à qui nous appartenons - et c'est à Dieu et ce sera toujours à Dieu seulement ! Car Dieu nous a réellement destiné cette force à nous et à chaque être vivant. »

Bruno Gröning aide aujourd'hui encore les êtres humains à emprunter le chemin qui mène à Dieu et à suivre les idéaux positifs de la vie, afin de les porter non seulement dans nos cœurs ou sur nos lèvres mais de les mettre en pratique au quotidien. Voici le chemin du salut pour toute l'humanité. Chaque individu doit le suivre. Chaque personne doit vivre en paix avec elle-même afin de pouvoir faire de même avec son environnement. Pour que les peuples vivent ensemble en harmonie, il est indispensable que chaque être humain porte cette harmonie en son cœur. C'est à cette condition seulement que l'utopie d'un monde de paix deviendra réalité.

Bruno Gröning a contribué de manière décisive à la réalisation de cet objectif. C'est ainsi qu'il a dit :

« L'homme travaille à l'anéantissement du monde, c'est pourquoi celui-ci est fissuré. Mais je sais comment maîtriser cette fissure. »

« La Terre menace d'éclater. Je place un anneau autour d'elle, ainsi elle ne pourra pas éclater ! »

« Je vis afin que l'humanité puisse continuer à vivre. »

Cela peut paraître présomptueux ou exagéré aux yeux de certains lecteurs, mais c'est la vérité. Bruno Gröning a apporté l'amour de Dieu aux hommes. C'est cet amour qui brise le pouvoir de Satan et sauvera l'humanité , ainsi que la Terre qui va à sa perte.

J'ai constaté, depuis que je fais partie du Cercle des Amis de Bruno Gröning, qu'il règne parmi les amis un amour comme le monde n'en connaît pas.

Les faux prophètes sont réellement venus, mais d'une manière différente de celle à laquelle on s'attendait. Ils sont aux commandes du pouvoir et dirigent en arrière-plan l'activité de notre société moderne. A l'instar de l'empereur romain Néron, ils offrent du pain et des jeux au peuple et lui font croire qu'il jouit d'une grande liberté. En vérité, les hommes ne consomment que ce qu'on leur sert, en premier lieu, le mal. Bruno Gröning parlait d'une « clique » bien précise. Aussi insidieuse qu'un fléau, elle s'est immiscée dans tous les aspects de la vie et a mené la Terre au bord du désastre. Non seulement dans l'industrie pharmaceutique et la science, mais partout : dans la politique, les médias, l'économie, partout. Par conséquent, il n'est pas question de condamner les progrès scientifiques ou de combattre chaque phénomène. L'humanité ne peut se soustraire à l'influence des faux prophètes que si elle se tourne vers Dieu et décide de faire demi-tour par rapport à l'égoïsme pour s'adonner à l'amour du prochain. C'est alors que ces faux-prophètes perdront leur pouvoir et disparaîtront de la Terre.

La science aussi obtiendra des résultats bien différents des précédents. Quand l'homme fera valoir les lois de la création, en harmonie avec Dieu et la nature, alors des chemins, à peine envisageables aujourd'hui, s'ouvriront à lui. Le progrès scientifique ne détruira plus la nature et sera une bénédiction pour toute vie. Moult possibilités insoupçonnées s'offriront à l'humanité qui pourra utiliser des forces nullement mesurables avec les instruments scientifiques d'aujourd'hui. En revanche, aussi longtemps que la science ignorera l'existence de Dieu et Ses lois, son travail ne restera que parcellaire et ne causera que destruction au service des faux prophètes.

Dieu tient toute chose à la disposition de l'homme ; il ne lui reste qu'à s'en saisir. Il n'est pas nécessaire de scinder l'atome, de torturer les animaux ou de manipuler les gènes. La force divine comporte l'omnipotence. Le Créateur de l'univers entier dispose d'énergies que les scientifiques ne peuvent imaginer même dans leurs rêves les plus fous. Mais elles ne sont accessibles qu'aux personnes qui ont reconnu, avec humilité, leur dépendance à Dieu et qui agissent avec bonne volonté. Arrogance, vanité, rage du pouvoir et avidité pécuniaire sont comme des serrures qui ferment les portes des réservoirs de l'infini pouvoir de Dieu. Quand l'humanité reconnaîtra qu'elle est tributaire de Dieu, la Terre redeviendra un paradis.

Remarque pour terminer : Pourquoi Bruno Gröning ?

Beaucoup de personnes qui sont confrontées au « phénomène Gröning » pour la première fois, ne peuvent rien faire avec cela. Cela ne correspond pas au type de pensée figée de notre temps et ne peut pas se classer dans des catégories connues. Gröning n'était ni médecin, ni prêtre, mais il parlait de Dieu et des guérisons se produisaient. Comment est-ce possible ? Pourquoi justement Gröning ?

Bruno Gröning fut connu du monde entier à une époque où les dégâts visibles et invisibles de la guerre pesaient sur les hommes. La maladie et la misère régnaient dans l'Allemagne détruite. Gröning est venu pour aider. Il a incité les hommes à réfléchir en les exhortant à se convertir. Il savait qu'il fallait reconstruire non seulement les maisons, mais les hommes sur le plan physique et sur le plan psychique. Mais pour ce faire, il était indispensable que chacun y apporte sa contribution. Le malade lui-même devait renoncer à croire à la maladie et se mettre à croire en la guérison. Il devait en terminer avec les mauvaises habitudes et se soumettre aux lois divines.

Bruno Gröning donnait à savoir aux hommes que Dieu émet constamment la force curative que l'homme peut capter. Il expliquait à ses auditeurs comment recevoir la force, accompagnée d'éventuelles douleurs régulatrices. A quoi cela sert-il que Dieu émette constamment la force curative, si l'homme ne la capte pas ? A quoi cela sert-il que l'homme capte la force et que, s'il a de nouveau des douleurs, il recommence à croire à la maladie et interrompt le processus de guérison. Combien de malades pourraient par exemple être guéris à Lourdes, s'ils savaient qu'une force qu'ils peuvent capter en eux est efficace et que les douleurs qui surviennent sont des Regelungen ?

Ce qu'il y a de particulier dans l'action de Bruno Gröning, c'est que des guérisons se sont effectivement produites, non pas quelques guérisons isolées, mais une multitude inimaginable. Sans intervention directe de sa part, des scènes qualifiées de bibliques se sont produites :

des paralysés ont pu marcher, des aveugles voir. Et malgré le tumulte autour de sa personne, il avait l'humilité de dire :

> « Ne me remerciez pas, moi, mais Dieu. C'est Lui qui l'a fait ».
>
> « Ce n'est pas moi qui guéris, mais c'est la force divine qui le fait par moi ».

Par l'enseignement de Bruno Gröning et par ses résultats visibles dans le monde entier, beaucoup de personnes ont retrouvé le chemin vers Dieu. Malgré les destructions de la guerre, renaissait en elles la foi en un Dieu d'amour qui ne punit pas mais guérit, qui ne tue pas mais fait revivre. Bruno Gröning a amené dans la sombre misère de la période après-guerre la lumière de l'amour et a donné aux hommes l'assurance que tout peut être transmuté en bien.

Il a construit un pont allant du chemin de la souffrance vers la voie divine. Il a mis fin au pouvoir de la souffrance et a appris aux hommes à se mettre sous la guidance divine. Par Bruno Gröning, l'homme peut retrouver le lien personnel avec Dieu et se laisser guider et protéger par Lui dans toutes les situations de la vie.

Mais Bruno Gröning a encore fait beaucoup plus : il a pris la souffrance et la maladie sur lui. C'est ainsi qu'il a dit :

> « Donnez-moi votre maladie ! Donnez-moi vos soucis ! Vous ne vous en sortirez pas. Je les porte pour vous. Mon dos est large. »

Au cours des derniers mois de sa vie terrestre, il a dévoilé à quelques amis, que toutes les maladies dont les personnes cherchant de l'aide ont été libérées, ont été extirpées en passant par son corps.

Un amour infini l'a poussé à aider les personnes en souffrance. Interdiction, attaques et persécutions n'ont pu le détourner de son chemin. Il a assumé et porté la souffrance.

Mais c'est aussi dans un autre sens qu'il l'a assumée et portée : en se laissant approcher de près par les affairistes sans scrupules qui voulaient tirer profit de la misère de leur prochain, en démasquant leurs perfides agissements. Beaucoup de ses contemporains ne comprenaient pas pourquoi il s'entourait sans cesse de tels personnages, mais lui disait :

« Même si j'ai commis des fautes, en supportant ces gangsters à mes côtés, ceci a sa raison d'être. Je sais que les hommes disent : ‹ Si Gröning sait tant de choses, pourquoi les a-t-il tolérés › ? Pourtant, je dois révéler aux gens qui est cet homme. Je dois leur apporter des pièces à conviction et quitte à en souffrir par la suite. Mais çà ne fait rien. Il y a tellement d'hommes que cela vaut la peine qu'on souffre pour eux. »

Parce que Bruno Gröning s'est livré à ces criminels et a accepté la lutte, il a libéré la voie aux personnes en souffrance et a fait en sorte que l'humanité puisse être libérée à plus long terme de ce genre d'individus. Il les démasqua et apporta la preuve qu'on ne doit pas faire des affaires en tirant profit de la misère des autres. D'après ces critères, on peut reconnaître celui qui parle d'aide mais qui n'a en vue que son propre intérêt.

Mais l'inconcevable dans le phénomène Gröning, c'est que les guérisons se produisent aussi après sa mort. Il n'a pas emporté sa force avec lui dans sa tombe, celle-ci continue d'agir aujourd'hui encore. Les guérisons attestées par des contrôles médicaux sont incontestables, c'est un fait : l'action de Bruno Gröning n'est pas passée. Le « phénomène Gröning » est aujourd'hui plus phénoménal que jamais. Les scènes bibliques se produisent de nos jours comme il y a quarante ans. Le nombre de personnes guéries est en perpétuelle augmentation. L'œuvre de Bruno Gröning s'étend inexorablement sur toute la terre. Il se produit même des guérisons d'animaux et de plantes. Bruno Gröning a ouvert la voie qui ramène tous les êtres vivants à l'ordre divin. C'est indéniable : le salut est la voie de la vérité ! Puisse chaque lecteur se convaincre de la vérité dans son propre corps. Bruno Gröning :

« S'il-vous-plaît, ne soyez pas crédules ! Aujourd'hui comme toujours je vous dis : ‹ Vous n'avez pas besoin de croire ce que je dis ! › Je ne le demande pas non plus. Vous avez le devoir de vous en convaincre vous-mêmes ! »

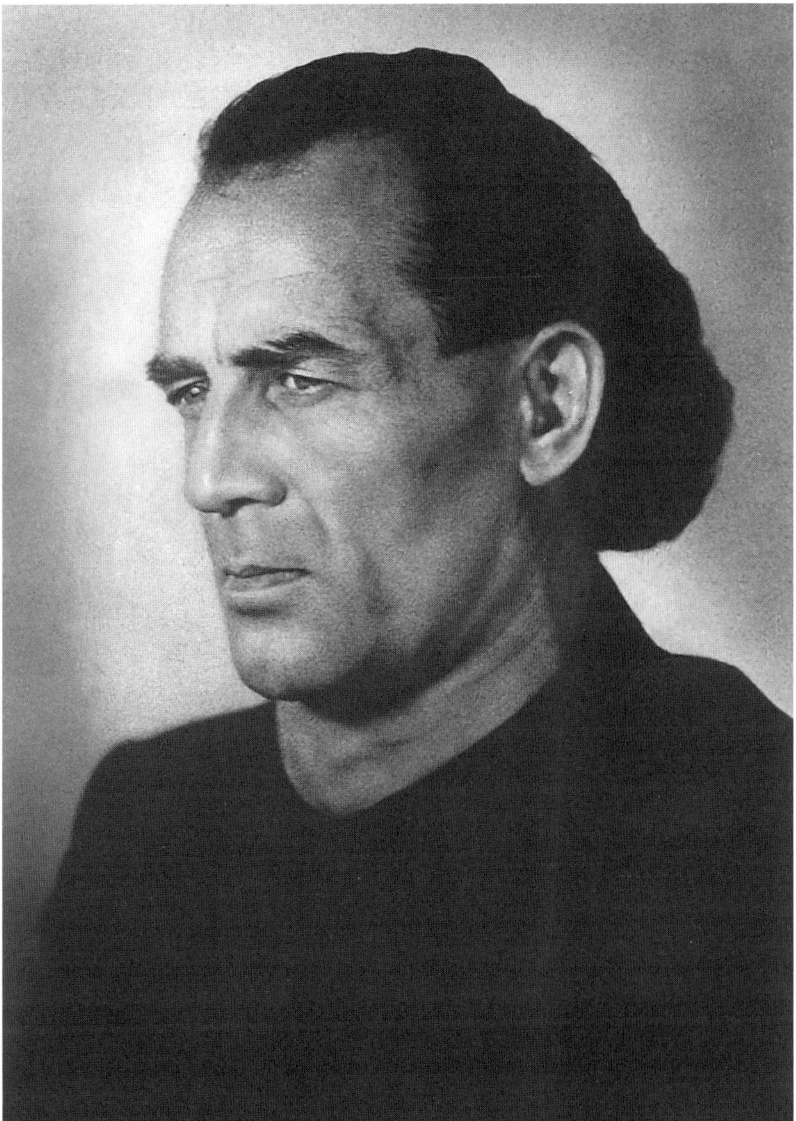

« Il y a bien des choses qui ne s'expliquent pas,
mais il n'y a rien qui ne puisse arriver. »

Bruno Gröning